# 临床常见外科疾病的诊断与综合治疗

朱思悦　主编

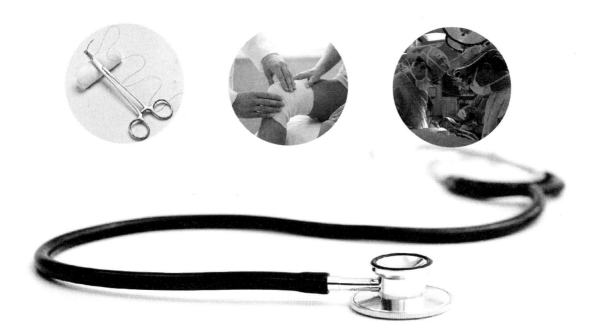

中国纺织出版社有限公司

## 图书在版编目（CIP）数据

临床常见外科疾病的诊断与综合治疗 / 朱思悦主编
. -- 北京：中国纺织出版社有限公司, 2022.11
　ISBN 978-7-5180-9925-2

　Ⅰ. ①临…　Ⅱ. ①朱…　Ⅲ. ①外科—常见病—诊疗
Ⅳ. ①R6

中国版本图书馆CIP数据核字（2022）第187631号

责任编辑：傅保娣　　责任校对：高　涵　　责任印制：王艳丽

中国纺织出版社有限公司出版发行
地址：北京市朝阳区百子湾东里A407号楼　邮政编码：100124
销售电话：010 — 67004422　传真：010 — 87155801
http://www.c-textilep.com
中国纺织出版社天猫旗舰店
官方微博 http://weibo.com/2119887771
三河市宏盛印务有限公司印刷　各地新华书店经销
2022年11月第1版第1次印刷
开本：787×1092　1/16　印张：13
字数：306千字　定价：88.00元

凡购本书，如有缺页、倒页、脱页，由本社图书营销中心调换

# 编 委 会

**主　编**　朱思悦　赵桂彬　于雪峰　李　霞
　　　　　宿鑫成　王一丹

**副主编**　靳爱红　王惠萍　杨锡龙　刘庆霞
　　　　　崔珍珍　支小毅　刘欢欢　杨　栋

**编　委**　(按姓氏笔画排序)

于雪峰　哈尔滨医科大学附属肿瘤医院
王一丹　烟台毓璜顶医院
王惠萍　南昌大学第一附属医院
支小毅　广东医科大学附属医院
朱思悦　佳木斯大学
刘庆霞　湖北省肿瘤医院
刘欢欢　河南医学高等专科学校
杨　栋　郑州人民医院
杨锡龙　齐齐哈尔医学院附属第一医院
李　霞　烟台市中医医院
李则峰　山东省庆云县人民医院
张　航　哈尔滨医科大学附属第四医院
张骞毅　佳木斯大学
赵桂彬　哈尔滨医科大学附属第四医院
勇　俊　烟台毓璜顶医院
聂胜峰　江西省新余市人民医院
崔珍珍　湖北文理学院附属医院，襄阳市中心医院
宿鑫成　烟台毓璜顶医院
靳爱红　山西省儿童医院（山西省妇幼保健院）

# 前　言

　　近年来，随着人们对健康的愈加关注以及外科诊治的新理论、新知识的不断涌现，临床外科经验与创新的发展愈加迅速。我们工作在临床一线的广大医务人员急需更多地了解并掌握有关外科诊治医学的新理论、新观点、新技巧，以便更加出色地完成外科疾病相关的医疗工作。

　　《临床常见外科疾病的诊断与综合治疗》涵盖了外科常见疾病的辅助检查、诊断方法及常用手术方法，包括外科感染、胸部创伤、食管疾病、肺部疾病、先天性心脏病、后天性心脏病、肠道疾病、阑尾炎、结直肠疾病、血管损伤等内容，特别对一些最常用、最基本的手术，每一步骤都加以详细描写。全书内容丰富，贴近临床，注重实用，形式新颖，图文并茂。各位编者在繁忙的医、教、研工作之余，为本书投入了大量的精力，用通俗易懂的语言和深入浅出的文笔，将先进的普通外科知识和精湛的手术技巧表达出来，奉献给广大普外科及相关科室的同仁。

　　由于编者水平有限，虽经多次校稿，但书中疏漏之处在所难免，恳请广大读者提出宝贵意见和建议，以便再版时修订。

编　者

2022 年 9 月

# 目　录

# 第一章

# 外科重症监测与治疗方法

## 第一节　概述

### 一、外科重症监护室的组织结构

随着社会的进步，人们对医疗的要求不断提高，既往限于技术难以开展的手术逐步开展，而老龄人口的急剧增加，受原有基础疾病的影响恢复缓慢，各种意外创伤等发生的机会较前显著增加。在上述患者的治疗过程中手术仅是一部分，术后处理则成了患者能否最终康复的关键，因此，临床上迫切需要一个专门场所，由受过专业培训的医护人员负责患者的救治工作，使他们能够顺利度过围手术期。

在危重医学的发展史上，一个里程碑的事件发生在 19 世纪中叶，先驱南丁格尔在手术室边设立了术后患者恢复病房，将术后患者集中管理，她写道："在小的乡村医院里，把患者安置在一间与手术室相通的小房间内，直至患者恢复或至少缓解手术的即时影响已不鲜见。"以后，这种小房间除了收住术后患者外，又进一步扩大到收住失血、休克等危重外科患者，这便是术后恢复室和早期监护病房的雏形。

随着医院规模的扩大以及病房功能的增加，出现了专科病房，用以收住专科患者。外科重症监护室（SICU）则是专门收住严重创伤、重大手术后生命体征不稳定或出现外科相关严重并发症的患者的场所，其工作包括持续监测和相关治疗。

外科重症监护室的床位，通常占医院外科总床位的 2%~5%。以心胸外科、神经外科等术后需严密监测生命体征的科室为特色的医院，应有较多床位。外科重症监护室通常位于手术室附近，并有血库支持。环境整洁、隔音良好，其附近有宽敞通道和电梯方便患者转运。SICU 的空间要相对足够大，以便于治疗和减少患者之间的相互干扰。有良好的通风条件和消毒条件，以保证 SICU 可以定期通风和消毒，有条件的医院可以安装层流装置。原则上，应保证所有的患者均在医务人员的严密监护之下，同时防止病员之间的交叉感染。目前较为流行的设置有两种。其一是将医务人员工作处安置在室内的中央，工作区的两侧安排8～10张床位，在大病室内安排有 2 间以上单间病房，以安置需要隔离的或病情危重的患者。其二则是将大多数床单位放置于小房间内，且每间小房间内都有洗手装置，以求最大限度地减少病员之间的交叉感染和情绪影响。

外科重症监护室病床与护士比例为 1 ：（2～3），有的发达国家高达 1 ：4，病床与医师之比为 1 : 0.5，并配备一定数量的工勤人员。在一些发达国家和地区，尚有大量医技人员如呼吸治疗师、药剂师、康复师、营养师等在其中协助治疗患者。因为大量仪器设备需要维护保养，一些日常检查如血气分析、电解质测定等须在监护室中直接完成，配备一名专职技术人员也是必要的。

为了达到严密监测和有效治疗患者的目的，重症监护室必然配备大量医疗仪器。一般而言，重症监护室须配备心电监护系统、人工呼吸机、各种液体滴注泵或药物输注泵、电击除颤仪等。此外还需配备血气分析仪、电解质测定仪、纤维支气管镜、超声诊断仪、体温调节装置、血液净化装置以及便于运送用的简易呼吸机等。对一些专科重症监护室，则须配置相应的监护装置。例如，收住神经外科患者为主的 ICU，可以配置颅内压监测装置、脑氧饱和度监测装置等；心脏外科监护室，可以配置心脏超声仪、心功能测定仪等。

近年来，由监护系统演化出了医院内临床数据和图像传输系统，使患者的检验检查所得数据和图像得以在科室间高效传输，大大提高了临床工作效率。几乎所有的患者治疗包括病史、检验检查结果等，均可以电子病历的形式整合。而远程网络切入功能使相关医师即使远离患者，也可即时获得患者的临床治疗信息，调整治疗方案。

## 二、外科重症监护室的入住指征

外科重症监护室主要收治下列患者。

（1）各种类型休克患者。

（2）与手术相关的呼吸功能衰竭需进行机械通气治疗的患者。

（3）急性肾衰竭患者。

（4）严重多发性损伤、复合创伤有循环、呼吸功能不稳定患者。

（5）重症胰腺炎，消化道瘘的早、中期患者。

（6）复杂大手术、术中发生意外情况、手术后须密切观察心、肺、脑、肾功能变化的患者。

（7）老龄外科患者，手术后早期需密切观察心、肺功能变化的患者。

（8）有心脑血管、呼吸系统疾病，手术后早期需密切观察心、肺功能变化的患者。

（9）颅内手术后，生命体征不稳定的患者。

（10）严重水、电解质、糖代谢紊乱以及酸碱失衡、营养不良的患者。

但患者若同时为下列情况者，则不应收入监护室治疗：①脑死亡患者，植物人状态但生命体征稳定；②同时患有烈性传染病；③晚期肿瘤患者病情无逆转可能；④精神病患者病情处于不稳定期。

## 三、危重患者的评分系统

20 世纪 70 年代起，一些学者为了客观评价患者病情严重程度和治疗效果，对 ICU 的人力资源需求进行评估，推出了一些评估系统，其中对病情严重程度进行评估的急性生理和慢性健康评估系统（APACHE）在临床上广泛使用，到了 1985 年，将其修改为 APACHE - Ⅱ 评分，现简单介绍如下。

APACHE - Ⅱ 评分系统分为 3 项。①急性生理评分项（APS）：根据患者生命体征变化范围、血气分析、血清电解质和血常规共 12 个项目的变化范围，给予不同的分值 1~4 分，正常为 0 分，此外，Glasgow 昏迷评分（GCS）也被列入该项计分。APS 评分应选择入科后第 1 个 24 小时内最差的数值。②年龄评分项：从 44 岁以下到 75 岁以上共分 5 个年龄段，随年龄上升分值增加，最高为 6 分。③慢性健康评分项：对 5 种器官慢性功能不全按照标准给予不同评分，对不能承受手术或行急诊手术加 5 分，行选择性手术时加 2 分。将上述 3 项评分相加，即得该患者的 APACHE-Ⅱ评分。

APACHE-Ⅱ评分系统能较可靠地预测病情严重性和群体病员死亡风险率，APACHE-Ⅱ分值越高，病情越重，死亡风险越高。

治疗干预评分系统（TISS）也常被提及，该系统原来是用来评估患者所需治疗手段，从而间接评估患者病情严重程度的评分系统，但现在已经演化为一种衡量工作人员工作负荷及指导人力资源配备的评估方法。其主要内容是将监护室内的 76 项工作根据其操作的复杂性和劳动负荷强度，分别记录为 1~4 点，计算出每个患者的点数后，即可算出整个病房内的总点数。而根据测算，一名训练有素的护士在 8 小时班次内的满负荷工作量为 50 点，由此可计算出一个班次该危重病房内需要多少名护理人员，进而推算出该重症监护室需要配备多少名护理人员。

（朱思悦）

# 第二节　常用监测方法

对患者实施有效、全面的监测，并根据监测结果实施有效治疗和调整治疗方案，是重症监护室工作的主要内容。对不同的疾病和不同的器官功能障碍，有不同的监测内容。对同一器官或系统的监测，也应根据其病变的严重性选择由简而繁的监测方法。另外，并非所有监测工作的完成都须由重症监护室承担，相关的医技科室如检验科、放射科、超声诊断科等也在其中承担了相当的工作。危重患者的监测方法简单介绍如下。

## 一、循环功能监测

循环功能监测主要包括心率（心律）、血压、心电图、中心静脉压（CVP）和心功能监测等。

**1. 心率和心律的监测**

心率和心律是循环系统最基本的监测。心率的快慢受多种因素影响，除了心脏本身病变外，心率加快通常表明患者存在血容量不足或过多、体温升增高、疼痛不适、电解质紊乱等。而心率减慢可以是体温降低、颅内压增高、内分泌功能下降如甲状腺功能下降所致。无论心率加快还是减慢，其诊断疾病的特异性均较差，需结合患者其他情况综合考虑。心律的变化则常需通过连续监测心电图加以确定，目前常用的监护系统以模拟心电图Ⅱ导联为主，故对一般心律失常较为敏感，而对心肌缺血性改变则相对不敏感。

**2. 血压的监测**

血压也是常规监测内容之一。因为危重患者和术后早期患者的血压波动较大，所以应定期对血压进行监测，其监测间隔视患者具体情况而定。例如，术后早期，患者血压可以因为手术区域的出血、术后镇痛泵设置不当等因素而出现血压下降；嗜铬细胞瘤术后早期血压变化剧烈；有些大血管手术后希望血压被有效控制等，均需在较短周期内监测血压，指导治疗。血压的监测分为无创和有创血压监测，无创血压监测可以通过袖套测压法和自动化间断测压法实现，是目前临床采用最多的方法，而有创血压监测则是将导管放置于动脉中（通常是桡动脉，也可用足背动脉、股动脉或肱动脉），导管尾部连接冲洗装置和压力换能器，冲洗装置是以含肝素生理盐水间断冲洗导管从而保持导管通畅，压力换能器则将动脉血流冲击导管产生的压力转化为势能并以图像和数值的形式显示于监护仪器上，从而使医护人员可以连续观察其动态变化。对血压监测的数值进行判读时应注意：①结合患者的其他生命体征如心率、中心静脉压等加以判读；②了解并结合其基础血压加以判读；③正常四肢血压有所差别，一般而言，两上肢血压差可以在 20 mmHg 以内，而上下肢血压差也有 20 mmHg 左右，如四肢血压差过大，则应注意患者有无大动脉方面的疾病。

**3. 心电图动态监测**

心电图动态监测可以及时发现患者心率和心律的变化，帮助判断心律失常对药物治疗的反应，使快速用药治疗心律失常更安全。目前临床使用的心电监护系统大多可以对心律失常进行分析，对一定时间段内的心电监护资料保存储藏，必要时可取出回顾，如前所述，目前常用的监护系统以模拟心电图Ⅱ导联为主，对一般心律失常较为敏感，而对心肌缺血性改变则相对不敏感。因此，对有其他心脏异常情况者，如心肌缺血、心肌梗死、心房和心室肥厚、洋地黄药物毒性等的诊断，则有赖于完全导联的心电图检查。

**4. 中心静脉压监测**

中心静脉压（CVP）是测定位于胸腔内的上、下腔静脉或右心房内的压力，是衡量右心对回心血量排出的能力。CVP 是评估血容量、右心前负荷及右心功能的重要指标。但它不能反映左心功能和整个循环功能状态。临床主要用于指导休克、脱水、失血、血容量不足等危重患者的液体复苏抢救。其正常值为 6～12 cmH$_2$O，必须注意，中心静脉压的测定受多种因素的影响，治疗措施如机械通气、疾病引起胸腹腔压力增高、患者既往有三尖瓣反流性疾病等均可对测得值产生影响。因此临床上认为，CVP 对治疗的反应，即其变化值较之其绝对值更有意义。所谓输液试验，就是在较短时间内向患者体内快速输入一定量液体，了解输入前后中心静脉压的变化值。若中心静脉压快速上升，则可以判断患者容量负荷已经过大。若中心静脉压上升不明显，且心率有下降趋势，则说明患者存在容量不够，可以继续快速输液。

中心静脉压的监测通常选择左右颈内静脉或者锁骨下静脉进行穿刺置管，而以右颈内静脉最常选择。因股静脉压力受腹腔压力影响大，所以一般不用于监测中心静脉压。待患者生命体征稳定后，应及时撤除中心静脉压监测。导管保留时间较长或在导管中输注其他药物，如静脉营养、血制品、各种抗生素等，容易发生导管相关血源性感染，应予高度关注。

**5. 漂浮导管监测心功能**

漂浮导管是一种特殊结构的导管，其内含多个管腔，头端有小气囊及温度感受器，不同的管腔可以抽取不同部位的血液和测定导管头端的压力，小气囊充气后有利于导管头端随血流漂入肺动脉，温度感受器则在以热稀释法行心输出量（CO）测定时感受导管远端的温度变化。漂浮导管测定心输出量的工作原理是，导管头端放入肺动脉后，气囊充气，向导管内注入已知容积、已知温度的冰冷生理盐水，随血液稀释而使血液温度轻微降低，并由温度感受器探得，并据此由仪器算出该次右心室心输出量。此外，漂浮导管还可测定肺毛细血管楔压从而间接了解患者左心功能。漂浮导管还可抽取右心房血液，测定混合静脉血氧饱和度，了解患者的耗氧量，对病情的判断有重要的指导意义。

漂浮导管虽然作用很多，但是漂浮导管的放置是有创操作，具有穿刺损伤，容易出现心律失常、血源性感染等并发症，因此临床使用应严格掌握适应证。

**6. PiCCO 监测仪**

PiCCO 监测仪是德国 PULSION 公司推出的容量监测仪。其所采用的方法结合了经肺温度稀释技术和动脉脉搏波型曲线下面积分析技术。该监测仪采用热稀释方法测量单次的心输出量（CO），并通过分析动脉压力波型曲线下面积来获得连续的心输出量（PCCO）。同时可计算胸内血容量（ITBV）和血管外肺水（EVLW），ITBV 已被证明是一项可重复、敏感且比肺动脉阻塞压（PAOP）、右心室舒张末期压（RVEDV）、中心静脉压（CVP）更能准确反映心脏前负荷的指标。它具有以下优点：损伤更小，只需利用一条中心静脉导管和一条动脉通路，不需要使用右心导管，更适合儿科患者；各类参数结果可直观应用于临床，不需要加以解释；监测每搏输出量，治疗更及时；导管放置过程简便，不需要做胸部 X 线定位，不再难以确定血管容积基线，较 X 线胸片能更好地判断是否存在肺水肿。

## 二、呼吸功能监测

**1. 望诊、触诊、叩诊、听诊监测**

有经验的医师可以通过望诊、触诊、叩诊及听诊发现病情变化。

（1）通过望诊，可以了解患者的呼吸频率、呼吸形态、有无呼吸辅助肌动员、患者有无大汗淋漓等呼吸疲劳、有无口唇发绀等情况。

（2）通过触诊，可以协助了解患者气管是否居中、双侧触觉语颤是否对称、有无皮下捻发音等。

（3）通过叩诊，有助于了解患者有无气胸、胸腔积液等。

（4）对肺部的听诊是医师的基本功，可以了解患者肺部的呼吸音和干、湿啰音情况。

**2. 肺容量和动态肺容量监测**

（1）肺容量监测。

1）潮气量：平静呼吸时每次吸入或呼出的气量，成人约 500 mL。

2）功能残气量：正常值男性为 2 300 mL，女性为 1 600 mL。

3）肺活量。

（2）动态肺活量监测。

1）静息每分钟通气量：又称每分钟通气量，是潮气量与呼吸频率的乘积。其正常值为 6 ~ 8 L/min，过大和过低，是为通气过度和通气不足，前者以 $PaCO_2$ 降低为标志，后者以 $PaCO_2$ 升高为标志。

2）用力肺活量（FVC）：指以最快的速度所做的呼气肺活量。在正常人与肺活量相接近，男性为 3 900 mL，女性为 2 700 mL。阻塞性病变时，该值减小。

3）第一秒用力呼气量：$FEV_1$ 男性为 3 200 mL，女性为 2 300 mL，$FEV_1$ 至少要大于 1 200 mL，否则说明有阻塞性病变。

4）第一秒用力呼气量占用力肺活量百分率（$FEV_1$%）：在用力肺活量曲线上可计算出 1 秒、2 秒、3 秒时所呼出的气量及其占 FVC 的百分比，正常值分别为 83%、96%、99%，该值减小说明气道阻塞或者有阻塞性病变。

5）最大随意通气量（MVV）：简称最大通气量，在限定时间内（如15秒）做最大最快的呼吸，换算出1分钟内的呼吸气量。MVV受心肺功能、年龄、体力等综合因素影响，正常值男性为（104±2.7）L/min，女性为（82.5±2.2）L/min。

6）通气储量百分比（%）：其计算公式为，通气储量百分比（%）=（最大通气量－静息每分钟通气量）/最大通气量×100%。正常值≥93%，低于86%提示通气储备不佳，胸部手术须慎重考虑，当≤70%时为手术禁忌。

**3. 弥散功能监测**

肺泡气与肺泡毛细血管中血液之间进行气体交换是一个物理弥散过程。气体弥散的速度取决于肺泡毛细血管膜两侧的气体分压差、肺泡膜面积与厚度以及气体的弥散能力。弥散能力又与气体的分子量和溶解度相关。此外，气体弥散量还取决于血液与肺泡接触的时间。肺的弥散能力指气体在单位时间与单位压力差条件下所能转移的量。临床上多应用一氧化碳（CO）进行一氧化碳弥散量（$DL_{CO}$）的测定。

**4. 生理无效腔占潮气量比值（VD/VT）监测**

VD/VT主要反映肺泡有效通气量，正常值为20%～40%。VD/VT可用Bohr公式计算：VD/VT=（$PaCO_2$－$PECO_2$）/$PaCO_2$，$PECO_2$为混合呼出气的二氧化碳分压，VD/VT增大见于各种原因引起的肺血管床减少、肺血流减少或肺血管栓塞。

# 三、血气分析

血气分析包括常规动脉血气分析、组织氧合功能监测、气体交换效率的监测、经皮血氧饱和度监测等，近年来，对呼出气二氧化碳分压的监测也在临床上越来越普遍开展。

我国自20世纪70年代逐步开展常规动脉血气分析，对临床上判断危重患者的呼吸功能和酸碱失衡类型以及指导治疗、判断预后起了非常积极的作用。常规动脉血气分析的主要参数如pH、$PaO_2$、$PaCO_2$、$HCO_3^-$、BE等在判断病情中均有相当重要的意义。

动脉血氧分压（$PaO_2$）是指物理溶解状态的氧所产生的压力，正常青壮年的$PaO_2$正常值为90～100 mmHg，随着年龄的增加$PaO_2$逐渐下降，老年人的$PaO_2$＞70 mmHg仍属正常。推算正常值的公式如下：卧位$PaO_2$=103.5－0.42×年龄；坐位$PaO_2$=104.2－0.27×年龄。氧气从肺泡弥散到肺泡毛细血管，并由血流携带到左心和动脉系统。其弥散依靠浓度梯度差，故肺泡毛细血管内$PaO_2$比肺泡内低。其差值$P_{(A-a)}DO_2$反映了弥散、通气血流比例、静脉动脉分流的综合影响，正常人呼吸空气时$P_{(A-a)}DO_2$为5～15 mmHg，当呼吸肌疲劳肺泡通气减少、肺部病变广泛换气功能变差时其值可明显增加。

二氧化碳分压（$PaCO_2$）是血液中溶解状态的$CO_2$所占的压力。组织代谢产生的$CO_2$由静脉血携带到右心，然后通过肺血管进入肺泡，随呼气排出体外。鉴于$CO_2$的高脂溶性，肺泡气和动脉血中$CO_2$的差值一般可以忽略不计，因此$PaCO_2$即可直接反映肺泡中的$CO_2$浓度，正常人平静呼吸时$PaCO_2$为35～45 mmHg，过低为过度通气，过高则为通气不足。

综合动脉血$PaO_2$和$PaCO_2$，可以协助临床判断患者呼吸衰竭及类型：Ⅰ型呼吸衰竭，位于海平面水平平静呼吸空气的条件下$PaCO_2$正常或下降，$PaO_2$＜60 mmHg；Ⅱ型呼吸衰竭，位于海平面水平平静呼吸空气的条件下$PaCO_2$＞50 mmHg，$PaO_2$＜60 mmHg。

血氧饱和度（$SaO_2$）是指血红蛋白（Hb）与氧结合的程度，即氧合血红蛋白占总血红蛋白的百分比。正常值为95%~98%，$SaO_2$ 和 $PaO_2$ 存在着一定的关联，在一定范围内，当 $PaO_2$ 增高时，$SaO_2$ 也随之增高，但是当 $PaO_2$ 达到 150 mmHg 时，$SaO_2$ 达100%，即达到饱和。$SaO_2$ 和 $PaO_2$ 的关系可以用曲线方式表达，该曲线称为氧解离曲线，该曲线呈 S 形，起始部位较陡直，表示 $PaO_2$ 稍有变化，血氧饱和度就有显著变化；中间平坦部分斜行接近线性，表示 $PaO_2$ 的变化和 $SaO_2$ 的变化相一致，再往上为接近水平上行，表明 $PaO_2$ 在这个范围内变化对血氧饱和度的影响不大。

氧解离曲线会受到一些因素的干扰而发生位移。当 $PaCO_2$、pH 或体温上升时，氧解离曲线发生右移，表明上述因素可以使机体在同样的氧分压下氧饱和度降低，其意义在于血液在组织中释放更多的氧；当 $PaCO_2$、pH 或体温降低时，氧解离曲线左移，红细胞可以在肺循环时结合更多的氧。

实际碳酸氢盐（AB）是指在实际 $PaCO_2$ 和 $SaO_2$ 下人体血浆中所含的 $HCO_3^-$ 的量。正常值为 22 ~ 27 mmo/L，AB 受呼吸和代谢双重影响，代谢性因素可导致血液中 AB 变化，呼吸因素同样也会影响 AB 值，因为当患者出现 $CO_2$ 蓄积时，$CO_2$ 可迅速进入红细胞，在碳酸酐酶作用下与水结合形成 $H_2CO_3$，后者再解离出 $H^+$ 和 $HCO_3^-$，$HCO_3^-$ 由红细胞内转移到血浆内，从而影响到血浆中的碳酸氢盐。

标准碳酸氢盐（SB）是在标准条件下（37 ℃、血红蛋白充分氧合、$PaCO_2$ 为 40 mmHg）测定血浆中 $HCO_3^-$ 的含量，由于排除了呼吸的因素，它是一个纯粹代谢性酸碱平衡的指标。其正常值与 AB 相同。

$HCO_3^-$ 是人体内最重要的缓冲碱，当体内固定酸过多时，可通过 $HCO_3^-$ 缓冲而使 pH 保持正常范围，而 $HCO_3^-$ 含量因此减少，所以 $HCO_3^-$ 又是代谢性酸碱平衡的一个重要指标。另外，血浆中 $HCO_3^-$ 的含量受肾脏调节。

标准碱剩余（BE）是指在 37 ℃、血红蛋白充分氧合、$PaCO_2$ 为 40 mmHg 的条件下，将 1 L 全血的 pH 滴定到 7.40 所需的酸或碱的量。以酸滴定表示碱剩余，用正值表示；以碱滴定表示酸剩余，用负值表示。由于除外了呼吸的影响，BE 被认为是反映代谢性酸碱平衡的指标，而且比 SB 更确切。其正常值为 ±3 mEq/L。临床上可用于指导补充碱的量。

实际碱剩余（ABE），将 1 L 全血的 pH 滴定到 7.40 所需的酸或碱的量，反映血液中酸碱物质总的缓冲能力。

pH 正常值为 7.35 ~ 7.45，pH <7.35 为酸中毒，pH >7.45 为碱中毒。其受到呼吸和代谢双重因素的影响，且呼吸因素（$PaCO_2$）和代谢因素（$HCO_3^-$）相互影响协调，以维持 pH 在正常范围。

阴离子间隙（AG），在人体内除了 $HCO_3^-$ 外，还有许多其他阴离子如乳酸根、丙酮酸根、磷酸根及硫酸根等，这些阴离子多不是临床常规测定的内容，但当其在体内堆积时，会取代 $HCO_3^-$，使其浓度下降，由这些阴离子引起的酸中毒称为高 AG 酸中毒。

## 四、肾功能监测

### 1. 肾小球滤过功能测定

（1）肾小球滤过率（GFR）测定：单位时间内从肾小球滤过的血浆量为 GFR。GFR 是通过肾清除率试验测定的。清除率是指肾在单位时间内清除血浆中某一物质的能力。临床上常用内生肌酐清除率。GFR 的正常值为 $80 \sim 120$ mL/min，女性较男性略低。

（2）血尿素氮（BUN）测定：血中 BUN 的测定虽可反映肾小球的滤过功能，但肾小球的滤过功能必须下降到正常的 1/2 以上时 BUN 才会升高，故血 BUN 的测定并非敏感的反映肾小球滤过功能的指标。BUN 的正常值为 $29 \sim 75$ mmol/L。

（3）血肌酐（Cr）测定：血肌酐的测定是临床监测肾功能的有效方法。当肾小球滤过功能下降时，血肌酐即可上升。但只有当 GFR 下降到正常人的 1/3 时，血肌酐才明显上升。血肌酐正常值小于 $133\mu$mol/L。

**2. 肾血流量测定**

肾血流量是指单位时间内流经肾的血浆量。测定肾血流量的方法有很多，但在临床上很少应用。

**3. 肾小管功能测定**

肾小管功能包括近端肾小管功能和远端肾小管功能。测定的方法很多，其中最简单的是通过测定尿比重方法反映远端肾小管浓缩尿的能力。目前常用一昼夜每 3 小时 1 次比重测定法，若一次尿比重达 1.020 以上，最低与最高比重之差大于 0.008，则表示肾小管功能基本正常。本法虽然简单，但受很多因素影响，包括饮食、营养、肾血流量（尤其髓质血流量）及内分泌因素等。尿的稀释试验需短时间内大量饮水，可引起不良反应，且又受肾外因素影响，故反映远端肾小管功能不敏感，临床上极少采用。

# 五、肝功能测定

肝功能复杂，而且具有很强的代偿能力。但对于有严重肝疾病的患者，手术后的并发症和死亡率均远高于肝功能正常实施同类手术的患者，行肝手术时，情况则更严重。围手术期监测肝病患者的肝功能对术前准备，肝保护和麻醉选择都有重要价值。肝功能检查的内容和指标很多，但多数指标的特异性和敏感性不强，一般不宜以单一检查项目来评估肝功能。肝功能监测通常包括以下方法。

**1. 蛋白质代谢试验**

主要测定血清白蛋白和各种球蛋白含量，以及前白蛋白、转铁蛋白等，前白蛋由于半衰期短，可以有效、及时地反映肝的合成功能，故临床意义较大。

**2. 蛋白质代谢产物的测定**

包括血氨和血浆游离氨基酸，血氨可用于评估肝损害程度和评价预后。

**3. 凝血因子测定和有关凝血的试验**

参与血液凝固和纤溶过程的多数因子均由肝合成。对这些因子的测定和相关的凝血试验，对于判断肝合成功能具有重要意义，且有利于判断肝细胞损害的程度。凝血因子的测定包括：①维生素 K 依赖性凝血因子（Ⅱ、Ⅶ、Ⅸ、Ⅹ）；②接触激活系统因子；③纤维蛋白原、纤溶酶原。凝血试验则包括凝血酶原时间（PT）、部分凝血活酶时间（APTT）和凝血酶时间（TT）等。

**4. 肝实质损害的"标记"试验**

转氨酶及其同工酶如 ALT 和 AST；乳酸脱氢酶。

**5. 胆红素代谢试验**

血清总胆红素测定：正常值为 $3.4 \sim 18.8\mu$mol/L。其临床意义：了解临床上有无黄疸、黄疸的深度及演变过程；反映肝细胞损害的程度和判断预后；判断疗效和指导治疗。胆红素在体内的每天生成量低于 50 mg；而肝处理胆红素的储备能力强大，正常情况下每天可处理 1 500 mg，因此血清胆红素不是肝功能的敏感试验。

## 六、脑功能监测

利用一系列脑功能监测仪器监测脑功能是现代神经外科不可缺少的组成部分，对确定诊断、决策处理、判断预后都至关重要。临床常用的脑功能监测主要包括颅内压监测、脑电监测、脑诱发电位、脑血流监测、脑氧饱和度监测等。

**1. 颅内压监测**

（1）适应证。

1）重症头部创伤监测颅内压以判断脑受压、出血或水肿。

2）大的颅脑手术后监测脑水肿。

3）重症颅脑损伤行机械通气患者尤使用 PEEP 者。

（2）监测方法。

1）脑室内测压：经颅骨钻孔，将硅胶导管插入侧脑室，然后连接换能器，再接上监护仪，零点放在颅底或外耳道平面。

2）硬膜外或硬膜下测压：将导管放入硬膜外或硬膜下，外接换能器测压，硬膜下监测颅内压长期应用易出现感染。

3）腰部蛛网膜下腔测压：即腰椎穿刺测压，此法操作简单，但有一定危险性，颅内高压时不能应用，且以受体位影响。

4）纤维光导颅内压监测：颅骨钻孔后，将传感器探头以水平位插入 2 cm，放入硬脑膜外。此法操作简单，读数可靠，又可连续监测，且不易感染。

（3）影响颅内压的因素。

1）$PaCO_2$：$PaCO_2$ 通过对脑血流的变化影响颅内压，而 $PaCO_2$ 对脑血流的影响取决于脑组织细胞外液 pH 的改变。当 $PaCO_2$ 在 20 ~ 60 mmHg 急骤变化时，脑血流的改变十分敏感，与之呈线性关系，同时伴随脑血容量和颅内压的变化。当 $PaCO_2$ 超过 60 mmHg 时，脑血管不再扩张，因为已达最大限度；当 $PaCO_2$ 低于 20 mmHg 时，脑组织缺血和代谢产物蓄积将限制这一反应。

2）$PaO_2$：$PaO_2$ 在 60 ~ 135 mmHg 变动时，脑血流和颅内压不变。$PaO_2$ 低于 50 mmHg 时，颅内压的升高与脑血流量的增加相平行，$PaO_2$ 增高时，脑血流下降。如缺氧合并 $PaCO_2$ 升高，则直接损伤血脑屏障，导致脑水肿，颅内压往往持续增高。

3）动脉血压：正常人平均动脉压在 60 ~ 150 mmHg 波动，脑血流依靠自身调节机制而保持不变。超出这一限度，颅内压将随血压的升高或降低而呈平行性改变。

4）中心静脉压：中心静脉压和颅内压通过颈静脉、椎静脉和胸椎硬膜外静脉逆行传递压力，提高脑静脉压，从而升高颅内压。

**2. 脑电监测**

脑电图（EEG）的波形很不规则，表现为频率、振幅和时间变化。正常人的脑电图包括 α 波、β 波和少量 θ 波。α 波主要见于枕部，β 波主要见于额部、中央部，少量的 θ 波可见于枕部、颞部或正中线的中央部，低电位的 δ 波偶见于额部。脑电图的高灵敏性极易受外来因素干扰，故很难在临床上普遍应用。机体的氧供情况、个体差异、血 $CO_2$ 水平、脑血流改变、血糖变化、基础代谢、电解质、体温及麻醉深度均是影响脑电图的因素。

（1）适应证。

1）颅脑疾病：颅脑肿瘤、脑血管疾病、颅脑损伤、中毒性脑病、缺氧性脑病及意识障碍的患者。

2）术中拟阻断脑循环：颈动脉体瘤手术、主动脉弓替换手术及深低温需停循环的心内手术等。

3）心肺脑复苏后判断脑缺氧及预后。

4）定量化麻醉术中用以判断麻醉深度。

（2）监测方法。

1）常用的是常规脑电图描记监测。

2）自动处理的脑电活动监测：脑功能监测（CFM），综合 EEG 的频率和振幅为一个成分，即通过脑电活动强度监测脑功能，以判断脑缺血及麻醉深度；脑功能分析（CFAM），用单极导联，不经过滤波装置，记录脑电活动和频率的波在总电活动中所占比例；EEG 周期分析，以观察 EEG 频率为主的分析方法。

3）定量脑电图（qEEG）监测：利用计算机进行脑电图的定量化分析，因计算机能高速采集和处理大量信息，使 EEG 的监测在信息、数量及精度上有了突飞猛进的发展，qEEG 监测技术包括压缩谱阵（CSA）、致密谱阵（DSA）、边缘频率（SEF）、双频指数（BIS）等。

**3. 脑诱发电位**

脑诱发电位（EP）是感觉神经末梢受刺激后沿神经径路至大脑皮质产生的一系列不断组合、传递的电位变化，采用叠加方法从自发脑电和肌电背景中提取放大而描记成的。按不同分类标准，可将 EP 分为不同类型。按感觉刺激模式和传导径路，临床常用的 EP 有躯体感觉诱发电位（SEP）、听觉诱发电位（AEP）及视觉诱发电位（VEP）。

EP 的适应证如下。

（1）监测脑损伤：如听神经瘤切除会损伤听神经，EP 监测可及时发现这些损伤。

（2）监测脑缺氧发生：如在颈动脉剥脱术中，皮质起源的 EP 不但能发现脑灌注不足，而且能及时发现继发低血压的脑缺氧。

（3）脊髓功能监测：EP 监测脊髓功能应用最广泛，常用于脊髓或脊柱侧弯矫正手术，以防止发生神经损伤。

**4. 脑血流监测**

脑是对缺血缺氧最敏感的器官。正常情况下，机体通过脑血流向脑组织输送氧和养料，以满足脑组织的高代谢，任何原因使动脉血氧含量和脑血流量减少，均可导致脑缺氧的发生，因此监测脑血流有重要的临床意义。监测方法有：①经颅多普勒超声（TCD）技术；②同位素清除法；③阻抗法，利用阻抗血流图监测；④近红外线光谱法；⑤动静脉氧差法；⑥$N_2O$ 法及激光多普勒法。

脑血流监测的适应证如下。

（1）颅内手术及控制性降压。

（2）需暂时阻断颈内动脉血流的手术。

（3）体外循环转流期间。

（4）脑栓塞或可能发生脑栓塞患者的手术。

（5）脑血管疾病和手术后监测。

**5. 脑氧饱和度监测**

虽然颅内压、脑电图、脑血流的监测可间接反映脑的情况，但更为直接反映脑氧供需平衡的是脑氧饱和度测定。

（1）适应证。

1）脑缺血缺氧监测。

2）血管手术及深低温停循环时的监测。

3）全身麻醉期间监测。

4）监测脑保护和脑损伤的治疗。

（2）监测方法。

1）颈静脉血氧饱和度监测：反映全脑氧饱和度监测。

2）脑血氧饱和度监测：利用血红蛋白对可见近红外光有特殊吸收光谱的特性进行血氧饱和度监测，它反映局部脑组织的氧供需平衡。

（朱思悦）

# 第三节 外科重症常用治疗方法

机械通气、镇静镇痛、营养支持、抗感染等治疗方法经常被用于危重患者，且为多种外科危重症治疗过程中所共用。

## 一、机械通气在外科危重患者中的使用

随着老年患者的增加，伴有各种基础疾病的手术患者也相应增加；而医疗技术的进步，各种高难度手术也越来越多地在临床开展，因此术后需要机械通气支持的患者不断增加。机械通气在外科领域通常使用于下列患者。

### （一）围手术期的呼吸支持

较大手术后，患者机体处于应激状态，其自主呼吸常不足以维持生理需要，需要机械通气的辅助支持。手术创伤本身可导致患者呼吸功能受损，下列手术后早期均须使用机械通气：剖胸手术后胸廓的稳定性受到破坏，伤口疼痛；腹部手术后膈肌顺应性受到影响，一些腹部手术时间长、创伤大、出血多，伴有较长时间低血压；全身麻醉药使用量大，其影响短时间内难以消除；术中大量输液导致肺间质水肿产生低氧血症等；一些特殊的手术如嗜铬细胞瘤术后，患者循环不稳定、血压较低而需要较大剂量升压药维持；高位脊柱手术，顾虑术后早期脊髓水肿或椎管内出血压迫脊髓产生呼吸抑制；特殊部位的颅脑手术后容易产生各种功能紊乱而影响生命体征等。术前存在较严重呼吸功能不全者，术后更需呼吸支持。

术后早期行呼吸支持的意义在于：合理的机械通气可以减少患者自身的呼吸做功，保持肺泡开放，有效湿化气道、利于排痰，可争取时间积极纠正患者因手术而引起的各种机体内环境紊乱如严重贫血、低蛋白血症、肠胀气等，从而避免已存在的慢性呼吸功能不全发展成急性呼吸功能不全。

心脏手术后，不少患者需要机械通气辅助支持一段时间，其原因是：心脏手术常在低温和体外循环下进行，对患者生理干扰较大；一些患者术前已经存在较严重的肺动脉高压；体外循环破坏红细胞所产生的碎片阻塞于肺循环，可导致术后出现低氧血症；心脏手术术中大量使用麻醉性镇痛药使术中循环稳定，对患者术后自主呼吸有抑制作用；术后患者缺氧极易出现肺动脉收缩和严重心律失常等。

## （二）择期手术后的呼吸支持

当患者在恢复期对肺功能保护不力，或者在手术恢复期产生各种手术并发症，累及呼吸功能时，需要呼吸支持。大手术后患者因体质虚弱，卧床不能有效咳嗽咳痰、顾虑伤口疼痛不敢咳嗽咳痰和深呼吸，可使呼吸功能减弱。早期不能进食或肠道功能不能恢复者，导致腹部胀气甚至反流误吸、术后谵妄以及治疗谵妄用药的抑制作用，均可使术后肺泡通气障碍和发生肺部感染，使肺功能受损，此时自主呼吸难以维持气体交换需要，而需用呼吸机进行辅助通气。

此外，外科手术后产生的一些严重并发症，如各种消化道瘘，既妨碍患者正常进食，体力恢复延迟，又有大量消化液丢失，导致水、电解质失衡和严重营养不良，更可产生严重胸、腹腔感染进而导致呼吸循环功能障碍；另有一些外科疾病，如急性重症胰腺炎，起病凶险，早期容易并发急性呼吸窘迫综合征。合适的呼吸机治疗就成为治疗该类疾病的主要手段之一。

## （三）急症外科术后的呼吸支持

外科急症患者具有以下特点：术前允许准备的时间短、术前检查资料缺乏，不能提供给医师较多的信息；有效循环容量不足，水、电解质失衡，高血压、心功能不全、呼吸功能减退未得到正确评估和有效治疗。且上述情况常可出现于同一患者，在不能全面掌握和无法有效控制患者病情的情况下，麻醉的选择多采用全身麻醉以确保术中安全，术毕则在监护室进行通气治疗。

复合创伤的患者常合并有颅脑损伤导致意识障碍，从而对自身气道的保护能力减退甚至消失。胸部创伤的患者则常合并有多处肋骨骨折、血气胸、肺挫伤甚至高位截瘫，这些创伤均可对呼吸功能产生重大影响，都需要早期呼吸支持以助患者度过危重期。

机械通气在外科疾病患者中的实施包括建立有效、可靠的通气途径，选择合适的呼吸模式和呼吸参数。通气途径包括气管插管途径、气管切开途径和无创机械通气途径。其中经口气管插管因操作简单和损伤小而使用最多，由手术室转至监护室的患者多采用此途径。对大多数择期手术患者和急症手术患者而言，估计机械通气时间较短均可加以沿用而不需要更改。但经口气管插管对清醒患者难以耐受，口腔不能闭合容易导致口腔干燥和细菌感染，痰液吸引相对困难，以及导管容易被痰痂堵塞等是其缺点。

对一些病程长、机械通气时间长的患者，可选择气管切开。气管切开有下列优点：气道分泌物吸出相对容易，若出现痰痂堵塞气道，更换导管相对安全；患者口腔可以自由闭合，利于口腔护理，训练得当，可以自由进食；脱机过程相对平顺。但气管切开也存在局部出血、导管滑脱、气胸、气管食管瘘等并发症。无创通气途径建立相对简单，但其管理并不比有创机械通气简单。

相对而言，大多数患者的呼吸机在短时间内可以撤除，故使用的模式在早期以含呼吸节律和潮气量等参数控制成分较多的同步间歇指令通气模式（SIMV）较多使用，此后则采用辅助成分较多的持续正压通气模式（CPAP），直至脱机拔管。对一些术后出现各种呼吸系统并发症的患者，则根据其肺部并发症的种类选用相应的模式和参数加以治疗。

患者术后生命体征渐趋稳定，出血、引流量明显减少，血管活性药物使用量减少到一定程度，患者肌力、意识恢复，在自主呼吸恢复、停止机械通气后复测血气分析指标在可接受的范围时，即可拔除气管导管，并继续给予氧疗。

### （四）外科领域使用机械通气的一些相关问题

机械通气是治疗呼吸功能不全的重要手段，也是改善患者全身状况的重要组成部分。但机械通气不是孤立的，其成功与否在很大程度上取决于其他相关疾病的治疗。因此，在施行机械通气的同时，积极治疗原发疾病，方可缩短机械通气时间，有效脱机。

在机械通气的同时，应注意积极调整机体内环境，纠正水、电解质紊乱和酸碱失衡，纠正低血容量和低蛋白血症，维持血压在正常范围，注意改善肾功能等，为成功脱机积极创造条件。

对长期机械通气患者，应密切关注患者的营养问题，行各种检测以了解患者的营养状况，建立营养途径尤其是肠内营养途径，尽早开始肠内营养并视情况逐渐加量。

## 二、镇静药、镇痛药在危重患者中的使用

监护室中的患者多病情危重或目睹其他患者的被抢救过程，心情常处于焦虑状态，或情绪低落，或精神亢奋，严重者可影响治疗措施的实施。客观上，患者常因治疗需要被放置于各种被动体位，身上插着各种导管的不适和术后创口的疼痛，均需要使用适当的镇静药和镇痛药予以缓解。

### （一）镇静药在监护室中的使用

镇静药在监护室中的使用极其普遍，使用时应注意以下事项。

**1. 用药前提**

只有在患者完善止痛的基础上方可使用镇静药。在使用镇静药之前，应充分了解引起患者不适的原因，如为疼痛所致，必须先解除疼痛，否则镇静药非但达不到镇静的目的，反而会进一步导致患者烦躁、不合作。

**2. 药物对循环系统的抑制作用**

一些镇静药本身对循环系统有抑制作用，而有些镇静药对循环系统的影响较轻微，但是当患者烦躁不适时，患者的循环系统可处于应激状态，使用镇静药可消除循环系统的应激，使血压下降，特别是当患者存在有效循环容量不足时，这种现象更明显。因此，使用镇静药后血压下降，应首先考虑患者的血容量不足而非仅考虑镇静药的循环抑制作用。

**3. 药物的个体差异**

镇静药的个体差异较大，年老体弱、循环不稳定、呼吸道不通畅而未建立有效人工通气道、合并使用麻醉性镇痛药如吗啡的患者对镇静药均较敏感，剂量应适当减小或从小剂量开始使用，必要时追加剂量以达所需镇静强度。

常用的镇静药中，咪达唑仑的使用越来越普遍，该药既可肌内注射，也可静脉注射。但监护室中仍以静脉内单次注射和持续静脉维持为主。单次注射剂量通常为 0.1 mg/kg，视情

况可再追加。持续静脉维持多在单次静脉注射基础上用输注泵以每小时 $1 \sim 2\mu g/kg$ 的速度注入，由于停止注射后咪达唑仑的脑电图的恢复需 1 小时以上，在一些使用时间较长的患者中，其药物蓄积作用比较明显，因此如需要在特定时间内让患者恢复清醒，应在较早时间就停止静脉输注。

丙泊酚起效极快，静脉注射 $0.5 \sim 1.0$ mg/kg 后几乎立即起效。视剂量不同而表现为安静、嗜睡、睡眠状态，但因该药作用消失极快，若要继续维持其药理作用，应以每分钟 $1.0 \sim 2.0\mu g/kg$ 持续静脉注射。与咪达唑仑比较，丙泊酚有以下优点：起效快，过程平稳，镇静水平易于调节，停药后迅速清醒，而使用相同时间的咪达唑仑的患者，清醒所需时间明显延长，清醒质量也较差。

### （二）麻醉性镇痛药在监护室中的使用

麻醉性镇痛药在以收治外科患者为主的监护室中使用非常频繁，但应注意以下事项。

**1. 用药前提**

虽大多数患者疼痛为手术后伤口疼痛，但对内脏疼痛性质不明的患者，在诊断明确之前不宜盲目使用止痛药，以免耽误病情的正确判断。

**2. 用药剂量**

麻醉性镇痛药有呼吸抑制作用，特别是单次静脉推注时更易发生，在未建立人工气道前，建议从小剂量开始使用，视情况追加剂量，使用时应给患者供氧，一般推荐，吗啡单次静脉注射为 $3 \sim 5$ mg，芬太尼为 0.05 mg。

**3. 不宜用药者**

颅脑外伤或颅脑手术后患者，大量使用麻醉性镇痛药后可使瞳孔发生改变而影响对病情演变的观察，因此不宜使用这类药物。

**4. 纳洛酮的使用注意事项**

一旦麻醉性镇痛药使用过量，可以用纳洛酮拮抗，但应注意纳洛酮的半衰期短，必要时需静脉维持，快速大量注射可有循环系统激动等不良反应。

对手术后伤口疼痛，如患者意识清醒，多以患者自控镇痛泵控制给药来实现止痛，该泵以微电脑控制，设定负荷剂量（首次剂量）、背景剂量（持续注射剂量）和单次剂量，锁定单次剂量时间间隔和某一时段最大剂量。先给予负荷剂量，继以背景剂量持续给药，当患者仍感到疼痛时，可自行注以单次剂量。再次给予单次剂量需要一定时间间隔，为保证安全，某一时段只允许给予所设定的最大剂量。以吗啡静脉止痛为例，负荷剂量给 3 mg，背景剂量为 0.6 mg，单次剂量为 2 mg，锁定单次剂量时间为 8 分钟，4 小时允许最大剂量为10 mg，不同病情者可将上述剂量予以增减。

## 三、危重患者的抗感染治疗

危重患者往往存在各种感染，或者病情的发生发展本身是由感染所致，或者在治疗其他疾病过程中出现新的院内感染，因此发现和治疗感染是危重医学工作者面临的重大任务。

首先要积极寻找感染源，外科系统的感染通常包括与外科疾病或手术相关的感染，如消化道穿孔、胆道系统感染、腹腔脓肿、创口感染等。肺部感染也多见，因为患者通常卧床休息，咳嗽咳痰能力减弱。有的患者由于消化液的反流误吸，有的患者使用呼吸机进行机械通气时间稍久后出现呼吸机相关感染。深静脉导管感染并不少见，若无有效处理，可以产生严重全身性感染并导致严重后果。治疗外科系统感染的有效方法之一是去除感染源，对各种外科问题给予相应的外科处理，如手术治疗、有效冲洗或引流。鼓励患者咳嗽咳痰，尽早停止机械通气。对可疑感染的深静脉导管应及时去除或更换。其次是使用各种药物控制感染，其中抗生素的治疗是必不可少的。在抗生素抗感染治疗中，应该注意以下事项。

（1）严格掌握抗生素使用指征，深入了解各种抗生素的药理作用和不良反应，最大限度地避免其不良反应。

（2）了解本地区、本部门最常见感染的病原菌，用以指导在得到病原菌培养结果前的抗生素选用。对严重、致命性感染，应该早期选用广谱抗生素，并足量使用，同时采集标本进行病原菌培养，待病原菌培养和药敏试验结果出来后，再调整选用相应窄谱抗生素，避免二重感染出现。

（3）对老年患者，肝肾功能不良患者，孕产妇、婴幼儿患者等特殊人群，选用抗生素品种和剂量都应谨慎，必要时需监测相关抗生素浓度来指导剂量调整。

（4）为求有效控制严重感染，最大可能覆盖可能致病菌，避免大剂量单一抗生素使用时的不良反应，同一患者可同时使用两种或两种以上抗生素。但仍应积极寻找感染灶和可能致病菌，使用针对性强的抗生素，感染有效控制后及时停药。

（5）对免疫功能低下的患者，如常规抗感染治疗效果不显著，应警惕一些特异性感染，如军团菌、病毒感染，支原体、衣原体感染，曲霉菌感染等，近年来，耐药的结核菌感染有增多趋势。

临床常用的治疗细菌感染的抗生素包括青霉素类、头孢类、大环内酯类、喹诺酮类、碳青霉烯类、糖肽类等，以及近年来使用日益普及的加酶抑制剂的抗生素。

## 四、连续血液净化技术在危重患者救治中的使用

连续血液净化技术（CBP）由连续肾脏替代治疗（CRRT）技术演化而来，前者比后者适用范围更广。其原理是借助血流在体外机械循环过程中的物理运动方式，清除体内多余的水分和各种溶质，其主要清除方式有 3 种。①对流：借助动、静脉压力差或者体外泵的动力，驱使血液通过由高通透性膜制成的滤器，在跨膜压差作用下滤除水分和溶质。对中大分子物质的清除效果较好。②弥散：利用溶质从高浓度向低浓度弥散的原理，以达到膜两侧溶质浓度的平衡。水分、电解质和其他中小分子物质如尿素、肌酐等通过滤膜进入透析液，而透析液中碳酸根等也可借助浓度差进入血液中，从而达到清除有害物质、补充需要物质的目的。③吸附：使血液中有毒物质经体外循环后，被吸附到具有丰富表面积的物质上，达到清除的目的。

危重患者通常伴随严重的炎症，有大量炎症介质释放。同时，因为炎症反应，多个器官功能产生障碍。已知炎症介质在 SIRS/MODS 的发病过程中起着重要作用，其中对 TNF-$\alpha$、IL-6、IL-8 研究较多，它们参与 SIRS 的最初启动。TNF-$\alpha$ 作为诱导 SIRS/MODS 的起始物质，其血浆含量与 MODS 的发生及严重程度呈正相关。IL-6 可由 TNF-$\alpha$ 诱导产生并增强 TNF 的作用，其水平反映了疾病的严重程度，对 SIRS 向 MODS 过渡的早期诊断有重要价值。IL-8 由内皮细胞产生，其表达及激活与 IL-6 相关，可诱导多核白细胞和淋巴细胞趋化，是 MODS 的危险性指标。

以上炎症介质并没有哪种起着唯一决定性作用，因此早期针对单一炎症介质的治疗方法（如抗 TNF-α、抗 IL-1 等）效果常欠佳。而 CBP 可有效清除各种中大分子物质（包括相当数量的炎症介质），阻断炎症级联反应，对转归产生有益的影响。

CBP 能够清除机体多余的水分，纠正电解质紊乱、严重的酸碱失平衡，清除血中肌酐及炎症介质，所以临床上常用于危重患者的救治，目前临床上较多用于伴有急性肾衰竭的危重患者救治。其他一些重症使用 CBP 治疗也能获得较理想的疗效，如严重的脓毒血症、重症急性胰腺炎、急性呼吸窘迫综合征、挤压综合征及中毒等。

关于 CBP 的实施，通常是先选择合适的血管如股静脉、锁骨下静脉、颈内静脉进行穿刺，置入四氟聚烯或聚氨酯材质的双腔导管。管路与血液滤器相连之后，由血液净化仪器驱动血液流动，视情况以肝素或低分子肝素抗凝。流动的血液与置换液发生溶质和水分的交换。在实施过程中，应注意血流动力学的稳定、手术部位或穿刺部位的出血、因热量丢失出现的低体温和水电解质紊乱等。

# 五、体外膜肺支持疗法

体外膜肺（ECMO）支持疗法是由心内直视手术时采用的技术体外循环发展而来的，用以终末期呼吸循环功能衰竭的替代治疗的一种技术。其基本原理是将患者血液从体内引流到体外，经膜式氧合器（膜肺）氧合和二氧化碳排出后，再用泵将血液灌入体内。与普通体外循环不同的是，它可进行长时间的心肺支持，在治疗期间全身氧供和血流动力学仍保持相对稳定状态。患者自身心、肺得到充分休息，为后续治疗赢得宝贵时间。

由体外循环技术发展到作为危重患者救治的终极手段，ECMO 的出现得益于各种仪器、材料的改进，如驱动泵的小型化、具有表面涂抹肝素工艺的密闭式膜肺的诞生、用以建立循环回路的导管的改进及插管技术的提高等。然而，其临床使用过程中，依然受困于使用技术的复杂性和费用的昂贵，以及成活率偏低等因素。ECMO 的实施往往需要一组医护人员，其中包括 ICU 医师，体外循环灌注师，心脏外科医师等的努力。目前不同原发疾病导致的终末期心肺功能衰竭的治疗成功率仍普遍较低，故难以在临床得到大范围的推广应用。

ECMO 技术较多的用于新生儿、婴幼儿危重症抢救和成人各种重症呼吸、循环功能衰竭的抢救。其中，需要施行 ECMO 的婴幼儿疾病有严重的肺部感染、吸入性肺炎、急性呼吸窘迫综合征（ARDS）、暴发性心肌炎、心脏手术后出现重症心力衰竭等。成人行 ECMO 的疾病除上述情形以外，还有大面积心肌梗死导致的急性心力衰竭、终末期心脏病等待心脏移植期间的循环支持等。

ECMO 的操作复杂，并发症也较多。患者方面的常见并发症如下。

**1. 出血**

因全身肝素化、血小板减少、凝血因子缺乏所致，出血部位主要包括手术部位、插管部位、消化道、颅内等。

**2. 溶血**

可以由长时间高流量、静脉引流负压过大、滚压泵泵头调节不当以及管路内血栓形成等引起。

**3. 机械并发症**

血栓形成、插管时血管受损、接头脱落、气栓、驱动泵失灵和变温器异常等。

**4. 其他**

感染、肾功能损害、电解质紊乱和心脏压塞、血气胸等也可发生。

(朱思悦)

# 第四节 心肺脑复苏

## 一、概述

心肺复苏（CPR）是一个广泛的临床概念，泛指呼吸循环衰竭时用各种治疗手段挽救患者的生命。多数需要心肺复苏的患者是由于心脏突然停止搏动或发生心室纤维性颤动，以致不能维持血液循环。此时应立即进行正确、积极的复苏抢救，否则患者将在短期内因全身缺氧而死亡。

20 世纪 40～60 年代，学者们就先后发明了电击除颤、口对口人工呼吸及胸外心脏按压对呼吸循环衰竭的患者进行抢救，构成了现代复苏的三大主要手段，即用人工呼吸代替患者的自主呼吸，以心脏按压配合其他方法（电击除颤）形成暂时的有效血液循环，以保证重要器官的供血供氧。

长期临床实践中，人们发现相当比例的初期复苏成功的患者最终死于脑功能障碍。全身所有器官中，脑组织对缺血缺氧最为敏感。在以空气供氧时，心搏呼吸停止超过 4 分钟，即将造成不可逆的中枢神经损伤。1985 年召开的第四届全美复苏会议上，提出了"心肺脑复苏（CPCR）"的概念。

现代心肺脑复苏，不仅要求恢复心搏呼吸停止患者的心搏和自主呼吸，重建重要生命器官的供血供氧，还强调阻止缺血缺氧对中枢神经系统及其他靶器官的损伤。心肺脑复苏除了初期复苏（人工呼吸和心脏按压等抢救措施）以外，还包括复苏后期对促进脑功能恢复和其他并发症的积极的治疗和处理。在复苏过程中忽视了任何一方面，都将造成严重的后果。

## 二、病因

临床上，导致心搏呼吸停止而需要心肺脑复苏的疾病以心源性疾病较多见，主要有：冠状动脉病变（约占 80%），心肌病，传导系统病变，药物毒性作用以及水、电解质、酸碱平衡紊乱引起的心律失常，还有心肺颅脑损伤等。

**1. 心源性疾病**

各种心脏疾病的恶化，均可能出现室颤/无脉室速或者心脏停搏而处于危急状态。常见的原发疾病如下。

（1）冠状动脉病变：冠脉粥样硬化性心脏病、冠状动脉栓塞或痉挛、先天畸形、冠状动脉结节性多动脉炎、风湿性冠状动脉炎和冠脉搭桥术后梗阻等。

（2）瓣膜病变：左/右流出道梗阻、主动脉瓣关闭不全、二尖瓣狭窄或关闭不全、主动脉夹层动脉瘤、主动脉或肺动脉先天性狭窄和人工瓣膜老化等。

（3）心肌病变：肥厚性梗阻型心肌病、扩张型心肌病、病毒性心肌炎、风湿性心肌炎、心肌淀粉样变、肉瘤样变和结节病等。

（4）心脏肿瘤：心房黏液瘤、心脏间皮瘤和转移性肿瘤等。

（5）心脏传导系统病变：长 Q-T 综合征、希氏束—浦肯野系统纤维化和旁路形成等。

（6）其他：心包病变、心脏压塞、法洛四联症、艾森门格综合征、动脉导管未闭、高血压心脏病和肺心病等。

**2. 非心源性疾病**

（1）电解质、酸碱平衡紊乱：高钾血症、低钾血症和酸中毒等。

（2）药物或毒物反应：洋地黄类、奎尼丁、普鲁卡因胺、氨茶碱、异搏定等药物引起的心律失常，一氧化碳中毒和工业毒物中毒等。

（3）意外创伤：车祸、坠落伤、溺水和电击伤等。

（4）其他：脑血管意外、急性哮喘发作、各种原因所致的严重休克和恶性肥胖等。

# 三、早期复苏

早期复苏又称基本生命支持（BLS）。人工呼吸和心脏按压是最基本的早期复苏手段。早期复苏必须争分夺秒。心搏呼吸一旦停止，应立即进行有效的复苏操作，不需要反复检查有无脉搏，力求尽量简化操作步骤，缩短呼吸心搏停止的时间，恢复重要生命器官（尤其是脑）的有效灌注。

## （一）心脏复苏

### 1. 胸外心脏按压

CPCR 时，胸外心脏按压是人工形成暂时血液循环的方法，即在胸骨中、下 1/3 交界处提供节律性压力，通过增加胸内压或直接挤压心脏产生血液流动，并辅以适当的呼吸，从而为脑和其他重要生命器官提供必需的氧，以便争取时机行电击除颤。挤压的机械刺激也有诱发心搏的作用。

相关指南建议按压频率为 100 次/分。单人复苏时，由于按压间隙要行人工通气，因此，按压的次数可略小于 100 次/分，以便按压间隙行人工呼吸。气道建立之前，无论是单人 CPCR，还是双人 CPCR，按压/通气都要求为 30：2。气管插管以后，按压与通气可能不同步，此时可用 5：1 的比例。

通过监测呼气末二氧化碳分压（PETCO$_2$）来判断 CPCR 的效果较为可靠，PETCO$_2$ 升高表明心输出量增加，肺和组织的灌注改善，在复苏早期，因为存在二氧化碳蓄积，故比正常值高 40 mmHg。

体外除颤，即以适量的电流冲击心脏使室颤终止。AHA 在指南中强调早期除颤，认为对心搏骤停或心室颤动的患者，除颤早晚是决定是否成活的关键。室颤后每延迟电除颤 1 分钟，其死亡率会增加 7% ~ 10%。若延迟 10 ~ 12 分钟才行除颤，患者的生存率几乎为零。但也有研究表明，室颤至心搏骤停 8 分钟后，先行胸外按压 90 秒与先除颤后按压相比，自主循环恢复率和 24 小时生存率均较高。除颤电能选择以能终止心室纤颤的最小有效电能为宜，一般第一次除颤电能为 200 J，第二次可加至 200 ~ 300 J，第三次可加至 360 J。

### 2. 开胸心脏按压

在胸骨左缘 2 ~ 3 cm 处第 4 或第 5 肋间逐层切开皮肤、皮下组织、肌肉，横断上下两根肋骨，切开心包，将手直接伸进胸腔进行心脏按压。握住心脏并用除拇指以外的四指向鱼际部位挤压。切忌指端着力，以免损伤心肌或造成心脏破裂等严重后果。按压频率为 50 ~ 60 次/分，按压/放松为 1：2。开胸心脏按压能够更有效地维持血液循环，但不常规进行，仅在胸外按压效果不佳或不适宜进行胸外按压时采用。必要时还可加用胸内直流电除颤。

**3. 其他**

目前报道较多的初期心脏复苏方法还有气动马甲、加压—减压法（ACD）、紧急心肺转流（ECB）、主动脉内球囊反搏术（IABP）、心脏辅助装置（VAD）等。

除颤对室颤或无脉室速患者的价值远大于药物。3次除颤失败者，应迅速进行气管插管并建立静脉通道，使用血管加压药物（肾上腺素或血管加压素），然后进行第4次除颤。肾上腺素是典型的CPCR用药，虽然争议较多，但目前仍为CPCR时的首选复苏用药。推荐剂量为1 mg静脉推注，每3~5分钟重复1次。通过其兴奋α受体的作用，提高心脏和脑的灌注。但该药同时也兴奋β受体，产生正性肌力作用，使心肌耗氧量增加，易导致缺氧和诱发异位节律。肾上腺素增加持续室颤实验动物电除颤所需的总能量，并且增加复苏后的死亡率。

血管加压素与肾上腺素相比，能更有效地促进心搏骤停患者的自主循环恢复。可提高冠脉灌注压、增加重要器官血流量、扩张脑血管、改善大脑氧供，并且不增加心肌耗氧量，不会导致复苏后心动过缓。已证实对初始电除颤无反应的室颤或无脉室速患者有效；而对无脉电生理活动以及心搏骤停患者，仅属可能有效（尚无足够证据支持）。由于不良反应少，有学者提议CPCR时用血管加压素代替常规肾上腺素，推荐剂量为静脉注射0.4 U/kg。

抗心律失常药物胺碘酮是一种多通道阻滞剂，作用于钠、钾、钙通道，并且对α和β受体有阻滞作用。可表现出Ⅰ~Ⅳ类抗心律失常药物的电生理作用，而且无Ⅰ类抗心律失常药物的促心律失常作用。

室颤或无脉室速抢救时胺碘酮的推荐用法如下。

（1）第4次除颤未能成功者，即刻用300 mg，5%葡萄糖注射液稀释后静脉注射，10分钟内推注完毕（切忌快速静脉推注），然后再次除颤。

（2）若仍无效可于10分钟后追加150 mg，用法同前。

（3）室颤转复后，可予以静脉滴注维持，初始6小时内以1 mg/min剂量给药，随后18小时内以0.5 mg/min剂量给药，第1个24小时总量不大于2 000 mg（包括首剂静脉注射剂量、追加剂量及维持剂量总和）。

（4）第2个24小时及以后的维持剂量一般推荐为0.5 mg/min，即720 mg/24 h，并根据患者情况予以调整剂量。

## （二）呼吸复苏

**1. 开放气道**

开放气道是CPCR的首要措施。昏迷患者常见舌根、会厌后坠而致上呼吸道梗阻。此时可采用仰头抬颏法或托颌法开放气道。必要时还可加用口咽或鼻咽通气管。若患者有足够的自主呼吸，上述处理即可维持气道通畅。如果具备气管插管的条件，对于呼吸道难以保持通畅的患者，应及时行气管插管，甚至行气管切开术以保持气道通畅。以下情况需考虑予以气管插管：无自主呼吸的昏迷患者，心搏停止后保持气道通畅能力丧失者；无法用常规无创方法进行通气的清醒患者。

**2. 有效通气**

气道开放后，有自主呼吸的患者可予以鼻导管或面罩给氧，帮助维持足够的氧分压及氧饱和度。无自主呼吸或通气不良的患者应给予辅助通气。常用方法有口对口人工呼吸、口罩—球囊人工呼吸器、机械通气等。机械通气的指征包括肺泡低通气、低氧血症、多器官功能障碍综合征（MODS）伴肺炎或急性呼吸窘迫综合征（ARDS）、呼吸肌乏力、连枷胸等。

**3. 终止心肺复苏的指征**

心搏骤停，呼吸停止已行心肺复苏 30 分钟者，出现下列情形是终止心肺复苏的指征：①瞳孔散大或固定；②对光反射消失；③呼吸仍未恢复；④深反射活动消失；⑤心电图成直线。

## （三）脑复苏

呼吸循环停止 10 秒，可因大脑严重缺氧而出现意识不清。4 分钟后大脑储备的葡萄糖和糖原将被耗尽，5 分钟后 ATP 耗竭，10～15 分钟脑组织乳酸含量持续升高。随着低氧血症和高碳酸血症的发展，大脑血流的自动调节功能将消失。此时，脑血流的多少由脑灌注压（平均动脉压－颅内压）决定。任何导致颅内压增高和平均动脉压降低的因素均可降低脑灌注压，从而进一步减少脑血流。

目前在临床上仍没有十分有效的脑复苏手段。有研究表明，采取以下措施可能有助于改善 CPCR 后中枢神经系统的预后，如降低脑代谢率、阻断钙离子通道、提高自由基的清除能力和应用神经营养因子等。

**1. 降温**

低温是目前研究最多并且比较公认的能改善自主循环恢复（ROSC）后患者预后的一项干预措施。其对复苏后脑损伤的保护作用可能与以下机制有关：①减慢 ATP 耗竭，降低氧耗；②保护血脑屏障，稳定细胞膜，减轻脑水肿；③抑制兴奋性神经递质释放及其介导的兴奋性毒性作用；④减轻再灌注后氧自由基介导的脂质过氧化反应造成的损伤；⑤缓解脑细胞钙内流，减轻细胞内钙超载，减少神经细胞凋亡等。目前已报道的降温方法有冰帽、冰毯、冰袋、血管内降温装置、心肺体外循环等。也可应用冬眠药物。冬眠药物可控制缺氧性脑损害引起的抽搐。

以往认为在开始抢救时，即应及早将体温降至 30～33 ℃，头部温度降至 28 ℃。但也有研究表明，过度低温对心搏骤停复苏后的患者可能产生明显不良反应，如增加血液黏滞度、降低心输出量、增加感染的发生机会。尤其在体温降至 32 ℃以下并持续超过 36 小时时更为明显。故目前大多数学者主张 CPCR 后给予头部"亚低温"，又称"浅低温"，即将体温控制在 33～35 ℃。降温宜及早，争取在复苏开始后 5 分钟内施行。持续 2～3 天，至中枢神经系统皮质功能开始恢复，听觉恢复并稳定后，在 3～5 天内逐步停止降温。

2003 年在落基山重症监护会议上，对于低温疗法在自主循环恢复患者中的应用提出了几点建议。其中的建议级别表示为：A，由至少 2 个 I 级证据支持；B，由 1 个 I 级证据支持；C，仅由 II 级证据支持；D，由至少 1 个 III 级证据支持；E，由 IV 或 V 级证据支持。

（1）室颤或无脉室速患者 ROSC 后符合以下情况者，可在 4 小时内开始降温，将膀胱或食管温度控制在 32～34 ℃，并持续 24 小时：①循环衰竭至复苏开始间隔 <15 分钟；②心脏停搏后 60 分钟内 ROSC 成功。排除标准包括：低血压（ROSC 后平均动脉压 <60 mmHg 持续 30 分钟以上），ROSC 后呼之能应，GCS 评分 >9 分（建议级别 B）。无脉电生理活动或心搏骤停者，符合上述条件时，可延长低温时间。该结论属推断而未经随机对照试验证实

（建议级别 E）。

（2）ROSC 后患者对高温不能耐受，当体温 >38 ℃时，应予以降温（建议级别 B）。

（3）ROSC 后初始 72 小时内给予积极的物理降温或者药物降温（如对乙酰氨基酚、非甾体抗炎药等）后而体温仍在 37 ℃以上者，需考虑给予低温疗法（建议级别 D）。

（4）若患者体温过低，则应逐渐缓慢复温，且最终温度不超过 37 ℃（建议级别 B）。

**2. 渗透疗法**

即脱水治疗。目前普遍认为血管外（包括细胞内）脱水可降低颅内压，有助于防止脑水肿，促进脑功能恢复。袢利尿剂和渗透性利尿剂均为有效的脱水药物。由于袢利尿剂对水电解质平衡的影响，限制了其在 PRT 中的应用，目前大多用于脱水治疗的早期。渗透性利尿剂对电解质影响较小，作用缓和持久，其中最常用的是 20% 甘露醇。

大多数学者认为，甘露醇可有效减轻细胞外水肿，降低颅内压，改善脑血流代谢耦联，同时还有减低血液黏稠度和自由基清除作用，可作为 CPCR 后首选的脱水用药。推荐用法：250 mL 快速静脉滴注，每 6 ~ 12 小时 1 次。但对于颅内压不高的患者，应用甘露醇是否有益，目前尚存在争议。也有少数研究者认为，甘露醇脱水治疗对于改善患者的预后并无统计学意义。另需注意，对于肾功能不全的患者，甘露醇可加重肾功能损害，甚至导致急性肾衰竭，故不宜应用。可改用甘油果糖代替。

**3. 肾上腺皮质激素**

目前不少学者认为，心肺脑复苏过程是个全身炎性反应的过程。理论上讲，肾上腺皮质激素能抑制血管内凝血、降低毛细血管的通透性、维持血脑屏障的完整，从而改善循环、减轻脑水肿和降低颅内压，还有减轻自由基引起的脂质过氧化反应，稳定溶酶体膜，防止细胞自溶和死亡作用。但在实际运用中，其效果并不明确。目前只作为脑复苏时的辅助治疗措施。应用原则是速用速停，脑组织缺血缺氧 60 分钟内或边心肺复苏边给药。常用药物及剂量为：地塞米松 5 ~ 10 mg，每 6 ~ 12 小时 1 次，静脉注射；或氢化可的松 100 ~ 200 mg，静脉滴注；或甲泼尼龙 80 ~ 120 mg，静脉注射。

鉴于激素使用的不良反应，目前已有将研究方向转向乌司他丁（UTI）的趋势。有研究显示，复苏过程中用 UTI 后可促进 IL-10 释放，抑制 TNF-α、IL-6 释放，在复苏早期即产生影响，实验动物脑组织的超微病理改变明显减轻。但其在临床应用中的效果，尚待进一步研究。

**4. 钙通道阻滞剂**

一般认为钙通道阻滞剂有很强的脑血管扩张作用，可防止脑血管痉挛，改善脑缺血后的低灌流状态；同时选择性阻断细胞膜上的钙离子通道，防止钙离子慢相跨膜内流，降低细胞内钙离子浓度，抑制 $Ca^{2+}$ 超载而导致的脑细胞损害。对各种原因引起的脑损伤均有保护作用。用于脑复苏的钙通道阻滞剂有硝苯地平、尼莫地平、维拉帕米、利多氟嗪、氟桂利嗪等。目前研究和应用最多的是尼莫地平。试验证明，尼莫地平能较安慰剂明显改善 ROSC 后患者的预后。参考用法：初始 2 小时 0.5 mg/h 静脉滴注，其后改为 1 mg/h 静脉滴注。但也有学者认为，脑缺血前给予尼莫地平，并在缺血后维持治疗，能够增加缺血后低灌流期间的脑皮质血流。但若仅在缺血后给予，则临床效果不佳。

此外，有研究表明，山莨菪碱也可阻断脑细胞的钙内流。大剂量山莨菪碱在心肺脑复苏早期（复苏后 7 天）可改善患者的格拉斯哥昏迷（GCS）评分（$P < 0.05$）。

**5. 其他**

（1）神经营养剂的应用：ATP、辅酶 A、辅酶 $Q_{10}$、B 族维生素、细胞色素 C、胞磷胆碱、1，6-二磷酸果糖、铜蓝蛋白、叶黄素、β 胡萝卜素等，均有报道可能促进中枢神经功能恢复，但尚在研究中，其作用并不肯定。

（2）高压氧（HBO）治疗：在 3 个大气压环境下吸氧，可增加血氧张力 17~20 倍，从而有效纠正脑组织的缺氧状态，增加组织氧储备；同时脑血管收缩，增加血管阻力，降低血管通透性，降低颅内压，减轻脑水肿，从而促使脑功能恢复。但应注意避免氧中毒。

（3）控制抽搐：脑缺氧将引起功能障碍，出现昏迷、抽搐。而抽搐可增加身体耗氧，增加缺氧，加重心、脑的功能障碍，应积极控制。出现抽搐时可予静脉或肌内注射地西泮 5~10 mg 或苯巴比妥钠 0.1~0.2 g。

（4）自由基清除剂：α-苯基-N-三丁基硝酸、维生素 C、维生素 E、硒酸盐、过氧化物歧化酶、一氧化氮、L-蛋氨酸、氯丙嗪、异丙嗪、三氢甲基氨基甲烷及某些中草药（丹参、黄芪等）均有清除自由基作用，可以作为综合治疗中的辅助用药，但无肯定效果。

尽管目前有报道用于 ROSC 后脑保护及改善脑功能的药物及方法众多，但有确切疗效的仍较少。学者们仍在寻找具有突破性效果的药物及治疗手段。

# 四、后期复苏

后期复苏又称高级生命支持。后期复苏的主要任务可归纳为 ABCD 原则。

A：气道。尽快建立气道通气装置。

B：呼吸。包括确立气道装置在正确位置，保障气道设备安全，确认有效的氧气供给和通气。

C：循环。包括建立有效的静脉通路，连接心电监护，并根据病情给予适当的血管活性药物或抗心律失常药物。

D：鉴别诊断。寻找及治疗可逆转的原发疾病。

复苏后处理（PRT）又称长期生命支持（PLS），是针对原发病或复苏并发症所采取的一系列措施。CPCR 的成功并非仅指心跳和呼吸的恢复，更重要的是恢复智力和日常生活工作能力。心脏停搏导致全身各组织器官缺血缺氧，对心、肺、脑、肾、肝等器官造成损伤。虽然部分患者心肺复苏成功，但终因不可逆性脑损伤或其他重要脏器的并发症而致死亡或残留严重后遗症。因此，PRT 是 CPCR 最后成败的关键。

自主循环恢复后，由于再灌注损伤，缺血后代谢产物引起的脑中毒，全身炎症介质、细胞因子、凝血—纤溶系统等的激活及复苏时血管活性药物的不良反应，某些因素导致机体发生一系列病理生理改变。这种改变取决于器官的缺血程度和缺血时间。可分为以下 4 期。①发病后 24 小时以内，50% 的复苏后综合征患者死于此期。ROSC 后，心血管功能仍处于不稳定状态，12~24 小时后才渐趋稳定。机体多部位缺氧，造成微循环功能不全，使有害的酶和自由基迅速释放至脑脊液和血液中，从而持续存在大脑和微循环功能异常。②1~3 天后，心功能和全身情况有所改善，但由于小肠的渗透性增加，肠道细菌移位，易发生脓毒血症。若同时多个器官均有严重的功能损害，特别是伴有肝、胰、肾损害，则会导致多器官功能障碍综合征（MODS）。③心搏骤停复苏数天后，易发生严重的感染。此时患者常迅速发展为器官异常衰竭。④死亡。

# 五、复苏并发症

复苏后机体状况将发生一系列复杂的变化，因此所有患者都需要仔细、反复地评估呼吸、循环及器官功能，同时及时发现复苏中的各种并发症（如肋骨骨折、心脏压塞、血气胸等）。

**1. 胃肠道并发症**

CPCR 时，机体处在严重的应激状态下，致交感神经兴奋，肠黏膜屏障功能减退，易发生消化道糜烂、溃疡、穿孔等。

鉴于此，2003 年落基山重症监护会议对复苏后胃肠道并发症的防治提出了如下建议，可作为临床后期治疗的参考。①在 ICU 住院期间，血糖必须得到控制。初期应每 4 小时测 1 次血糖，并控制在 5 ~ 8 mmol/L。若血糖偏高应尽快用胰岛素纠正。患者不能耐受高血糖（>8 mmol/L）（建议级别 D）。②在初始 24 小时内，除非使用肠内或肠外营养，在使用胰岛素的患者中都应考虑在静脉注射葡萄糖注射液时控制渗透压（建议级别 E）。③ROSC 后 48 小时内应开始肠内或肠外营养（优先考虑肠内营养）（建议级别 E）。④在 ICU 内，有凝血功能障碍或预计可能在 48 小时内插管的患者，均应使用药物（$H_2$ 受体拮抗剂、硫糖铝或质子泵抑制剂）预防胃肠道并发症，直至可以进食后方停止使用（建议级别 A）。

**2. 呼吸功能不全**

除原有肺疾患外，在 ROSC 后几小时内也常因胸壁损伤、肺损伤、脑损伤等呼吸功能不能立即恢复，出现各种呼吸系统并发症。其中以肺水肿最为常见。临床表现为：突然出现严重的呼吸困难、烦躁、发绀，不能平卧，咳大量粉红色泡沫样痰、肺部满布湿啰音；常有 $SpO_2$ 降低，伴 $PaCO_2$ 正常或降低。肺水肿严重时可出现 $PaCO_2$ 增高，常预示病情的恶化。

一旦出现肺水肿，纠正缺氧是治疗的关键。须立即给予高浓度吸氧，将 $PaO_2$ 维持在 60 mmHg 以上，否则，低氧血症可使肺毛细血管通透性增高，进一步加重肺水肿。当鼻导管或面罩吸氧不能维持上述 $PaO_2$ 水平时，应及时气管插管或气管切开，进行机械通气。同时加强监护，联合运用多种手段促进水肿吸收。

**3. 肾功能不全**

复苏后的低血压（如低于 60 mmHg）可使肾血流急剧下降，引起肾皮质缺血、缺氧，从而导致肾衰竭。预防肾衰竭的关键在于迅速建立有效循环。只有肾功能完好，才能有效地利尿脱水，减轻脑水肿，改善体内酸中毒及高钾血症等症状。一旦发生肾功能障碍，应立即积极综合治疗，并停用有肾损伤作用的药物。

（1）少尿期：限制入液量（500 mL/d），热量 2 000 kcal/d，限制蛋白摄入。若出现高钾血症，可用碳酸氢钠或乳酸钠和葡萄糖及胰岛素促使钾离子进入细胞内，并用氯化钙对抗钾离子对心脏的抑制作用。严重少尿或无尿时，应做腹膜透析或血液透析。

（2）多尿期：及时按尿量补充丢失的大量水和电解质。

**4. 其他**

控制原发疾病以及其他伴发疾病，防治继发感染，积极处理缺氧引起的电解质酸碱平衡紊乱，纠正应激性高血糖等。

　　总之，心肺脑复苏要求尽快恢复患者的呼吸循环，其重中之重是后期处理，即挽救患者的脑功能，积极防治各种并发症，要求医务人员对患者综合救治，最大限度地改善其预后，使患者恢复正常的生活工作能力。

（朱思悦）

# 第二章

# 外科感染

## 第一节　概述

感染是致病菌与宿主防御机制之间的复杂反应过程。目前外科感染仍是外科医生面临的一大挑战，并未因抗生素的不断更新而彻底解决。相反，由于外科手术范围的扩大、手术难度的提高和各种新诊疗手段的应用而有增加的趋势（医院内感染和医源性感染）。

## 一、病因

外科感染过程涉及致病菌、环境条件以及宿主免疫防御机制的相互作用，如三者处于相对平衡状态，发生感染的机会极小。倘若失去这种平衡，例如细菌的数量或毒性增加，环境条件有利于细菌的侵入和繁殖，或宿主的免疫防御功能缺陷或被抑制，则不可避免地会引起感染。Altemier 曾对创口感染的危险提出下列公式：创口感染的危险 = 污染细菌数 × 毒性/宿主抵抗力。显然，创口污染细菌越多，毒性越大，宿主抵抗力越弱，则创口感染的危险性越大，反之亦然。

### （一）细菌因素

在外科感染的发生和发展过程中，致病菌起着主导作用，其中细菌的数量和毒性尤为重要。致病菌数量越多，毒性越强，发生感染的机会也越大。一般而言，伤口细菌数超过 $10^5/g$ 组织，就有发生感染的可能；细菌的毒性指细菌侵袭组织的能力而言，不同菌种和菌株具有不同的毒性。因此，在一般情况下，有些细菌致病，有些不致病，或仅条件致病。

临床资料证明，革兰阳性菌脓毒血症的发生至 20 世纪 90 年代已达脓毒症的 40% 以上，其中金黄色葡萄球菌感染居首位，它常与革兰阴性菌脓毒症同时发生，产生协同作用。金黄色葡萄球菌的致病成分较革兰阴性菌更为复杂，包括细胞壁成分：肽聚糖和磷壁酸，两者为单核巨噬细胞和淋巴细胞的强烈刺激因子，可诱导肿瘤坏死因子（TNF）、白介素（IL）、γ 干扰素（IFN-γ）和一氧化氮等炎症介质的合成和释放，其能力为革兰阴性菌脂多糖的 100 ~ 10 000 倍。金黄色葡萄球菌的胞外酶和外毒素，例如肠毒素和中毒性休克毒素均属多肽类蛋白质超抗原（SAg），具有强烈的抗原刺激能力。以淋巴细胞为主要靶细胞，与淋巴细胞的抗原受体结合，释放大量促炎症因子，如 TNF-α、IFN-γ。此外，中毒性休克毒素也可刺激单核/巨噬细胞，释放促炎症因子，直接抑制心肌功能。当肠毒素和脂多糖共同作用时，可使 TNF-α 和 IL-6 等炎症介质的水平更高，持续时间更长，而使各自的致死剂量降低。

细菌侵袭组织的能力主要决定于细菌产生的各种毒素和酶。金黄色葡萄球菌能产生凝固酶、溶血素、坏死毒素和杀白细胞素；溶血性链球菌能产生溶血素 O 和 S、透明质酸酶、链激酶和脱氧核糖核酸酶，这几种毒素是链球菌感染迅速扩散和脓液稀薄的原因。革兰阴性杆菌产生的内毒素，具有复杂的生物活性，是引起补体激活和感染性休克的物质基础。梭状芽孢杆菌能产生各种外毒素，包括痉挛毒素、溶血毒素、神经毒素等。厌氧性类杆菌也能产生内毒素。凡毒性较强的细菌容易产生严重的外科感染。

研究发现，胃肠道是全身炎症反应综合征（SIRS）的枢纽器官和炎症介质扩增器。除外源性细菌感染外，胃肠道内细菌被认为是内在感染的来源。发生感染后可出现低灌注、再灌注损伤以及外科饥饿所致肠黏膜营养匮乏，造成肠道屏障功能削弱，肠黏膜通透性增加而发生肠道内毒素及细菌移位，其产生的外源性介质可经门静脉入肝，刺激肝窦内皮细胞和库普弗细胞，促使内生性炎症介质的释放而引发 SIRS。

## （二）环境条件

外科感染的产生与局部环境条件有很大关系。局部组织缺血缺氧，灌注压低，局部伤口中存在异物、坏死组织、空腔、血肿和渗液均有利于细菌的滋长繁殖。厌氧菌的滋长繁殖依赖于组织的氧化还原电位差（Eh）。Eh 降低有利于厌氧菌的滋长繁殖。厌氧菌菌血症较需氧菌者少见，仅占 20%，这可能与血液氧含量高而厌氧菌不易在血中繁殖有关。某些代谢障碍，如糖尿病、尿毒症、皮质类固醇疗法和免疫抑制疗法等均能引起血管反应缺陷、白细胞趋化和吞噬功能异常，从而有利于感染的发生。

## （三）宿主因素

宿主的免疫防御功能对于感染的发生也有重要影响。营养不良、慢性肝肾疾病、糖尿病等均会严重影响宿主的免疫防御功能。营养不良和肝硬化能降低抗体、补体和各种免疫球蛋白及纤维连接素的合成。抗体、补体和免疫球蛋白等是调理素的组成部分。调理素缺乏直接影响细菌的吞噬，因为中性粒细胞、吞噬细胞和单核巨噬细胞系统只有在调理素作用充分时才能发挥其吞噬功能。Saba 等证明，纤维连接素降低也会严重影响单核巨噬细胞系统的功能。低蛋白血症和补体 C3 缺乏常能诱发外科感染。此外，转铁蛋白也十分重要，它和乳铁蛋白一样能结合铁，而铁是细菌滋长繁殖所必需的。当体内摄铁过多或溶血反应而使血清铁升高时，铁可能被细菌利用而有利于感染的发生和扩散。

中性粒细胞是主要的吞噬细胞之一，中性粒细胞减少或功能异常使感染发生的机会大幅增加。某些药物或放射疗法可引起中性粒细胞数量减少，而中性粒细胞功能异常则可因乙醇、泼尼松、阿司匹林等引起。类固醇、奎宁衍生物可抑制白细胞的脱粒，从而干扰白细胞的杀菌作用。有些先天性遗传性疾病，如慢性肉芽肿病、迪格奥尔格（DiGeorge）综合征可使白细胞的过氧化氢、髓过氧化物酶的杀菌系统失效，因此这类先天性疾病患者常易并发严重外科感染。

细胞因子 TNF-α、IL-1、IL-8 是重要的促炎细胞因子。TNF 能活化内皮细胞，激活中性粒细胞，促进其沿血管内皮聚集并从内皮细胞间游出，刺激单核巨噬细胞生成细胞因子。在启动宿主应答反应、诱导急性炎症中，TNF-α 起到关键作用。IL-1 主要激活巨噬细胞和内皮细胞，而 IL-8 是中性粒细胞的趋化因子，可促进炎症反应。

花生四烯酸代谢包括前列环素、血栓素、白三烯等。前列环素由巨噬细胞、内皮细胞生成，可使血管扩张、血管壁通透性增高。血栓素使血小板聚集、微血管收缩，促使微血栓形成。花生四烯酸以脂氧化酶作用生成白三烯，可激活白细胞、收缩平滑肌，其中白三烯 $B_4$（$LTB_4$）有很强的中性粒细胞趋化作用。

血小板活化因子（PAF）可激活血小板，释放组胺、5-HT 等，是很强的促炎介质。

组织损伤后可激活补体、凝血因子、激肽与纤溶系统。补体激活是感染后的早期改变，SIRS 患者血浆中常有 C3a、C5a 等活化补体片段，除了促使肥大细胞释放组胺外，C3a、C5a 有很强的趋化作用。凝血因子XⅡa 激活后可分解激肽，后者具有活化白细胞、扩张血管及增加血管通透性的作用。

炎症是机体对侵入微生物的重要防御反应，但对外界刺激反应过度可对自身机体造成损害。炎症受到机体抗炎机制的控制，炎症细胞的激活有着明显的自限性，如内毒素刺激在细胞水平上有负反馈自我调节作用；炎症细胞生成的某些介质，如 IL-10、IL-4 具有抗炎作用。促炎效应与抗炎效应两者之间可以发挥协调、平衡或相互拮抗的作用。在促炎反应占主导时表现为 SIRS，而当抗炎反应占主导时表现为免疫抑制。SIRS 也会出现在感染经治疗后情况基本稳定、又再次遭遇较轻打击之后。原发性损伤使机体处于炎症细胞易被激惹的致敏状态，而再次感染打击即使较轻微，也可以造成机体很强烈的全身反应。

## 二、病理生理

外科感染的病理生理过程主要包括两方面。

### （一）局部炎症反应

外科患者的伤口、腹腔、肺部或人体任何部位发生感染时，局部发生微生物侵入并不断繁殖，局部炎症反应的激活而形成临床感染。病菌繁殖过程中产生的多种酶及毒素，可以激活凝血、补体、激肽系统以及血小板和巨噬细胞等，导致炎症介质如补体活化成分、缓激肽、肿瘤坏死因子-α（TNF-α）、白介素-1、血小板活化因子（PAF）、血栓素（TXA）等的生成及释放，并引发相应的效应症状，出现炎症的特征性表现：红、肿、热、痛等。炎症介质可引起血管通透性增加及血管扩张，使病变区域的血流增加；炎症反应产生的趋化因子吸引吞噬细胞进入感染部位；白细胞与血管内皮细胞以黏附分子结合而附壁，内皮细胞收缩使血管内皮间隙增大，有利于吞噬的移行，促使吞噬细胞进入感染区域以清除感染病原菌；中性粒细胞主要发挥吞噬作用，单核巨噬细胞通过释放促炎细胞因子协助炎症及吞噬过程。局部炎症反应的作用是使入侵的病原微生物局限化并最终被清除。

细菌及其毒素还可直接或间接激活补体系统。

$$细菌 \underset{旁路}{\overset{传统通道}{\rightleftarrows}} C3 \sim 9 \rightarrow 细胞溶解$$

细菌侵入人体后与抗体结合，形成抗原抗体复合物，通过传统通道激活 C1，形成 C1 脂酶，作用于 C4 和 C2，形成 C3 转换酶，将 C3 分裂为 C3a 和 C3b，并相继与 C5、C6、C7 作用，与 C8 和 C9 结合，引起细胞膜破坏、细胞溶解和细菌死亡。抗原抗体复合物和内毒素还能通过另一通道（旁路）直接激活 C3。补体系统的激活无疑对炎症和感染起重要作用。C3a 和 C5a 均对中性粒细胞和吞噬细胞有趋化作用（C5a > C3a），两者都是过敏毒素，使血管扩张，并使嗜碱性粒细胞和肥大细胞释放组胺（C3a > C5a）。C567 复合物也具有某些趋化作用。C3b 沉积于细菌表面后，使 C5 裂解为 C5a 和 C5b，C5a 释放至体液中，而 C5b 则结合于细菌表面，与 C6、C7 接触，产生 C567，再与 C8、C9 结合，造成细胞膜损害，最后导致细菌溶解。

总之，血管壁通透性增加是由于激肽、血管活性胺及前列腺素（PG）等引起。炎性渗液中的前列腺素是中性粒细胞在吞噬细菌时释放，$PGE_1$ 和 $PGE_2$ 均可使血管通透性增加。白细胞浸润则主要由于 C3a 和 C5a 的趋化作用引起，而组织损害则是由于中性粒细胞释放的溶酶体酶和各种蛋白酶所致。

### （二）全身炎症反应

感染所致的全身性炎症反应与局部感染的激发途径相似，只是炎症反应的激活更为普遍，而且缺乏局部反应中明确的定向病灶，具有瀑布效应。病菌及其产物逃脱局部防御进入循环系统，导致血管内补体及凝血因子的激活，肥大细胞激活释放的组胺、5-HT 导致血管扩张及通透性增高。局部炎症严重时，可以释放出大量 TNF 等促炎因子，使循环系统内的巨噬细胞、中性粒细胞被激活，而且远处的巨噬细胞，如肺泡巨噬细胞、肝内库普弗细胞也被激活，引起全身播散性炎症细胞活化。由于全身炎症的启动，导致全身血管扩张、血流增加（高血流动力学状态）以及全身水肿。炎症反应生成的趋化因子促使白细胞/内皮细胞相互反应及移行，全身促炎细胞因子链级反应，刺激中性粒细胞释放溶酶体酶，并爆发生成氧自由基，其目的在于杀死吞噬的细菌及分解坏死组织，但同时也引起微血管内皮及血管周围部位的损伤。微循环的炎症性损伤可引起血小板聚集及血管收缩，最终导致微循环障碍及组织破坏。坏死的组织又可引发局灶性炎症反应，并扩展到全身，如此形成恶性循环。全身炎症反应介导的组织特异性破坏是多器官功能障碍发生发展的直接机制。

（赵桂彬）

## 第二节　皮肤和软组织坏死性感染

几十年来的临床实践证明，外科感染的发病率有增长的趋势，各种感染仍是外科手术后常见的并发症，其中皮肤和软组织坏死性感染的死亡率很高，可达 30%，其临床特点是组织广泛坏死，病情发展迅速，有链球菌坏死、坏死性筋膜炎、细菌协同性坏死、非梭状芽孢杆菌性肌坏死、弧菌性软组织坏死性感染、炭疽等。

### 一、链球菌坏死

急性链球菌皮肤坏死是由 β 溶血性链球菌引起，曾被称为坏死性丹毒。自从青霉素问世以后，这种感染已极罕见。偶尔可发生于四肢的手术切口，但也可无明显外伤史。由于皮肤的供应动脉因感染而发生血栓形成，皮肤常发生大片坏死，如皮肤的感觉神经也被破坏则可出现皮肤感觉障碍。Meleney 认为，这种感染属于 Shwartzman 过敏反应。炎症部位的皮肤红肿、疼痛，伴畏寒、发热、脉率细速和疲倦乏力，2～4 天后皮肤色泽暗红，出现水疱，内含血性浆液和细菌，接着坏死干结，外貌酷似烧伤的焦痂，但不累及肌肉和骨骼。坏死的皮肤在 2～3 周后脱落，形成溃疡，其边缘潜行。皮下组织肿胀剧烈，筋膜间压力剧增，必须迅速切开筋膜，解除压迫，才能避免肌肉坏死。

链球菌皮肤坏死必须与丹毒、蜂窝织炎和梭状芽孢杆菌性肌坏死相鉴别。可用细针穿刺水疱抽取脓液做革兰染色，如见 β 溶血性链球菌则可明确诊断。皮下组织中无气体或恶臭脓液。治疗方法是早期手术，将潜行皮肤彻底切开，切除坏死组织，敞开伤口，用抗生素溶液冲洗，每天调换敷料。有的需多次手术，才能将坏死组织清除彻底。手术前后应注射大剂量青霉素。

## 二、坏死性筋膜炎

坏死性筋膜炎是一种较少见的严重软组织感染，它与链球菌坏死不同，常是多种细菌的混合感染。致病菌包括革兰阳性的溶血性链球菌、金黄色葡萄球菌以及革兰阴性菌和厌氧菌。以往由于厌氧菌培养技术落后，常不能发现厌氧菌，但近年来证实类杆菌、消化链球菌和肠球菌等厌氧菌也是本病的致病菌之一，但很少是单纯厌氧菌感染。

根据病情，坏死性筋膜炎可分为两种类型：一种是致病菌通过创伤或原发病灶扩散，使病情突然恶化，软组织迅速坏死；另一种病情发展较慢，以蜂窝织炎为主，皮肤有多发性溃疡，脓液稀薄奇臭，呈洗碗水样，溃疡周围皮肤有广泛潜行，且有捻发音，局部感觉麻木或疼痛，这些特点非一般蜂窝织炎所有。患者常有明显毒血症，出现寒战、高热和低血压。皮下组织广泛坏死时可出现低钙血症。

细菌学检查对诊断具有特别重要意义，尤其是伤口脓液的涂片检查。坏死性感染的鉴别诊断见表 2-1。

表 2-1　皮下组织和皮肤坏死性感染的鉴别诊断

| 感染类型 | 诱因 | 疼痛 | 毒性症状 | 发热 | 捻发音 | 外观 | 病因学 |
|---|---|---|---|---|---|---|---|
| 细菌协同性坏死 | 切口感染；引流窦管 | 剧烈 | 轻微 | 低热或无 | 无 | 中央不规则坏死溃疡，周围皮肤暗红和红斑 | 微嗜气链球菌加金黄色葡萄球菌（或变形杆菌） |
| 坏死性筋膜炎 | 伤口感染、会阴部感染、糖尿病、药瘾 | 不等 | 明显 | 中度 | 常有 | 多个或单个皮肤坏死，皮肤沿筋膜平面广泛潜行 | 常为需氧菌和厌氧菌混合感染 |
| 链球菌性坏死 | 偶尔糖尿病或黏液水肿，腹部手术后 | 剧烈 | 明显 | 高热 | 无 | 皮下组织有广泛潜行，有大水疱和坏死，表面皮肤似烧伤 | 主要是 A 组链球菌 |
| 气性坏疽 | 深达软组织的局部创伤 | 剧烈 | 非常显著 | 中度或高热 | 常有 | 皮肤显著肿胀，黄褐色棕色水疱，紫黑色坏死，流浆液血性脓液 | 产气杆菌（偶尔是其他梭状芽孢杆菌） |
| 坏死性皮肤黏膜真菌病 | 糖尿病，皮质类固醇疗法 | 轻度 | 不等 | 低热 | 无 | 中央皮肤黑色坏死，边缘紫黑色隆起 | 根霉菌、毛霉菌、犁头霉菌 |
| 菌血症坏死性蜂窝织炎 | 烧伤、免疫抑制、癌肿化疗 | 轻度 | 明显 | 高热 | 无 | 中央黑色坏死干痂，周围红斑，与压疮相似，开始时为血性大疱 | 铜绿假单胞菌、金黄色葡萄球菌 |
| 坏死性脓皮病 | 溃疡性结肠炎、类风湿关节炎 | 中度 | 轻微 | 低热 | 无 | 开始时大疱、脓疱或红色结节，以后变成多个较深溃疡，常融合，通常发生于下肢或腹部 | 非原发感染，继发于多种细菌 |

坏死性筋膜炎治疗的关键是早期彻底清创手术，充分切开潜行皮缘，切除坏死组织，包括坏死的皮下脂肪组织、浅筋膜，但皮肤通常可以保留。伤口敞开，用3%过氧化氢或1：5 000高锰酸钾溶液冲洗，用纱布疏松填塞，或插数根聚乙烯导管在术后进行灌洗。有学者建议用含新霉素100 mg/L和多黏菌素 B 100 mg/L的生理盐水冲洗，也有学者建议用羧苄西林或0.5%甲硝唑溶液冲洗。术后勤换药以加速坏死组织脱落，发现有坏死组织需再次清创。换药时应重复细菌培养以早期发现继发性细菌如铜绿假单胞菌、黏液沙雷菌或念珠菌感染。

坏死性筋膜炎的致病菌包括肠杆菌属、肠球菌属、厌氧性链球菌和类杆菌属，应联合用药，采用氨苄西林以控制肠球菌和厌氧性消化链球菌，氨基糖苷类抗生素以控制肠杆菌属，克林霉素以控制脆弱类杆菌。头孢噻吩、头孢羟羧氧酰胺或头孢氨噻的抗菌谱较广，既能控制需氧菌又能控制厌氧菌。氯霉素的抗菌谱也较广，对脆弱类杆菌也有效，但它是抑菌药且有抑制骨髓的潜在毒性，脆弱类杆菌偶尔也对它产生耐药性，故在危重患者或免疫功能缺陷的患者中最好不用。甲硝唑对脆弱类杆菌高度有效，长期应用也无毒性，故可联合应用甲硝唑和氨基糖苷类抗生素。

## 三、细菌协同性坏死

细菌协同性坏死又称进行性协同性坏死，主要是皮下组织坏死，很少扩展至筋膜，致病菌与坏死性筋膜炎相似。在炎灶周围常可发现微嗜气非溶血性链球菌，而在中央坏死区则为金黄色葡萄球菌，此外，还有专性厌氧菌、变形杆菌、肠杆菌、铜绿假单胞菌和梭状芽孢杆菌。

本病多发于腹部或胸部手术切口，特别是腹内脓肿或脓胸引流术后，偶尔也可发生于结肠造瘘口或回肠造瘘口附近或轻微外伤处。主要症状是伤口剧烈疼痛和压痛，常在受伤后2周出现。炎症区域的中央为紫红硬结，四周潮红，逐渐向外扩展。紫红硬结区坏死后形成溃疡，周围有潜行性皮缘，常伴有散在的卫星状小溃疡或窦管。病变通常局限于皮下脂肪的上1/3。

治疗方法是广泛切除坏死组织，静脉滴注有效抗生素，局部用氧化锌油膏。

## 四、非梭状芽孢杆菌性肌坏死

肌坏死是由厌氧性链球菌或多种厌氧菌的协同作用引起，分别称为厌氧性链球菌性肌坏死和协同性厌氧菌性肌坏死。发病率低，即使在战时也极少见。诱因与梭状芽孢杆菌性肌坏死（气性坏疽）相同，但前者潜伏期较长，通常为3~4天，病情也较轻。受伤部位肿胀，但疼痛并非初发症状，可逐渐出现，伤口溢出浆液性脓液，炎症组织中可有气体，但不广泛。毒血症出现较晚，大多在临终前出现。治疗方法是广泛扩创，并静脉滴注大剂量青霉素或头孢菌素。如脓液培养出脆弱类杆菌，则可联合应用氨基糖苷类抗生素和甲硝唑。

## 五、弧菌性软组织坏死性感染

1970 年 Raland 报道由海水弧菌引起的软组织感染，而后美国、欧洲、澳大利亚和日本等沿海的城市陆续有病例报道，迄今文献报道已有 500 余例。

海水弧菌包括很多种，主要分为副溶血性弧菌、溶藻性弧菌、伤口弧菌、梅契尼柯夫弧菌、F 群弧菌 5 群。副溶血性弧菌是胃肠炎的致病菌之一，但很少引起软组织感染和败血症。溶藻性弧菌偶尔引起伤口感染、中耳炎和脓毒症。梅契尼柯夫弧菌与人类疾病无关。F 群弧菌的致病作用尚不能肯定，伤口弧菌过去曾被称为乳糖阳性海水弧菌，现在发现它是人类的致病菌之一，它对氯化钠的耐受性较副溶血性弧菌差。它不能使蔗糖发酵，又不能产生乙酰甲基原醇，故可与溶藻性弧菌区别。乳糖阳性弧菌（伤口弧菌）对乳糖的发酵作用有时可延迟 3 ~ 7 天或较微弱，故从前报道的乳糖阴性弧菌感染可能实际上是乳糖阳性弧菌引起。

上述 5 群嗜盐性弧菌生活于海水和海洋鱼、蟹、贝壳和甲壳类动物中，通常引起胃肠道感染，也可引起肠道外感染。这些弧菌能直接通过皮肤破口侵入引起软组织感染或经血液循环（败血症）播散至软组织而引起坏死性感染。

## （一）病因和发病机制

进食污染海水弧菌的生牡蛎、鱼、蟹后，弧菌可先引起胃肠炎，再通过血流播散而引起软组织感染。另外，人在涉水和游泳时，弧菌可通过细微的伤口或皮肤溃疡侵入。海水弧菌是短小、弯曲如弧状的革兰阴性菌，菌体一端大多有单鞭毛，运动活泼，能产生内毒素，感染后即引起明显的毒血症和低血压。皮下组织中的血管常有透壁坏死性血管炎和血栓形成，常致真皮、皮下组织和脂肪发生广泛坏死，坏死偶尔可累及肌肉。

## （二）临床表现

患者常有酗酒、肝硬化、血红蛋白沉着症、类固醇治疗、多发性骨髓瘤或白细胞减少症等慢性病病史。潜伏期较短，通常为数小时至数天，出现畏寒、高热，体温可高达 40 ℃，伴恶心、呕吐，但不一定有腹泻。四肢皮肤可出现红斑或瘀斑，继而出现大小水疱，水疱溃破后形成坏死性溃疡。皮下组织和脂肪也可发生广泛坏死。患者有明显毒血症和低血压，病情发展迅速。四肢肿痛剧烈，白细胞数可升高至（20 ~ 40）$\times 10^9$/L，若降低至（2 ~ 3）$\times 10^9$/L 则预后差。

## （三）诊断

好发于海滨和沿海城市地区，特别在夏季旅游季节。渔民或与海水和海洋生物接触较多者如发生严重软组织感染，应怀疑本病，可抽血和取脓液或水疱内容物送弧菌培养。如有弧菌生长，则可确定诊断。

## （四）治疗

治疗关键是早期诊断和及时抢救。首先是大量静脉输液以纠正低血压。抗生素应选择氯霉素、红霉素、头孢菌素或磺胺甲噁唑。Joseph 等报道，嗜盐性弧菌常对氨苄西林产生耐药性。伤口弧菌对青霉素敏感。副溶血性和溶藻性弧菌可产生 β 内酰胺酶，故应采用氯霉素或红霉素、林可霉素。

手术清创是治疗的关键，必须彻底切除坏死组织，有时需多次清创，必要时甚至截肢以抢救生命。原发性败血症型的死亡率可高达 40% 以上。

# 六、炭疽

炭疽是炭疽杆菌引起的人畜共患性急性外科感染，又称恶性脓疱病。多见于牛、马和羊等草食动物。人类的炭疽是由接触有病的家畜或污染的皮毛而获得，临床特征主要为皮肤坏死、溃疡、焦痂和周围组织广泛水肿及毒血症，可因败血症导致死亡。本病多见于农牧民、屠宰、皮革和毛纺业的工人、兽医。

## （一）病因和发病机制

炭疽杆菌是粗大无鞭毛的革兰阳性需氧性杆菌，细菌外表有一层荚膜。在外界环境不利于细菌生长时形成芽孢，芽孢有强大的抵抗力，可对抗干燥、热、紫外线、γ 线照射和许多消毒剂。病畜口鼻的分泌物可污染牧场。接触含有炭疽杆菌芽孢的泥土、污物、病畜或其皮毛制品即可传染。炭疽杆菌的荚膜和毒素与致病性有关，荚膜具有抗原性，并有对抗吞噬细胞的作用。炭疽杆菌的外毒素编码 P×01 的有 3 种成分：①水肿因子；②保护性抗原；③致死因子，形成水肿毒和致死素，前者引起本病的水肿特点，后者诱发巨噬细胞分泌 TNF-α 和 IL-β，介导休克的发生。炭疽包膜编码有 P×02，可抑制免疫细胞吞噬。炭疽杆菌和毒素可从局部病灶侵入血流，引起严重的败血症和毒血症，毒素能改变毛细血管的通透性，引起水肿、出血和血栓形成，并能损伤白细胞。致病菌通常经过皮肤小裂伤侵入体内，经2～7天的潜伏期，局部出现小丘疹，随即增大、化脓和破溃（恶性脓疱），中心有棕黑色焦痂，其色如炭，故名炭疽。吸入炭疽芽孢或进食病畜的奶和肉也可引起肺或肠道炭疽病。

## （二）临床表现

潜伏期通常为 2～7 天，短的仅数小时。症状和病程与炭疽杆菌传入途径有关。临床上分为皮肤炭疽、肺炭疽和肠炭疽 3 种类型，常并发败血症、胸膜炎、脑膜炎、心肌炎或中毒性休克。

### 1. 皮肤炭疽（恶性脓疱症）

较多见，占90%～95%，可分为炭疽痈和恶性水肿两型，常见于面部、颈项、手臂等暴露部位，由小擦伤或割伤污染炭疽杆菌开始，炭疽杆菌在局部繁殖，先形成一个无痛性丘疹；第 2 天顶形成水疱，周围水肿硬结；第 3～4 天水疱溃破，中心区出现坏死，水肿区扩大，坏死区的四周出现成群小水疱；第 5～7 天坏死区形成凹陷的黑色干痂，周围水肿，病灶常能自行愈合。黑痂坏死区坚实、疼痛不明显、溃疡不化脓为其特点。细菌可沿淋巴管扩散至区域淋巴结和血液引起败血症和毒血症。患者畏寒、发热、头痛、脉速、呕吐、咳泡沫血痰，并有全身毒性症状，如不及时治疗可危及生命。

### 2. 肺炭疽

少见，占2.5%～5.0%，吸入炭疽杆菌芽孢，即被肺泡吞噬细胞吞噬，再通过淋巴管至纵隔淋巴结，在该处发芽滋长、繁殖，引起出血性纵隔炎。起病急，发展迅速，出现非典型性肺炎症状。患者先有感冒样症状，然后在缓解后再突然起病，畏寒、发热、胸痛、气急、咳泡沫血痰、呼吸困难、发绀，常有胸腔积液。痰中可见大量炭疽杆菌。X 线摄片显示纵隔阴影增宽，患者常在数天内因毒素抑制呼吸中枢和肺部毛细血管栓塞而死于呼吸循环衰竭，并可并发出血性脑膜炎。

### 3. 肠炭疽

少见，占2.5%～5.0%，由于进食病畜的肉引起，潜伏期2～5 天。患者主诉腹痛、呕吐、腹泻。粪便呈水样浆液或血性。腹胀甚至有腹腔积液。腹部有压痛。小肠黏膜有多发脓疱，穿孔后引起腹膜炎。严重病例可在 3 天内死于严重毒血症和休克。

### （三）诊断

患者大多是农牧民或制革工人，黑色的焦痂是皮肤炭疽的特征。有关人群发生呼吸道感染时，尤其当症状与体征不相称时应提高警惕，需想到肺炭疽的可能。脓疱内容物、痰、脑脊液、骨髓、受累的淋巴结、血和粪便的涂片检查或细菌培养可见典型的具有荚膜的大杆菌。白细胞计数不升高。热沉淀试验（Ascoli 试验）：滴注病畜内脏的悬浮过滤液于患者的血清上可形成一个浑浊环，即可明确诊断。

### （四）治疗

建议环丙沙星和多西环素作为首选抗生素，当上述药物有禁忌时，可选择阿莫西林或青霉素。成人（包括妊娠妇女）：环丙沙星 400 mg 静脉滴注，每 12 小时 1 次；儿童：环丙沙星 20~30 mg/kg 静脉滴注，每 12 小时 1 次。成人每天青霉素 1 000 万 U 静脉滴注，小儿每天 10 万 U/kg，儿童每天 50 万 U/kg。对青霉素过敏者改用红霉素或四环素。

局部病灶用 1：2 000 高锰酸钾液洗涤，敷以四环素软膏，也可以青霉素 1 000 U/mL 湿敷，严禁挤压，禁做手术，以防造成败血症。

### （五）预防

总的原则是处理好病畜和防止接触感染，具体措施如下。①消灭牲畜的炭疽病。凡与病畜接触过的牲畜须行预防接种。病畜应隔离，畜尸以及病畜粪便和垫草应焚毁。畜舍应使用 20% 漂白粉溶液消毒。②患者应隔离，分泌物、排泄物、患者居室和用具须用 20% 漂白粉溶液消毒，患者用过的敷料或食物和垃圾应焚毁。接触者应观察 8 天。③畜产品加工厂的工作人员应穿工作服，戴口罩，皮肤破损时应立即用 2%~5% 碘酊消毒。工作后要洗手。对兽医、饲养员、畜产品加工人员应预防接种炭疽杆菌减毒活菌苗，效果约 92%。每年需强化 1 次。可采用皮上划痕接种法，接种后一般无不良反应，每年接种 1~2 次。明矾沉淀的炭疽杆菌培养滤液也可用作预防接种或肌内注射，也有效果。

（赵桂彬）

# 第三节　外科病毒性感染

## 一、概述

病毒是一种专性细胞内寄生物，根据其所含核酸的种类，可分为 RNA 病毒和 DNA 病毒两大类。病毒能吸附在细胞的细胞膜上或穿入细胞内，然后在细胞内进行 RNA 和 DNA 的复制。病毒的 RNA 或 DNA 含有蛋白质合成必需的信息，使蛋白质合成信使 RNA（mRNA）。细胞溶解时，病毒又能侵入其他的宿主细胞。

### （一）发病机制

病毒引起疾病的机制有两种。第一种发病机制是病毒经呼吸道或胃肠道黏膜侵入人体，通过淋巴管、区域淋巴结甚至血液循环而抵达靶器官，然后在靶器官内繁殖至一定程度才开始引起细胞坏死而产生疾病，即原发性疾病。其特点是细胞坏死和单核细胞和淋巴细胞浸润。第二种机制是缓慢持久的病毒感染，并不立即引起细胞坏死，但病毒引起的宿主免疫反应却可导致靶器官的病理改变和临床疾病，称为免疫复合病。

病毒感染的特征之一是一种病毒可引起多种疾病，例如病毒感染可使细胞 DNA 和 RNA 合成停止或改变。病毒感染还可改变机体的免疫功能，抑制中性粒细胞和巨噬细胞的吞噬功能；产生病毒抗原抗体复合物，引起各种疾病；促使细胞或淋巴细胞增生和肿大，导致各种肿瘤、阑尾炎、肠系膜淋巴结炎、回盲部肠套叠等外科疾病。此外，病毒感染还可引起典型的狂犬病、流行性腮腺炎、区域性小肠炎、胰腺炎、溃疡性结肠炎等疾病。因此，根据发病的形式，病毒感染可分为急性、慢性和隐性等形式，根据病毒产生的疾病又可分为影响多脏器的全身性疾病和主要影响某些特殊脏器的疾病两大类。

## （二）外科患者中的病毒感染

外科患者中的病毒感染两种：原发性病毒感染是指病毒感染发生于以往未曾接触此种病毒及无获得性特异免疫的患者中；继发性感染是指以往病毒感染的重新活动，通常由于宿主抵抗力受到抑制，而且以往的病毒感染可能并无明显临床表现。外科患者在治疗过程中可并发各种病毒感染，例如大量输新鲜血或心脏直视手术后可发生一种病毒感染称为灌流后综合征。临床表现为在手术后 3~5 周出现发热、肝脾大、皮肤斑疹、全身淋巴结肿大、外周血液中嗜伊红细胞增多并有不典型的淋巴细胞出现，肝功能正常。本病由巨细胞病毒或Epstein Barr 病毒引起。诊断是依靠典型的病史和体征，血和尿的病毒培养以及血中抗病毒抗体的浓度升高而确立。

另外，免疫功能抑制的患者在手术后常可发生各种病毒感染（表 2-2）。白血病、霍奇金病和淋巴瘤等血液系统恶性肿瘤患者易患疱疹病毒和巨细胞病毒感染。霍奇金病、淋巴瘤患者在脾切除术、放疗或化疗后疱疹的并发率显著增高，有时是疾病复发的前驱症状。

**表 2-2　宿主免疫功能异常与病毒感染**

| 宿主防制缺陷 | 病毒感染 |
| --- | --- |
| 原发性免疫缺陷 | 肠病毒 |
| B 淋巴细胞缺陷 | 单纯疱疹病毒（HSV）、腺病毒 |
| T 淋巴细胞缺陷 | 单纯疱疹病毒（HSV）、巨细胞病毒（CMV）、麻疹、牛痘 |
| 继发性免疫缺陷 | |
| 脏器移植 | CMV、HSV、V－Z病毒、BK 病毒 |
| 细胞毒 | CMV、HSV、V－Z病毒 |
| 免疫抑制剂 | 腺病毒 |
| 淋巴增殖性肿瘤（霍奇金病，白血病，淋巴瘤） | CMV、HSV、V－Z病毒、JC 病毒、EB 病毒 |
| 其他疾病（如麻风） | B 型肝炎病毒 |
| 脏器功能缺陷 | |
| 心肺疾病 | 流感、流感肺炎和继发细菌感染 |
| 烧伤和皮肤破损 | HSV |

脏器移植后应用免疫抑制剂能使患者对病毒的敏感性增加。肾移植患者中最多见的是疱疹病毒感染，特别是巨细胞病毒，发病率为 70%~90%，主要是隐性病毒感染的重新活动（继发性感染），因为在免疫功能正常的患者中，巨细胞病毒感染仅在一小部分患者中产生疾病。手术时大量输新鲜血以及移植的肾脏都可能是病毒的来源，尤其在供者血液中含有巨细胞病毒的抗体时。

肾移植患者常发生口腔黏膜、咽喉或生殖器的单纯疱疹，还可发生疱疹性肝炎、脑炎或食管炎。有学者报道，Epstein Barr 病毒可使脏器移植患者发生恶性淋巴瘤。同种肝移植后巨细胞病毒感染可使胆囊管梗阻，引起梗阻性黄疸。

此外，病毒感染还可使脏器移植患者在术后发生各种并发症，包括慢性活动性肝炎、视网膜炎和小肠溃疡等。

巨细胞病毒可加重患者免疫功能抑制，为其他机会菌例如卡氏肺囊虫等提供繁殖和扩散的适宜环境，引起严重的机会菌肺炎。

### （三）诊断

外科病毒性感染的诊断非常困难，因为病毒引起的各种外科疾病如阑尾炎、肠系膜淋巴结炎等的临床表现与通常细菌性感染引起者大致相同。诊断病毒感染不仅需根据病史，还需进行病毒的分离、鉴定、组织培养、病毒抗原免疫荧光检测和电镜检查等复杂方法，一般医院常难做到。流行病学的调查研究对诊断也有帮助。

### （四）病毒感染的预防和治疗

**1. 预防**

（1）病毒疫苗：接种活体病毒疫苗可经口服或鼻内滴注法，使患者产生保护性免疫反应，但死体病毒疫苗必须静脉注射才有功效。

（2）被动免疫：静脉滴注含有病毒抗体或免疫球蛋白的血浆虽能预防肝炎和水痘，但维持时间较短。

**2. 治疗**

目前尚无特效的抗病毒抗生素。干扰素和转移因子尚在实验阶段，目前尚缺乏大量的临床报道。通常采用对症治疗控制发热和疼痛等症状。

## 二、狂犬病

狂犬病又称恐水症，是狂犬病毒引起的一种人兽共患性急性病毒性脑脊髓炎，多具有特有的恐水怕风、咽肌痉挛、进行性瘫痪等特征，常见于狗、猫、蝙蝠等动物，通过病兽的咬伤、搔伤或接触病兽的唾液而致人发病。

### （一）病因和发病机制

狂犬病毒是一种子弹状 RNA 病毒，通过唾液传染引起。病毒可在鸡胚、鸭胚、乳鼠脑及多种组织培养中生长，从感染的人和动物分离出来的病毒称为自然病毒，能在唾液腺中繁殖，各种接触途径均可致病。病犬唾液中含病毒较多，病犬于发病前 3 ~ 4 天唾液就具有传染性。人被狂犬咬后，发病率为 25%（10% ~ 70%），但也可通过抓伤、擦伤等使人受染。

病毒对神经有强大的亲和力，沿末梢神经和神经周围的体液，向心进入与咬伤部位相当的背根神经节和脊髓段，然后沿脊髓上行至脑，并在脑组织中繁殖，继而沿传出神经进入唾液腺，使唾液具有传染性。

### （二）临床表现

潜伏期：10 天至 2 年，一般为 3 ~ 7 周。临床可分为兴奋型和瘫痪型两型。兴奋型的前驱期（2 ~ 4 天）：患者有发热、头痛、面部感觉异常、麻木、痒或疼痛、恶心、呕吐、吞咽困难和声音嘶哑，继而出现兴奋和恐惧感。患者对声、光、风的刺激特别过敏，喉部有紧缩感。较有诊断意义的早期症状是伤口及其周围感觉异常，有麻、痒、痛及蚁走感，约占80%。

激动期：患者躁动不安，恐惧感加重，大声、吹风等刺激可激发躁动和惊厥。出汗和流涎增多，体温38~40℃，并有吞咽和呼吸困难。最突出的症状为恐水症，一般在发病后不久即行出现。患者口渴欲饮，但因咽喉痉挛、疼痛而无法下咽，甚至闻水声或见水即出现咽喉或全身痉挛，这是恐水病命名的来源。

疾病继续发展时，激动加重，出现幻听、幻视，患者冲撞叫跳，直到衰竭，但意识始终清楚。

瘫痪期：患者肌肉松弛，下颌坠落流涎，反射消失，瞳孔散大，呼吸微弱不规则，常在数小时内死于呼吸衰竭或心力衰竭。

### （三）诊断

早期容易误诊，发作期有被狗或猫咬伤史，突出的临床表现为咬伤部位感觉异常、兴奋躁动、恐水怕风、咽喉痉挛、流涎多汗、各种瘫痪等，即可做出初步诊断，确诊有赖于以下检查。

**1. 病毒包涵体检查**

对咬人的动物应观察5~10天，如有症状出现，可杀死后取其脑组织在清洁玻璃片上涂片，未干时用Seller染色法检查细胞质内病毒包涵体，或做免疫荧光检查病毒抗原，在数小时内可得阳性结果。

**2. 动物接种**

将动物脑组织制成10%匀浆，接种于小白鼠脑内。接种后6~8天动物出现震颤、尾强直、麻痹等现象，12~15天死亡，脑组织内可查见内基小体。阳性结果可在15天内报告，而阴性结果需等1个月后方可出报告。

本病应与破伤风、癔症、脑炎、神经官能症等鉴别。

### （四）治疗

一旦发病，患者几乎都在2~6天内死于心脏或肺部并发症，经积极治疗，可延长存活期，个别有治愈者。

**1. 隔离**

患者应予隔离，安置在清静的单人病房内，由专人重点护理，避免各种外界刺激。医务人员应戴胶皮手套，以免患者唾液中病毒污染皮肤破损处。

**2. 抗狂犬病免疫血清**

肌内注射免疫血清10~20 mL，或按40 U/kg计算，每天或隔天注射1次。同时进行疫苗接种。

人狂犬病免疫球蛋白20 U/kg，半量注射于伤口，另半量肌内注射。

**3. 镇静剂的应用**

为了减轻患者的兴奋性，可以给予巴比妥或水合氯醛，也可以注射较大剂量的地西泮或氯丙嗪。

**4. 呼吸支持疗法**

为了预防呼吸肌痉挛引起窒息，可做气管切开术，并采用人工呼吸器做辅助呼吸。给予氧气吸入，并保持呼吸道通畅。

**5. 全身支持疗法**

补液输血，纠正水电解质紊乱，维持酸碱平衡。

**6. 其他**

可用肾上腺皮质激素及脱水剂等治疗颅内压增高，必要时侧脑室置管减压。应预防和治疗心脏并发症和肺部并发症。

## （五）预防

本病的死亡率极高，故预防极为重要。

**1. 伤口的处理**

迅速行清创术，用20%肥皂水或0.1%苯扎溴铵彻底清洗，伤口较深者还需插入导管，用肥皂水持续冲洗以去除动物涎液。清洗后涂以75%乙醇、0.3%碘伏，局部应用抗狂犬病免疫血清，并注射破伤风抗毒血清和抗生素以控制感染。伤口应予敞开，不宜缝合或包扎。

**2. 预防注射**

预防注射的适应证：①被野兽咬伤；②被来历和下落不明的犬或动物咬伤；③被犬咬伤后，病犬不久发病死亡，或经捕获后证明为病犬；④兽医工作者；⑤皮肤伤口被狂犬唾液沾污者；⑥伤口在头、颈处或伤口较大且深者；⑦医务人员的皮肤破损处为狂犬病患者沾污者。具体方法是接种狂犬病疫苗。疫苗有脑组织灭活疫苗（Semple 疫苗）、鸭胚疫苗、哺乳动物脑组织灭活疫苗及组织培养疫苗4种。前三者应用较久，均为粗糙的生物制品，含有大量非病毒抗原物质，均能导致严重并发症，同时由于其免疫原性低，故需注射较长时间。Semple 疫苗需每天皮下注射2 mL，连续14～21天。鸭胚疫苗，每次2 mL，每天分4处交替在腹壁、背部等处皮下注射，14～21天为1疗程，为了保证产生和维持高效价抗体水平，在完成最后一次注射后20～50天内再给予1～2次激发剂量的疫菌。注射鸭胚疫苗常有局部反应，但全身反应很少，疗效也较差，故必须同时注射抗狂犬病免疫血清。双倍体细胞疫苗，效价较高，无神经性反应，如患者对鸭胚疫苗有反应可予采用。肌内注射5针，于咬伤后0、3、7、14、28天各注射1针。兽医和动物饲养员可肌内注射3针作为伤前的预防。国内目前生产地鼠肾疫苗与之相类似，值得广泛应用。如被咬伤处在头面部且受染严重者，或儿童患者，应立即接种，每天注射2次，争取在5～7天内完成。最好是联合应用抗狂犬病免疫血清和疫苗，免疫马血清的剂量是40 U/kg，注射前先做血清皮肤试验。一半注射于伤口局部，另一半做肌内注射。人狂犬病免疫球蛋白20 U/kg疗效较高，且不良反应少。

（于雪峰）

# 第四节　外科真菌性感染

在以往30多年间，在外科患者中各种真菌如念珠菌和曲霉菌等感染的发病率不断增加，特别是白念珠菌引起的全身性感染已从罕见的感染逐渐变成重要的医院内感染。根据有些医院的统计，白念珠菌败血症已跃居医院内感染败血症的第5位，约占整个败血症的5%，尸体解剖中占1%。外科患者中各种真菌感染发病率的增高与广谱抗生素、免疫抑制剂、静脉高营养等疗法以及恶性肿瘤、器官移植、各种大手术后危重患者的增加密切相关，应引起重视。真菌是一种机会致病菌，当患者免疫功能缺陷或抑制时，才能侵入机体，引起局部或全身性感染。

# 一、念珠菌感染

念珠菌是最常见的致病真菌，能引起人和动物感染的有 10 余种，其中白念珠菌是胃肠道、上呼吸道、女性生殖道中最多见的腐物寄生菌，也是毒性最强的念珠菌，在免疫机制缺陷或抑制的患者中，白念珠菌数目增多并形成菌落，引起浅部念珠菌病。

浅部念珠菌病指感染仅累及皮肤、黏膜和指（趾）甲；深部念珠菌病指组织器官或系统性的念珠菌感染；累及多个系统或脏器称为播散性念珠菌病，包括念珠菌性败血症。念珠菌也可通过口咽部或胃肠道黏膜破损直接侵入血流和肺、肾、中枢神经等脏器，引起全身播散性念珠菌病。

## （一）临床表现

浅部念珠菌病常表现为黏膜皮肤损害，最常见的是鹅口疮、口角炎和阴道炎。在黏膜表面有乳白色薄膜，剥离后下面有潮红的基底。皮肤损害好发于皮肤皱褶，如腋窝、腹股沟、乳房下、肛周和指间及甲沟等处，为界限清楚、表面糜烂的炎性斑片，外周有散在的米粒大小红色丘疹，上附细圈鳞屑。有时在皮肤上可出现直径 0.5~1 cm 粉红色丘疹结节。

深部播散性念珠菌病分为 3 种类型：①播散性感染；②真菌血症；③内脏感染，常侵犯肾、脾、肺、肝和心脏等。感染源常是胃肠道的念珠菌，常在慢性或恶性疾病患者应用大剂量抗生素或化疗药物后播散引起，偶尔也可因念珠菌直接经静脉留置导管侵入血液引起。肾脏有念珠菌感染时产生真菌尿。念珠菌性眼内炎时，检眼镜检查可见视网膜白色棉球状病变。肺念珠菌病表现为支气管炎和肺炎。胃肠道念珠菌病则有肠炎或食管炎等表现。中枢神经念珠菌病表现为脑炎或脑膜炎，脑脊液中淋巴细胞和蛋白质增高。

患者持续高热，对广谱抗生素治疗不起反应，高热常有一个或两个高峰，一个高峰出现在傍晚，另一个在清晨，伴寒战、低血压、意识不清、脾大、全身或四肢皮肤有出血斑点。

## （二）诊断

主要根据临床表现和真菌检查，最可靠的诊断方法是组织病理检查，在全身性感染时，血念珠菌培养阳性仅 50% 左右，尿培养 38%~80% 阳性。全身性念珠菌感染必须与念珠菌污染相鉴别。当尿或痰单独培养出念珠菌而患者无明显临床征象时，可能是污染的结果，但多部位培养阳性或腹腔积液、脑脊液培养阳性通常表示有念珠菌感染。怀疑全身性念珠菌感染时应常规做检眼镜检查，如发现视网膜上有多发性白色棉球样病变，则诊断基本上可明确。血清学试验，如双重免疫扩散法（DID）和交叉免疫电泳法（XIE）测定沉淀抗体可确诊全身性念珠菌病，但目前一般医院无条件进行这种试验。

## （三）治疗

### 1. 局部念珠菌病的治疗

以外用抗真菌药物为主，口腔黏膜真菌病可用制霉菌素混悬液 10 万 U/mL；阴道念珠菌病使用克霉唑、益康唑、咪康唑阴道栓剂或制霉菌素阴道栓剂；皮肤损害外用制霉菌素、咪唑类（咪康唑、克霉唑、酮康唑等）或丙烯胺类。局部宜保持干燥清洁。

也可口服抗真菌药，用于严重感染伴免疫功能低下或预防复发，可口服氟康唑、酮康唑或伊曲康唑，难治性口腔念珠菌感染应疑及病原菌耐药，可加大氟康唑剂量或使用两性霉素 B。

**2. 全身性念珠菌病的治疗**

（1）两性霉素 B：仍是治疗全身性念珠菌病的主要药物。这种聚烯抗生素与念珠菌的细胞膜结合，能改变菌体的渗透性，但药物对肾脏的毒性较重，且对肝功能也有损害，限制了它的广泛应用。此外，它还有贫血、白细胞减少和静脉炎等不良反应。为了降低它的毒性，第一天可先静脉滴注两性霉素 B 1 mg（溶于 5% 葡萄糖注射液 500 mL，不可用氯化钠注射液），在 3～8 小时滴完，以后每天增加 5 mg，直到每天剂量为 50 mg，作为维持量，总剂量1.5～2 g。隔天静脉滴注两性霉素 B 0.7 mg/kg 的方法，也能减轻两性霉素 B 的毒性反应。两性霉素 B 0.3 mg/（kg·d）和口服 5-氟胞嘧啶 150 mg/（kg·d）可产生协同或相加作用，并可降低毒性和预防耐药菌的产生。5-氟胞嘧啶口服后能迅速被吸收，数小时内血液就能达到有效的杀菌浓度，而两性霉素 B 的有效浓度常需在注射后数天才能达到。两性霉素 B 也可和利福平、咪康唑、克霉唑等联合应用。

（2）咪康唑：对浅部真菌和深部真菌均具相当活性，主要静脉滴注，成人每天静脉滴注 600～1 800 mg，分 1～3 次给予。酮康唑的抗菌谱和适应证与咪康唑及两性霉素 B 相似，口服吸收好，成人每天剂量为 200～600 mg，分 1～2 次给予。除脑膜炎外，其疗效与两性霉素 B 相当，不良反应轻而少。

（3）转移因子：严重的全身性念珠菌病，可采用转移因子来加强患者的免疫防御功能，改善临床症状，延长缓解期。

（4）左旋咪唑和胸腺素：能提高患者的免疫能力，增强对念珠菌抗原的反应性，使患者的全身情况改善。

必须强调，全身性念珠菌感染可疑时即应开始治疗，不必等待血培养阳性结果，因念珠菌培养常为阴性，以免延误治疗。

## （四）预防

注意检查口腔或阴道黏膜，局部可用制霉菌素或甲紫涂擦，口服制霉菌素可预防念珠菌败血症的发生。

消除各种诱因，合理使用广谱抗生素、肾上腺皮质激素等。放置静脉导管或行静脉高营养的患者，如有原因不明的发热和白细胞计数增高，应拔除导管，导管尖端应做念珠菌培养，如培养阳性，可用小剂量两性霉素 B 治疗，在 4～18 天内输注两性霉素 B 10～350 mg。

# 二、放线菌病

放线菌病是衣氏放线菌或中型放线菌引起的慢性肉芽肿性疾病，特点是纤维化炎症、脓肿形成和经久不愈的脓窦。

致病菌通常是衣氏放线菌和中型放线菌。主要是衣氏放线菌。放线菌是革兰阳性厌氧性丝状杆菌，外形酷似类白喉杆菌，常见于正常人的齿垢、牙龈周围及扁桃体等部位。当人体抵抗力降低或在拔牙、化脓性细菌感染时就可能侵入组织，引起放线菌病，因此放线菌病绝大多数是内源性感染，免疫抑制剂的大量应用常是一个重要的诱发因素。

典型的放线菌病是慢性肉芽肿性炎症，脓肿中央有坏死，四周是肉芽组织和纤维组织，组织内有单核细胞和多形核白细胞浸润，形成类上皮细胞和肉芽肿。临床上一开始出现红色坚硬肿块，逐渐形成脓肿，溃破后形成多发性脓窦。脓液内含有硫黄颗粒。好发于面颈部，包括颜面、颈、舌和下颌等区域。少数可经呼吸道传入，引起肺部病变和脓胸；或经胃肠道传入，引起回盲部放线菌病。放线菌偶尔可侵入血流，引起放线菌败血症和其他脏器疾病。

根据各型放线菌病的临床表现和脓液中典型的硫黄颗粒，应考虑放线菌病的可能性。将硫黄颗粒置于玻片上，加一滴氢氧化钾或水，做直接涂片，革兰染色可见革兰阳性放线状菌丝，诊断即可确立。

最有效的治疗方法是手术加抗生素的综合治疗。外科手术主要是切除范围广泛的病变，由于病变组织血供较丰富，手术时可能出血较多，需准备充足的血液。青霉素、红霉素、四环素、林可霉素、克林霉素对放线菌均有良好疗效。青霉素为首选药物，剂量每天 200 万 ~ 500 万 U，分两次肌内注射，疗程 2 ~ 3 个月。

（于雪峰）

# 第三章

# 胸部创伤

## 第一节 肋骨骨折

肋骨骨折是最常见的胸外伤之一，无论是在开放性损伤还是在闭合性损伤中均多见。

胸壁每侧有12根肋骨。肋骨骨折多为单根单处骨折，也可为多根单处骨折。在较严重的外伤中可为多根多处肋骨骨折，产生胸壁局部软化区，导致患者出现反常呼吸活动，即软化区胸壁在吸气时内陷、呼气时外膨的现象，又称连枷胸，可引起呼吸、循环系统功能的严重紊乱。

儿童时期肋骨富有弹性，不易折断。成年期后，肋骨渐失弹性，遭暴力时容易折断。老年人由于骨质疏松，遇外力作用时肋骨最易折断，有时即便轻微作用如咳嗽、打喷嚏也可引起肋骨骨折。

### 一、病因

肋骨骨折主要由钝性暴力直接作用所致。暴力作用可使骨折发生在肋骨的任何部位；胸廓受挤压时，使肋骨中段过度向外弯曲从而产生的骨折称为间接暴力引起的肋骨骨折（图3-1）。

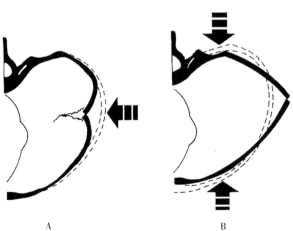

**图3-1 引致肋骨骨折的暴力**

A. 直接暴力，常伴有肺组织创伤；B. 间接暴力

第 1~4 肋骨较短，又受到锁骨和肩胛骨的保护；第 11、第 12 肋骨前端游离，活动度较好，因而在创伤中很少发生骨折。一旦第 1 肋骨发生骨折则说明承受的暴力较强，必须注意是否伴有锁骨骨折、锁骨下动静脉及臂丛神经等的损伤，并应警惕胸内脏器是否也受到损伤，应详细检查明确创伤造成的伤害范围。当第 11、第 12 肋骨骨折时，应注意肝、脾是否损伤。肋骨骨折最常发生在第 5~10 肋骨。按肋骨折断的根数和折断的处数，可将肋骨骨折分为单根单处骨折或单根多处骨折、多根肋骨每根仅单处骨折或多根多处骨折。肋骨骨折断端可刺破胸膜和肺组织引起气胸、血胸、皮下气肿、咯血等，损伤肋间血管引起血胸。肋骨骨折引起的局部疼痛，可使呼吸活动受限、呼吸道分泌物潴留，引起肺不张和肺部感染等并发症。

单根或多根肋骨单处骨折后，由于肋间肌的固定作用，骨折处一般很少移位，骨折本身对呼吸活动影响不大。多根肋骨多处骨折常由强大暴力所致，如挤压、碾压、高处坠落等，常伴有其他脏器的严重创伤。两根以上肋骨多处骨折时，骨折区的肋骨前后端失去骨性连接和支撑，产生胸壁局部软化区，引起反常呼吸活动（连枷胸）。如果软化区范围较广，产生呼吸运动时两侧胸腔内的压力严重失衡，无效通气量增加（图 3-2），同时影响排痰，引起二氧化碳潴留和缺氧；产生纵隔左右摆动，影响静脉回流和血压稳定。连枷胸面积越广，对呼吸、循环造成的影响越大，甚至可引起呼吸、循环功能衰竭。

肋骨骨折由于断端常无明显移位，骨折后 2~3 周即可通过骨痂形成而逐渐愈合，即使断端对位不良，愈合后也不影响胸廓的正常呼吸活动。

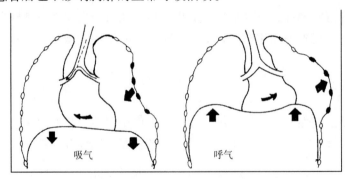

**图 3-2　胸壁软化引起的反常呼吸运动**

注　吸气时软化区下陷，纵隔推向健侧，部分气体从伤侧肺进入健侧肺；呼气时软化区外膨，纵隔向伤侧移位，部分气体从健侧肺进入伤侧肺。

## 二、临床表现

肋骨骨折者均有局部疼痛，活动或深呼吸、咳嗽时加剧。如骨折断端刺破胸膜和肺组织可致痰中带血或咯血。并发气胸者如胸腔内积气量较多，可引起呼吸困难。如多根多处肋骨骨折（连枷胸）时，上述症状可更明显，甚至出现休克。体格检查在骨折区或承受暴力的部位可见有软组织挫伤。触诊时在骨折部位有明显压痛，可有骨擦感，双手挤压前后胸廓，可引起骨折处疼痛。并发气胸者患侧胸部叩诊呈鼓音，呼吸音减弱。有时胸壁可出现皮下气肿，触诊时可查到捻发感。范围较大的连枷胸，可见到骨折区胸壁塌陷和反常呼吸运动现象。

## 三、诊断

肋骨骨折的诊断一般比较容易，结合胸部创伤史和临床表现，X线检查可显示肋骨骨折的部位和范围，并可看到有无气胸、血胸，是否并发肺部挫伤等，但X线检查不能显示肋骨与肋软骨连接处的骨折和肋软骨骨折。因此，X线检查未见肋骨异常者并不能完全排除肋骨骨折存在的可能。

临床上可见有些肋骨骨折并发血胸的患者，初诊时X线检查显示积血量很少，但数天后复查会发现胸腔较多积液，因此随访很有必要。

## 四、治疗

肋骨骨折一般能自行愈合，即使断端对位不良，愈合后也不影响胸廓的呼吸功能。因此，对单根或数根肋骨单处骨折，治疗的目的是减轻疼痛症状，使患者能进行正常呼吸活动和有效排痰，防止呼吸道分泌物潴留所致的肺不张、肺炎等并发症，对老年患者尤为重要。

### （一）药物治疗

根据疼痛症状的程度可选用不同的镇痛药，一般以口服或局部用药为主，辅以胸带包扎、相对限制局部活动等。较严重的可予肌内注射镇痛药或肋间神经封闭。肋间神经封闭的范围应包括骨折区所有的肋间神经和骨折区上下各2根肋间神经，每根肋间神经在脊椎旁注入1%～2%普鲁卡因或2%利多卡因3～5 mL。必要时数小时后重复，可连续封闭数天以维持疗效。鼓励患者咳嗽、咳痰、起床活动，是防止肺部并发症的重要措施。

### （二）外科治疗

多根多处肋骨骨折者应做详细检查以排除胸腔内其他脏器是否也受到损伤，并按伤情及早给予相应处理。产生明显或范围较大的反常呼吸运动，影响呼吸功能者，需采取下列方法治疗。

**1. 敷料固定包扎**

用厚敷料或沙袋压迫覆盖胸壁软化区并固定包扎，可限制软化区胸壁的反常运动。

**2. 胸壁外固定术**

在麻醉下用手术巾钳夹住游离段肋骨或用不锈钢丝绕过肋骨将软化区胸壁提起，固定于胸壁支架上，可消除胸壁的反常呼吸运动。

**3. 胸壁内固定术**

切开胸壁软组织显露骨折断端后，用金属缝线或钛板、可吸收肋骨钉连接固定每一处骨折的肋骨。双侧多根肋骨骨折产生的严重的胸壁软化可用金属板通过胸骨后方将胸骨向前方拉起，再将金属板的两端分别固定于左右两侧胸廓的肋骨前方的方法，以消除反常呼吸运动（图3-3）。

### （三）呼吸机辅助治疗

重症患者经口、鼻气管内插管或气管切开于气管内置管连接呼吸机后做持续或间断正压通气，这种强制方法可减轻反常呼吸运动，便于呼吸道分泌物清除，并能保证通气，利于抢救。待患者病情稳定、胸壁相对固定后，可逐渐停止呼吸机治疗。

### （四）开放性肋骨骨折治疗

无论单根还是多根肋骨开放性骨折，均应尽早施行清创术，摘除游离的断骨碎片，剪去尖锐的骨折断端，以免刺伤周围组织；肋间血管损伤者，应予缝扎止血。骨折根数不多者不需要固定断端，多根多处骨折则需做内固定术。胸膜破损者宜放置肋间引流管，然后分层缝合创口。术后宜用抗生素。

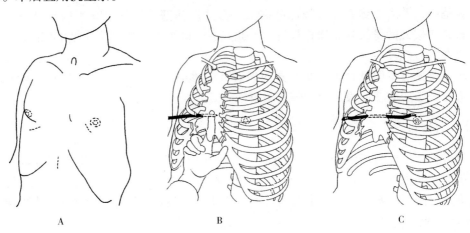

**图3-3 用金属板固定双侧前胸壁软化**

A. 切口；B. 置放金属板；C. 金属板固定后

（李　霞）

# 第二节　胸骨骨折

## 一、病因

胸骨骨折很少见，在胸外伤中所占比例不到5%，但在连枷胸患者中发生率可高达16%。大多由强暴力所致，往往伴有多根肋骨骨折，产生胸廓反常呼吸运动，影响呼吸、循环功能，多数患者还伴有胸内脏器损伤或胸椎骨折，应严加注意。

## 二、临床表现

骨折后下段胸骨可向前或向后移位，局部剧烈疼痛伴皮下血肿和畸形，触诊常能查到骨折部位明显压痛。侧位或斜位X线胸片可明确诊断。

## 三、治疗

胸骨骨折的治疗重点是处理胸内脏器的并发伤，对位良好的胸骨骨折一般不需要手术。对有明显移位的骨折，鉴于这部分患者往往伴有连枷胸或胸内脏器的损伤，故多主张在剖胸探查时予以一并处理，骨折部位予复位后用钢丝或金属板做内固定。

单纯胸骨横断骨折伴有移位者，可行闭式复位。复位的方法是患者取仰卧位，两臂抬起，持续垫高背部使脊柱过度伸展，并在骨折移位区逐步加压使之复位。闭式复位成功后大多数患者的骨折于1个月后即可逐步愈合。闭式复位失败者则需行手术复位。

（李　霞）

# 第三节 创伤性气胸

正常胸腔是不含气体的间隙，其间的压力低于大气压而呈负压。胸部创伤累及胸膜、肺或气管，使空气经胸壁或肺及气管的破口进入胸腔，称为创伤性气胸。食管破裂也可为引起气胸的原因。许多医源性的损伤，如锁骨下静脉穿刺、人工呼吸、胸外心脏按压、肺穿刺活检，甚至针刺治疗等均有可能引起气胸。

根据创伤开放性或闭合性，以及胸腔内压力的改变，气胸分为闭合性气胸、开放性气胸和张力性气胸3大类。

## 一、闭合性气胸

### （一）病因

多见于胸部闭合伤，空气经肺裂伤的破口或胸壁小的创口进入胸腔，由于破口迅速闭合，气体不再增多，胸腔的压力仍然低于大气压。

### （二）病理生理

小量气胸多无呼吸困难，大量气胸可引起肺萎陷，除呼吸面积减少外，肺萎陷后可导致肺内由右向左分流，也是造成患者缺氧的重要原因，但由于萎陷肺内血管阻力增加，血流也明显减少，如健侧肺功能基本正常，所造成的缺氧仍可代偿。

### （三）临床表现

患者的临床表现主要取决于肺受压萎陷的程度及伤员伤前肺功能的情况。小量气胸指肺萎陷在30%以下，患者可无明显的呼吸与循环功能障碍。中量气胸指肺萎陷在30%～50%，超过50%则为大量气胸。中量或大量气胸最常出现的症状是胸痛及气急，检查时气管微向健侧移位，伤侧胸部叩诊呈鼓音，呼吸音明显减弱或消失。少数患者可出现皮下气肿。胸部X线检查是诊断闭合性气胸的重要手段。中量或大量气胸诊断多无困难，但小量气胸容易漏诊，若伤情允许，立位后前位摄片能清楚地显示气胸的程度。

### （四）治疗

小量闭合性气胸一般无须特殊治疗，胸腔内气体可逐渐吸收，萎陷肺随之复张，胸腔的压力也逐渐恢复正常。中量或大量闭合性气胸应特别注意，警惕张力性气胸的发生，采用胸腔穿刺抽气治疗或放置胸膜腔闭式引流管。但多数主张放置胸腔闭式引流管，即可迅速使肺复张，改善患者缺氧症状，避免可能发生张力性气胸的危险。胸腔闭式引流管的适应证包括：①中量到大量气胸；②无论气胸多少，只要有呼吸困难者；③非手术治疗中气胸增加者；④胸腔闭式引流管拔出后气胸复发者；⑤需要用机械辅助通气者；⑥需行全身麻醉者；⑦并发有血胸者；⑧双侧气胸；⑨张力性气胸。

肺复张后有可能发生患侧肺的复张性肺水肿。并发症的发生机制可能由于肺的长期萎陷、缺氧等使萎陷肺泡壁的渗透性改变，肺泡表面活性物质丧失，引流时强烈的胸腔内负压可使患侧肺毛细血管压力及血流增加，从而促使发生间质性肺水肿。这种并发症多见于自发性气胸，而创伤性气胸由于得到及时处理，早期肺就得到复张，故甚少见，但仍应注意。

## 二、开放性气胸

### （一）病因

这种气胸主要是火器或锐器暴力致伤，胸壁伤口穿破胸膜，外界空气进入胸腔，空气可随呼吸自由出入胸腔（图3-4），引起一系列严重的病理生理变化，使患者的呼吸与循环功能迅速发生严重的紊乱。

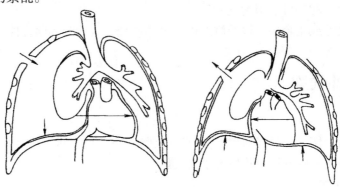

图3-4　开放性气胸

### （二）病理生理

当胸腔有一较大伤口与外界相通时，胸腔内变为大气压，使肺完全压缩，两侧胸腔压力不平衡，纵隔不稳定并呈摆动状态。吸气时，由于对侧胸腔的负压，纵隔向健侧移位，健侧肺也受到一定压缩，严重影响通气功能。呼气时，纵隔则向反方向移位，这种纵隔移动，称为纵隔摆动。纵隔摆动引起心脏大血管时而移位，影响静脉血回流，可导致循环功能紊乱。纵隔摆动刺激纵隔及肺门神经丛，可加重或引起休克。残气的对流（又称气摆动），加重了缺氧。吸气时将伤侧肺内的残气吸入健侧肺内，呼气时健肺从气管排出部分残气的同时，也有不少残气被送入伤侧肺内，造成残气在两肺间来回流动。这部分残气二氧化碳含量高，影响气体交换，加重缺氧。

### （三）临床表现

患者表现为烦躁不安、呼吸严重困难、脉搏细弱而频数、血压下降等。胸部穿透伤在呼吸时有空气进出伤口的响声，伤侧呼吸音消失或减低。

### （四）治疗

所有开放性气胸患者均有可能危及生命，一经发现，必须紧急处理。

（1）立即封闭胸腔伤口，如先用纱布填塞伤口，再用胶布固定以使开放性气胸转变为闭合性气胸。但必须防止有张力性气胸的危险。

（2）立即气管内插管进行机械呼吸，在严重损伤时这是最好的治疗方法。在呼吸循环功能紊乱尚未得到纠正或稳定之前，如无其他需要紧急手术的适应证，清创手术在气管内插管麻醉下施行，能仔细检查伤口，置入胸腔闭式引流管，再关闭胸腔。气管内插管麻醉能立即消除纵隔摆动，使肺复张。

（3）应用抗生素防治感染。

# 三、张力性气胸

## （一）病因

闭合性或穿透性损伤均可引起张力性气胸。

## （二）病理生理

肺或支气管的损伤很小，由于裂伤的创口呈单相活瓣，吸气时空气推开活瓣进入胸腔（图3-5），呼气时活瓣闭合，因而随呼吸使空气源源不断地进入胸腔，胸腔内压力不断增加，肺组织被完全压缩，并将纵隔推向健侧，使健侧肺受挤压，呼吸通气面积减少，但血流仍灌流不张的肺泡产生分流，可引起严重呼吸功能障碍、低氧血症。这时由于胸内正压使静脉回心血量减少，另外纵隔移位使心脏大血管扭曲，将迅速导致呼吸与循环功能衰竭。

## （三）诊断

临床诊断一般较容易，伤侧胸壁饱满，肋间隙变平，患者呼吸活动减弱，气管向对侧移位，使空气吸入受阻。叩诊呈鼓音，呼吸音减低或消失。如患者躁动不安、大汗淋漓、高度呼吸困难、发绀、所有胸颈呼吸肌均参与剧烈动作、脉快而细弱、血压下降并常伴有纵隔及皮下气肿。一旦出现上述症状后应立即处理，不应拖延或拍摄X线胸片，若因张力性气胸已出现血压下降，则数分钟后心搏将停止。

注意在应用机械呼吸时可并发张力性气胸。潮气量正常，而通气压增加伴有中心静脉压升高，表示存在张力性气胸。

有以下两种情况可使诊断困难。①在严重肺损伤出现严重肺水肿，或已有纤维化者，肺将无法被压缩，因此，即使出现张力性气胸，仍能闻及呼吸音。②若已有胸膜粘连，仅可产生局限性张力性气胸，这时几乎无法从临床做出诊断。X线胸片见整侧肺压缩，纵隔向对侧移位，横膈平坦圆顶消失。在这种病例中，纵隔移位是重要的诊断依据。

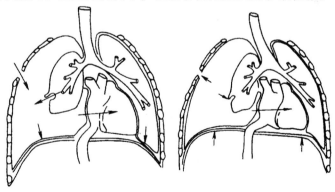

图3-5 张力性气胸

## （四）治疗

正确的治疗是立即减压，可先放置胸腔闭式引流管，使大量气体得以逸出。如一时无胸膜腔引流管，则可在第2或第3肋间锁骨中线，用粗针穿入排气减压使张力性气胸转变为单纯性气胸。可于穿刺针尾端拴一橡胶指套，其顶部剪一小口，制成活瓣排气。或可将静脉输液用的乳胶管取下，下端放入100～200 mL盐水输液瓶内，并于瓶口用胶布固定，以防滑出。

患者经急救处理，一般情况有所改善。应于局部麻醉下在锁骨中线第 2 或第 3 肋间隙插管，做胸腔闭式引流术。漏气停止及肺充分膨胀后 24 ~ 48 h 即可拔管。如胸腔闭式引流有重度漏气，呼吸困难改善不显著，肺未能复张，疑有严重的肺裂伤或支气管断裂时，应行开胸探查，修复漏气的破裂口。

有学者指出即使临床判断有错误，或置入胸膜腔闭式引流管后未发现张力性气胸，也无特殊妨碍。反之，如张力性气胸被误诊或延误治疗，则多导致致命的后果。

（李　霞）

# 第四节　创伤性血胸

## 一、病因

创伤性血胸的病因主要包括以下几方面。①肋骨骨折及其他胸壁损伤，常伴有壁层胸膜撕裂，出血多来自肋间动静脉和胸廓内动静脉，其来源于体循环，压力较高，出血常为持续性，不易自然停止，往往需要开胸手术止血。②肺组织破裂出血。因肺动脉压明显低于体循环压，而且受压萎陷的肺血管通过的循环血量比正常时明显减少，因而肺实质破裂的出血可在短期内自然停止，需行开胸者不多。③胸内血管损伤，心脏或大血管出血，包括主动脉及其分支，上、下腔静脉和肺动、静脉出血。出血量多而猛，大多数患者死于现场，少数得以救治。以上都可产生血胸。另外，脊柱骨折，尤其是 $T_4$ ~ $T_6$ 骨折也可形成血胸，常在损伤数天后才引起注意。

血胸除局部影响外（如对肺的压迫，使纵隔移位），使健侧肺也受压，并影响腔静脉回流，还有失血问题，胸腔能容纳 6 L 血液，所以胸腔出血本身不会产生填塞止血作用。当胸腔内迅速积聚大量血液，超过肺、心包和膈肌运动所起的去纤维蛋白作用时，胸腔内积血发生凝固，形成凝固性血胸。凝血块机化后形成纤维板。限制肺与胸廓活动，损害呼吸功能。

## 二、诊断

大量血胸可使呼吸音减弱，叩诊呈浊音，但少量血胸在临床上很难被发现。当积血量少于 200 mL 时，X 线胸片很难做出诊断，尤其卧位时更难，如果是少量出血，在临床上无重要意义。在较严重的血胸，如患者取卧位摄片，则不能见到典型的沿胸壁倾斜的胸腔积液现象，仅见损伤侧胸腔呈云雾状增深甚至完全不透光，严重血胸可使纵隔向对侧移位。大量血胸产生失血性休克外，大量积血压迫肺使肺萎陷而引起呼吸、循环功能障碍。

X 线胸片有助于诊断。超声检查可看到积血的多少，有助于穿刺部位的选择定位（特别是小量血胸时）。若胸腔经穿刺抽出积血即可确诊血胸，但在凝固性血胸时则不易抽出或抽出的量很少。胸部 CT 检查能帮助进一步明确诊断。

对于早期血胸患者，除明确诊断外，还必须判断胸腔内出血是否停止，有以下情况考虑出血仍在继续。①脉搏加快，血压下降，经输血、补液等抗休克措施不见好转，或情况暂时好转又恶化。②血红蛋白和红细胞进行性持续下降。③放置胸腔闭式引流管，每小时引流血量超过 200 mL，持续 3 h 以上，流出血液色偏红。

# 三、治疗

血胸的复苏治疗，恢复血容量和对活动性出血进行止血，及早清除胸腔内积血，防治感染。对极少量血胸，仅呈肋膈角变钝者并不需进行治疗，但须严密观察。对少量血胸可做胸膜腔穿刺，必要时可重复进行；而多数患者有较大量的血胸，则首先应选择放置胸腔闭式引流管。

治疗目的和要求如下。

（1）尽量排净胸腔内的积血，应在损伤后早期血液未凝固或未纤维化前进行。

（2）使被胸腔积血压缩的肺得到复张。

（3）肺表面或胸壁的中等量出血时治疗的目的在于使肺膨胀紧贴壁层胸膜而起到压迫止血的效果。

（4）估计失血量：在腋中线第7肋间插入一较大的胸腔闭式引流管，负压吸引。对同时伴有气胸患者须放置2根胸膜腔闭式引流管。置入胸腔闭式引流管后，见有大量积血排出，不一定表示在引流时仍在出血，大多数病例积血排净后，出血多能逐渐停止。如因胸腔内出血造成休克经大量输血后仍无法纠正休克者，或疑有大血管或心脏损伤者，或有持续大量出血者应立即开胸探查。尚有将初次胸腔穿刺或闭式引流积血超过1 000 mL，列为紧急开胸的指征之一。但多数认为，初次胸腔膜穿刺或闭式引流积血较多，要提高对胸腔大出血的警惕性，有学者认为，更主要是根据伤员的具体情况来判断是否有活动性出血。

如血液已凝固无法经胸导管排出，凝固性血胸的病理改变结果是形成纤维胸。因此，及早有效的胸腔闭式引流术是预防纤维胸的最好措施。

当大量血胸无法引流时，即有手术取出凝血块的指征，或施行肺胸膜剥离术，这多应用于一侧胸腔的一半或一半以上已有密度增深阴影的患者。

手术应在损伤后1~2周内施行。在这期间胸腔镜下可顺利完成凝血块清除术。凝血块与肺组织粘连疏松，很容易分离，若凝血块已有机化，则可用纱布拭子帮助剥离。术后胸腔闭式引流时间应适当延长。

（宿鑫成）

# 第五节　创伤性窒息

创伤性窒息是一种较为少见的胸部、上腹部受到剧烈压迫后的综合征，常并发有胸部、中枢神经系统、眼部及肝、脾脏器的损伤，发生于车祸、战争、恐怖袭击、工厂或农场的意外伤害、自然灾害、房屋坍塌、故意伤害等。

## 一、病因

创伤性窒息是瞬间或严重的钝性暴力作用于胸部和（或）上腹部所致的上半身广泛皮肤、黏膜、末梢毛细血管扩张、淤血及出血性损害。当胸部与上腹部受到暴力挤压时，患者由于恐惧反应声门紧闭，抵抗来自胸壁的压力，从而导致胸内压骤然剧增，右心房血液经无静脉瓣的上腔静脉系统逆流，造成末梢静脉及毛细血管过度充盈扩张并破裂出血。该症状由Tardieu在1866年描述。

## 二、临床表现

临床表现为面、颈、上胸部皮肤出现针尖大小的紫蓝色瘀斑、水肿，颈部、口唇发绀，颜色可为蓝红色到蓝黑色，以面部与眶部最为明显。口腔、球结膜、鼻黏膜瘀斑，甚至出血。视网膜或视神经水肿或出血可产生暂时性或永久性视觉障碍。鼓膜破裂可致外耳道出血、耳鸣，甚至听觉障碍。

创伤性窒息患者最常见的并发伤是胸壁软组织挫伤、胸骨骨折、锁骨骨折、多发肋骨骨折、血胸、气胸及肺挫伤。若暴力力量大，作用时间长，则会导致肝、脾破裂，意识障碍，昏迷，眼球突出，视网膜出血，甚至失明。

## 三、辅助检查

### （一）胸部 X 线检查

肋骨、胸骨骨折、气胸、血胸。

伤后多数患者有暂时性意识障碍、烦躁不安、头晕、谵妄，甚至四肢痉挛抽搐，瞳孔可扩大或极度缩小，上述表现与脑内轻微点状出血和脑水肿有关。若有颅内静脉破裂，患者可发生昏迷或死亡。

患者下肢无临床表现的原因是由于下肢静脉系统存在静脉瓣，静脉压力相对较高；另外，气道压力增高会压迫下腔静脉从而保护身体的下半部分。

### （二）胸部 CT 检查

胸部可见肋骨骨折、胸骨骨折、气胸、血胸。

### （三）实验室检查

肌酸激酶（CK）、乳酸脱氢酶（LDH）、天冬氨酸氨基转移酶（AST）、丙氨酸氨基转移酶（ALT）水平升高。

### （四）动脉血气分析监测

分析是否存在呼吸衰竭，有无顽固性的低氧血症和二氧化碳潴留，指导是否需要气管内插管呼吸机支持治疗。

## 四、诊断

依据典型的临床症状和体征，常可以迅速做出诊断，但在临床工作中要特别注意的是在考虑到创伤性窒息后应该立刻推测并通过客观辅助检查证实暴力所致的胸腔、颅内及腹腔内气管的损伤程度。视觉障碍常提示视网膜出血或水肿，前者往往是永久性的失明，而后者则是暂时性的损伤。约有 1/3 的患者损伤时伴有意识障碍，应通过头颅 CT 检查，明确有无颅内出血，一般而言，创伤性窒息所致的中枢神经系统症状往往在 24～48 h 缓解，若能长期生存后遗症较为少见；极少部分患者伴有颅内出血，其原因为颅内静脉窦有吸震的特性，当吸收剧烈震动时会破裂出血。

## 五、治疗

创伤性窒息临床表现颇为明显，但病程往往是自限性的，其所致的出血点及瘀斑，一般于 2~3 周自行吸收消退。治疗措施包括：迅速解除胸部及上腹部的压迫，头侧抬高 30°，吸氧；动脉血气分析提示顽固性的低氧血症或二氧化碳潴留时需要迅速给予支持治疗；气管内插管，呼吸机辅助呼吸；重新建立良好的氧合和血流灌注后，患者预后一般较好。值得注意的是有些伤员在压力移除后可发生心搏、呼吸停止，应做好充分的抢救准备。一般患者在严密观察下对症处理，有并发症者应针对具体伤情给予积极处理。

患者预后取决于原始肺功能状态和承受压力大小，持续时间的长短以及有无并发伤。长时间的压迫会导致大脑缺氧产生神经系统的后遗症。

（宿鑫成）

# 第四章

# 食管疾病

## 第一节　食管异物

### 一、流行病学特点

食管异物是临床常见的急症，近10年来报道增多。食管异物可发生于任何年龄，常以10岁以下儿童与50岁以上成年人多见。男性发病率多于女性，男女发病率之比为3∶1，通常食管异物的发病率与当地的饮食习惯、食物种类、烹调方式及不良劳动习惯有关，沿海沿江地区以鱼骨鱼刺多见；山区盛产水果，以果核、果皮多见。由于许多的病例没有进行报道，实际发病例数难以统计。

### 二、病理

异物嵌顿到食管某一部位后，局部即产生炎症反应，其轻重与异物有无刺激性、边缘是否锐利以及异物存留时间长短有关。光滑无刺激的异物如硬币等，可以在食管内存留数月甚至数年之久，而食管仅有轻度肿胀及炎症。若为枣核、骨刺等尖锐性异物，则可能刺破食管黏膜，食管局部可迅速出现炎症肿胀，继而发生溃疡或穿孔，形成食管周围炎、脓肿和纵隔炎。如果此类异物靠近大血管，严重者可腐蚀并穿透血管壁，发生致死性大出血。长期存留在食管内的异物因长时间的刺激，可产生食管狭窄，其上段食管可扩张或形成憩室。少数病例可逐步破溃进入气管，形成气管食管瘘。

### 三、临床表现

食管异物的临床表现与异物所在部位、大小、性质有关。多数发生食管异物后即有症状，通常症状的严重程度与异物的特征、位置及食管壁的损伤程度有关，尤其是异物有无穿破食管壁。主要有以下临床症状。

**1. 吞咽困难**

吞咽困难与异物造成的食管梗阻的程度有关。完全梗阻者症状明显，流质难以下咽，多在吞咽后立即出现恶心、呕吐；对于异物较小者，仍能进食流质或半流质饮食。

**2. 异物梗阻感**

异物偶然进入食管后，患者有异物梗阻食管内的感觉，若异物在颈段食管则症状更为明显，患者通常定位在胸骨上窝或颈下部；若异物在胸段食管可无明显梗阻感或仅有胸骨后异物哽咽感。

### 3. 疼痛

异物嵌顿在上段食管疼痛最为明显，吞咽时疼痛加重甚至不能转颈；异物嵌顿在中段食管疼痛可在胸骨后，有时放射到后背；异物嵌顿在下段食管疼痛更轻，可引起上腹部不适或疼痛。疼痛程度常表示异物对于食管壁的损伤程度，较重的疼痛是异物损伤食管肌层的信号。通常光滑的异物引起钝痛，尖锐的异物引起剧烈锐痛，食管黏膜损伤常为持续性疼痛，且随吞咽运动阵发加重。有时疼痛最剧烈处可提示异物的停留部位，但其定位的准确性有限。

### 4. 涎液增多

涎液增多为常见症状，儿童较成年人增多且较其他症状明显。异物嵌顿于颈段食管时更为明显，如严重损伤还可出现血性涎液。导致涎液增多的原因是咽下疼痛、吞咽困难和食管被堵塞的综合作用，异物局部刺激也可使涎液分泌增加。

### 5. 反流症状

异物存留食管后可发生反流症状，其反流量取决于异物阻塞食管的程度和食管周围组织结构的感染状况，少数患者会出现反射性呕吐。

### 6. 其他

呼吸困难、咳嗽、发绀等呼吸道症状主要见于婴幼儿，尤其是在食管入口处及食管上段的异物。异物较大或尖锐带刺者，可压迫喉或损伤黏膜引起炎症。呕吐物的误吸或异物刺伤喉、气管壁，使部分异物从食管排到气管，形成迁移性异物，引起上述的呼吸道症状。

### 7. 并发症

食管异物并发症发生率为 3%~7%，死亡率低于 1%。异物穿破食管可形成各种并发症，食管内并发症最为常见，主要包括食管炎、咽食管憩室（Zenker 憩室）、食管瘢痕性狭窄等；食管外并发症包括食管穿孔、食管周围脓肿、颈间隙感染、纵隔感染及脓肿、食管气管瘘、脓气胸及大血管破裂出血等，其中食管穿孔最为常见，而且是其他各种食管外并发症的病理基础。并发食管外并发症时，患者可出现相应的全身症状和局部表现，特别要警惕的是可以引起致死性大出血的食管主动脉瘘，其中以主动脉弓破裂最为多见。一般情况下，绝大多数食管异物患者体温升高，出现并发症时体温高达 39 ℃以上，有明显的脱水，严重者甚至有全身衰竭的情况发生。呼吸困难持续较长时间而未得到改善者，可出现呼吸性酸中毒。

## 四、诊断

吞咽异物的病史对于诊断非常重要，多数学者认为依据病史和症状即可诊断食管异物，其正确性较 X 线检查可靠。凡患者有明显的食管异物病史，以后又出现吞咽困难、疼痛或其他症状，即应怀疑异物存留。

但婴幼儿不能直接陈述和表达其症状，加之喂养的流质食物（牛奶等）易于通过异物停留处，因此，可不出现吞咽困难或因出现呼吸道症状而延误诊断。当一些婴幼儿出现拒食、涎液突然增多、进食后不明原因的呕吐、烦躁不安、用手搔抓颈部等，应考虑为本病。

尖锐异物嵌顿于颈部食管者，在吞咽时面部有特殊的痛苦表情。检查时可嘱患者饮水，观察其吞咽困难及面部痛苦表情有诊断意义，此法称为"喝水诊断法"。如尖锐异物已刺入食管壁，则上述症状加重。并发颈部炎症肿胀时不能应用此法检查，以免咽下的水流至食管外或进入气管。

影像学检查是判断有无食管异物及异物停留部位的有效辅助检查，对 X 线不透光的异物如金属异物，具有重要诊断意义。但某些骨片可因显影差或体积较小而不能在透视上看出，则行 X 线正、侧位摄片。

对于 X 线完全不显影的异物，可在 X 线检查时选用少量钡剂造影，以便显示异物，或观察有无钡剂停留情况，即可间接判断异物的存在。钡剂为白色药剂，若大量滞留于异物表面，不仅妨碍食管镜的观察，也会影响异物的取出，一般尽量避免使用。对于食管穿孔者，禁用钡剂造影，主张采用水溶性对比剂显影，其优点是稀薄，可自行吸收。

一些间接的放射影像学征象有助于异物的诊断，如椎前软组织肿胀增厚、气管和食管移位、咽食管憩室、上纵隔增宽等。食管穿孔初期最常见的放射学改变为食管周围有气体。CT 对 X 线透光异物的显像效果良好，多数病例报道表明 CT 扫描对检测食管细小异物较常规 X 线检查更有价值。

食管镜检查包括硬性金属食管镜和纤维食管镜检查，是最可靠的检查手段。检查时可发生恶心或呕吐，食管腔因此扩张，部分横位的尖锐异物如枣核等可脱落而咽入胃内，使食管镜检查时看不到异物存留，但若发现食管局部有损伤或充血肿胀则说明曾有异物存留。通常镜下所见的异物类型为阻塞型、刺入型和混合型，检查时一经发现即予以取出。但在婴幼儿例外，食管镜插入后患儿出现明显的呼吸困难，此时虽已看清异物也不应做一次性取出，应立即拔出食管镜，行气管内插管或气管切开术，呼吸困难缓解后再插入食管镜取出异物。

# 五、治疗

凡有食管异物的患者，应及时取出异物。异物存留时间越长，局部反应越大，炎症越重，不仅妨碍食管镜下观察也妨碍异物取出。尽早取出异物不仅可减轻患者痛苦，也可防止并发症的产生和发展。

患者就诊时间在发病后 12～24 h，一经确诊，应尽快做食管镜检查，行异物取出。患者就诊时间在发病后 24 h 以上或全身情况较差、局部有感染时，可进行短时的支持疗法及控制感染后再行异物取出。若已发生食管穿孔，有气肿或食管周围尚无脓肿形成时，先采用广谱抗生素静脉滴注或肌内注射及支持疗法，适当时机取出异物。食管异物并发颈段食管周围脓肿或咽后脓肿且积脓较多时，应考虑施行颈侧切开、咽侧切开术，充分引流脓液。异物已穿破食管壁，并发有纵隔脓肿等病变，或异物嵌顿甚紧，食管镜难以取出时，应开胸处理。

## （一）食管镜下异物取出法

对怀疑有异物的患者都应做食管镜检查，可起到诊断与治疗作用；若已诊断为异物，尽量是在食管镜下取出，越早越好，以免炎症加剧或出现并发症。

### 1. 食管异物取出术的麻醉

食管异物取出术可在局部麻醉下进行，但对精神紧张的患者、不合作的患者、小儿及年老体弱者等应行口腔插管全身麻醉，以避免因不配合出现损伤，同时也避免食管镜压迫所致呼吸困难。而嵌顿于食管的义齿或其他难取的异物，全身麻醉下可使食管肌肉松弛，解除食管痉挛，有利于异物的取出。

**2. 食管镜下异物取出手术方法**

食管上段异物多卡在环咽肌上下，呈水平位，尖形异物两端卡于食管壁上，硬币等扁圆形异物则常紧贴于食管后壁。做食管镜时，必须逐步深入，食管镜经常保持在食管内正中位置，可同时看到食管前、后、左、右四壁，进而避免超越异物而致漏诊。

异物上方常停留食物等，如发现有食物存留，则可判断其下方必有异物。应将一切腐烂的食物耐心地吸出或取出，充分暴露异物的位置及其周围情况。若异物与食管镜远端还有一定的距离，夹住异物后应将食管镜推下接触到异物，然后将食管镜与钳子一并取出。这样食管远端可以缓解异物周围的痉挛以利于异物的取出，也保护了食管壁不被异物的尖端所损伤，异物也不被痉挛的食管卡住。

如异物直径较食管镜内腔大，不能由食管镜内取出，必须与食管镜一并取出，有的长形异物卡于食管内可以先夹异物的一端，使其转位松脱，然后与食管镜一并取出。

发生于 2 岁以内儿童的食管异物，如枣核、杏核等大多停留在环咽肌入口之上，可用直达喉镜下夹取较方便。

胸部食管异物常停留于相当于气管分叉处、主动脉弓水平，用 30 cm 长的食管镜也能见到。因胸部食管周围组织较松，食管有伸缩性，所以停留于食管第二狭窄部位异物多较大、不整齐。取胸部上 1/3 食管部位异物时，须考虑异物的形状。一端尖另一端钝的异物，可先夹住钝的一端，往上轻拉，即能使尖端脱位转动利于取出。如两尖端均刺入食管壁，则以食管镜稍向一侧推动，使一侧异物尖端脱位，夹住这一端向上拉，另一端即能脱位，便于在食管镜内取出。

遇到大而不能转位的异物，须牢牢夹住异物中间部位，将食管镜推下接触异物，然后将钳子与食管镜一同缓慢退出。这样能克服异物通过环咽肌入口部被卡掉的可能性。

嵌顿性巨大异物，疑与主动脉弓有关联，应开胸取出异物；掉入胃内的食管异物，应采用胃镜或腹腔镜取出异物。

近年来还有学者用冷光源纤维食管镜或胃镜取食管异物。该镜优点为：①镜体软、细，患者痛苦小易于接受；②冷光源照明亮度高；③镜体可弯曲，患者也可改变体位，便于异物取出。但是从纤维食管镜的构造及钳子种类和性能看，远不能适应所有异物手术的要求。因此，硬质食管镜目前仍为取异物的主要手段。

## （二）手术治疗

虽然大多数食管异物可经食管镜取出，但仍有少数病例经食管镜难以取出，或因异物导致的并发症，如食管周围脓肿、食管穿孔及食管动脉瘘等需要外科手术引流。

**1. 食管周围脓肿的手术方法**

（1）食管镜内切开引流术：主要用于胸段食管周围较小的脓肿，通过食管镜切开引流，也可引流后在脓腔放入细导管进行灌注。术后可取头低足高位以利于引流。

（2）颈侧切开术：异物穿孔引起的颈段食管周围脓肿和后上纵隔脓肿，可采用颈侧切开术。手术可在局部浸润麻醉下施行，沿胸锁乳突肌前缘切开，逐层解剖至食管间隙，切开脓腔，吸尽脓液，用手指触摸探寻异物，找到异物后予以取出，应注意不要为方便异物取出而过多的扩大食管破口，更不应修补破口。异物取出后，仔细冲洗创口，如感染波及后上纵隔，可在后上纵隔放置乳胶管引流及破口附近放置烟卷引流。术后抗感染，鼻饲营养支持及更换敷料，绝大多数病例可获得治愈。

（3）后纵隔切开引流术：异物所致脓肿，多数很快破入胸腔，引起脓气胸。但仍有少数患者就诊时仍表现为后纵隔脓肿。第4胸椎以上的纵隔脓肿可通过颈部切口引流，第4胸椎以下者可通过背部引流，纵行切开皮肤、皮下组织，分离肌层，根据脓肿大小切除小段肋骨1~2根，进入脓腔后吸尽脓液，注意勿损伤胸膜。如为多房性，可用手指轻柔分破。冲洗脓腔后，用盐水纱布或凡士林纱布填塞引流。术后禁食、输液、抗感染，及时更换敷料，明确食管破口愈合后，才可经口进食。

**2. 食管切开异物取出术**

对于巨大异物或食管镜下难以取出的异物，无食管穿孔或穿孔早期，可以切开食管取出异物。

（1）颈段食管异物：可采用前述的颈侧径路。进入食管间隙后用手指触摸到异物部位，将食管稍加游离，切开食管，取出异物。可分别缝合黏膜及肌层，或做全层缝合，最后用附近组织覆盖加强。切口冲洗和放置烟卷引流条，逐层缝合。术后禁食、输液、抗感染，3 d后，经口进食流质，逐渐恢复正常饮食。

（2）胸段食管异物：上段或中段食管异物可采用右后外侧切口进胸。进入胸腔后切开纵隔胸膜，用手指触摸食管，找到异物后，在异物部位食管处缝牵引线2根，切开食管，取出异物，分层或全层缝合食管，用纵隔胸膜或肋间肌瓣覆盖加强缝合口，冲洗胸腔后，放置胸膜腔闭式引流管，逐层关胸。术后给予禁食、输液、抗感染治疗。

**3. 食管穿孔**

异物引起食管穿孔很常见，在引起食管穿孔的原因中，食管异物仅次于医源性穿孔而位居第2位，异物引起的穿孔多由尖锐异物，特别是异物吞入后强吞饭团企图迫使异物进入胃内容易引起穿孔。

**4. 食管主动脉瘘**

食管主动脉瘘是食管异物少见而最为凶险的并发症，多发生在主动脉弓，发生率在2%左右。

食管主动脉瘘主要是由异物穿破食管后继而穿破主动脉引起，也可因感染累及。如发生此类并发症，常因发生大出血死亡，因而邻近主动脉的食管异物应高度重视。患者如有少量呕血，多为大出血的前兆，应积极抢救，在低温麻醉下做好阻断主动脉及左心转流的准备，一般采用左胸径路行瘘修补术、血管移植或主动脉旁路手术，但往往出血迅猛，不能得到及时诊治，死亡率极高。

# 六、预防

（1）进食时要细嚼慢咽，不宜匆忙。

（2）教育儿童不要把玩具放入口内，以免不慎误咽。

（3）睡前、全身麻醉或昏迷患者，应将活动的义齿取下。

（4）误吞异物后，切忌强行吞咽大口食物以图吞下，以免加重损伤，增加手术困难，应立即赴医院诊治。

（王一丹）

# 第二节 食管穿孔

食管穿孔是非常严重的食管创伤，特别是胸内食管穿孔，死亡率高达 25%~50%。食管穿孔后引起的病理生理改变很严重，如未及时救治，可迅速导致患者死亡。穿孔后 24 h 内采取积极治疗措施，死亡率为 9%；而延误治疗，则死亡率高达 86%。因而，早期诊断和及时正确的处理，是提高治愈率和降低死亡率的关键。

## 一、分类

### 1. 外伤性食管穿孔

外伤性食管穿孔分为开放性食管穿孔和闭合性食管穿孔两类。开放性食管穿孔主要是由枪弹、弹片及刃器引起。食管有其解剖位置的特点，特别是胸段食管，前有心脏、大血管、气管和胸骨，后有脊柱，两侧有肺和肋骨保护，因而胸段食管外伤所致开放性穿孔少见。即使损伤食管，也经常并发心脏、大血管和气管的损伤，患者来不及抢救而在现场死亡。国内曾有杂技表演时吞剑引起食管穿孔的报道。因而，开放性食管穿孔以颈部食管穿孔多见。闭合性食管穿孔可由于胸骨与脊柱直接突然遭受挤压而引起食管广泛破裂，这类损伤更为少见。

### 2. 医源性食管穿孔

医源性食管穿孔比例占各类食管穿孔的首位，最常见的原因是内镜检查、食管扩张、食管镜下行组织活检及食管旁手术等造成的穿孔。此外，气管内插管、插入胃管、三腔管气囊破裂甚至食管动力学检查均有引起食管穿孔的报道。由食管内镜检查引起的穿孔，大多数发生在食管入口环咽肌以下部位，此处前有环状软骨，后有颈椎，周围有环咽肌，是食管最狭窄处。食管下段及贲门附近穿孔，多数在食管原有疾病基础上发生。Berry 报道食管穿孔伴发的基本病变以食管裂孔疝最多，其次为食管狭窄、贲门失弛缓症、食管痉挛及食管肿瘤等。

医源性穿孔的死亡率低于其他原因引起的穿孔，其原因可能是：①穿孔约 40% 见于颈段食管，而颈段食管的穿孔较胸内食管穿孔预后较好；②这类穿孔多能早期发现，及时治疗；③检查前经过进食等准备，污染较轻；④检查造成的食管穿孔破口大多较小，即使引起纵隔及胸腔感染也较轻。

纵隔手术、食管裂孔疝修补术以及迷走神经切断术等手术都有可能损伤食管引起穿孔。常见于食管下段或腹内食管，且多在食管后壁，在有食管周围粘连而进行盲目分离时，更容易造成食管损伤。

### 3. 异物性食管穿孔

异物嵌顿也为食管穿孔的常见原因，其发生率位居第 2 位，仅次于医源性引起的穿孔。引起食管穿孔的多为尖锐、不规则或体积较大的异物，如骨、义齿等。异物刺破或压迫食管壁引起坏死，或强行吞咽饭团或大块食物试图将异物推下而致食管穿孔，也可因通过内镜取出不规则的异物而造成食管穿孔。异物引起的食管穿孔常见于食管的 3 个生理狭窄处，其中以主动脉弓处穿孔尤为严重，有刺破及腐蚀主动脉引起致死性大出血的危险。因而，若通过内镜取出异物有困难，应急诊开胸，在发生感染前切开食管取出异物，是简单而安全的做法。

## 二、病理生理

尽管引起食管穿孔的原因不同，但穿孔后的病理生理变化是一致的。食管穿孔后，具有强烈刺激作用的为内容物及带有各种口腔内细菌的唾液和食物等，迅速经破口进入纵隔，引起严重的纵隔感染。炎症在纵隔内迅速扩散，并可侵蚀穿破胸膜进入胸腔，形成一侧或双侧液气胸。因进入的细菌中含有厌氧菌，常引起腐臭性脓胸。有的食管穿孔来势凶猛，食管破裂的同时，胸膜随即破裂，液气胸出现甚早，纵隔和胸腔感染，大量液体丧失，毒素吸收，患者很快发生休克。因吞咽使空气由破口不断进入胸腔，可以产生张力性气胸，更加重呼吸、循环功能紊乱，如不及时救治，患者可迅速死亡。

纵隔内炎症扩散迅速的原因是：①纵隔内均为疏松结缔组织，除胸廓入口处稍狭小外，并无其他的脏器组织可以阻挡感染的扩散，食管穿孔后空气进入纵隔内形成纵隔气肿，为含有多种细菌的消化液进入纵隔创造了有利条件；②吸气过程中，纵隔负压增加，更有利于空气和消化液吸入纵隔；③心脏搏动、食管蠕动及吞咽活动等，对感染的扩散均起促进作用；④口腔内含有多种细菌，尤其是口腔内有感染时，对纵隔感染及炎症的扩散起着重要作用。

## 三、临床表现和诊断

早期诊断，及时而正确的处理是降低死亡率的关键。延误诊断的原因主要是对食管穿孔认识不足。对穿透伤引起的食管损伤常并发其他部位严重伤而将食管损伤忽略。至于医源性或异物引起的食管穿孔，诊断较容易。

由颈部开始的皮下气肿应怀疑食管穿孔，胸部 X 线检查很有帮助。纵隔气肿、液气胸是诊断食管破裂的重要依据。食管造影如显示造影剂外溢即可肯定诊断。但阴性结果也不能排除食管穿孔的可能。对可疑病例应重复检查，使用造影剂以碘油或水溶性碘剂为宜，钡剂不宜采用，因为残留于纵隔或胸腔的钡剂可引起并发症。

采用食管镜检查诊断食管穿孔的意见目前尚不一致。有的学者认为不必作为常规检查，有的学者则认为在怀疑食管穿孔而 X 线检查阴性时应行食管镜检查。

诊断中，除明确穿孔的诊断外，对穿孔的部位及大小也应了解，这对治疗方案的制订很有帮助。

### 1. 颈段食管穿孔

颈段食管穿孔由于部位高而较浅表，且其发生多由于器械检查或异物嵌顿，故易早期诊断。其临床表现为颈部疼痛及胀痛，吞咽或颈部活动时加剧，或出现吞咽困难及呼吸困难，此种表现易与一般器械检查损伤或未穿孔的食管异物引起的疼痛相混淆，但检查时胸锁乳突肌前缘往往有压痛，局部可有肿胀及皮下气肿，体温升高及白细胞计数逐渐增加。X 线检查发现颈筋膜层有游离气体。倘若能排除气管损伤，食管穿孔的诊断基本可以确立。穿孔后颈部感染可以扩展全纵隔，引起纵隔感染，若已形成脓肿，X 线检查可显示致密阴影，其中可有气液面，造影见到对比剂漏出食管外，即可明确诊断。

### 2. 胸段食管穿孔

胸段食管穿孔较颈段食管穿孔更为紧急危险，若未及时发现和治疗，死亡率极高。胸段食管穿孔后，常伴有剧烈疼痛，主要位于胸骨后或上腹部。若已破入胸腔，刺激胸腔可出现患侧胸痛。食管下段穿孔常出现上腹部肌紧张，易误诊为胃十二指肠溃疡穿孔。因纵隔炎，脊椎活动可使疼痛加剧，患者多呈强迫体位。感染波及下肺韧带及膈上胸膜，可引起肩部疼痛。器械检查所致的穿孔较小，疼痛可不明显。可有吞咽困难及发绀。由于体液的丧失，毒素的吸收，表现为脉快、体温升高，严重时出现休克。

纵隔气肿是食管穿孔的早期征象，50%以上的病例在颈部及面部有皮下气肿。X线检查可见纵隔积气或纵隔影增宽，一侧或两侧液气胸，对食管破裂的诊断很有帮助。食管造影检查不仅可以明确诊断，而且还能明确破裂部位。有学者曾研究正常人胸腔积液中 pH 约是 7.4，如果抽出的胸腔积液呈酸性，pH < 6.0，应考虑下段食管穿孔。也可以口服亚甲蓝（美蓝）溶液，若抽出液呈蓝色，对于诊断也有帮助。

## 四、治疗

食管穿孔治疗能否成功往往取决于穿孔的部位、裂口的大小、入院的迟早和治疗措施是否正确。如果治疗时间延迟到 24 h 以上，其死亡率高于早期治疗的 3 倍。但是如何制订出最好的治疗方案，以及手术的决定和选择，应根据每个患者的具体情况来确定。

### （一）非手术治疗

**1. 非手术治疗的适应证**

（1）患者入院较晚，穿孔已局限。

（2）有些小穿孔和消化道内容物漏出体征极少的患者。

（3）某些不需要引流也可解决的颈部穿孔。

**2. 非手术治疗的主要措施**

（1）禁食：凡有食管穿孔的患者，应予以禁食，以免食物由破口流入纵隔或胸腔内，加剧感染扩散，并嘱患者尽量将唾液吐出或于破口上方放置胃管吸引。

（2）支持疗法：患者禁食，加之严重感染及体液丢失，常致脱水、电解质平衡失调及全身消耗衰竭。因而在治疗上除纠正脱水及电解质紊乱外，应加强营养支持，必要时补充红细胞、血浆、清蛋白，通过鼻饲或空肠造口管给予肠内营养。

（3）抗感染治疗：使用大剂量广谱抗生素，对取得的分泌物或穿刺液进行细菌培养及药敏试验，根据结果选择合适的抗生素。

### （二）手术治疗

**1. 颈段食管穿孔的手术治疗**

颈段食管穿孔大多是器械损伤引起，穿孔往往较小，发现较早，经非手术治疗 80% 的病例可痊愈，但在以下情况可考虑手术治疗。

（1）对裂口较大和穿透伤引起的穿孔，伤后 24 h 内可将食管裂口一期缝合；24 h 后，多不主张一期缝合，而是放置引流。

（2）穿孔时间较久，或经非手术治疗患者出现发热、白细胞增多。X线检查已出现颈部及纵隔感染、脓肿形成。一般对于第 4 胸椎平面以上的纵隔感染，都可经颈部切开引流，同时给予鼻胃管饲食，创口大多能很快愈合。

（3）颈部异物穿孔已形成局部脓肿者。

（4）有远端梗阻的穿孔，应给予解除梗阻的手术治疗。

颈部食管穿孔如行修补术，可经左侧胸锁乳突肌前缘做斜行切口，逐层解剖进入食管间隙，游离出食管，间断缝合修补裂口，冲洗切口，并放置引流。如行切开引流，则应根据肿胀及压痛的部位来决定，切开前先做穿刺进一步判明脓肿部位。如肿块及压痛在颈部两侧均较弥漫，可以经右颈切口引流，因为食管距右侧胸膜较远，其间隙较宽，引流较好，而不易伤及胸膜。切开脓肿吸尽脓液，如是异物穿孔，应将异物取出，可放置烟卷式引流管 2 根或上方用烟卷式引流管、下方用软胶皮管引流。

**2. 胸段食管穿孔的手术治疗**

胸段食管穿孔预后较差，死亡率甚高，多数学者主张早期手术。但如早期发现较小的食管穿孔，而且有多为器械检查所致，纵隔炎还不明显，食管造影仅见纵隔积气而未见造影剂漏出或漏出较少者，允许在非手术治疗下严密观察。对穿孔发现较晚，但症状不严重，全身情况较好，穿孔转向自然愈合趋势，也可考虑非手术治疗。对年龄大、一般情况不佳、心肺功能不全的患者，开胸手术有很大风险，也可以非手术治疗为宜，尤其以器械检查损伤时间较短的患者，非手术治疗可能取得较好的效果。

开胸手术的目的在于胸腔的充分引流，修补裂口，防止纵隔及胸腔的进一步污染。经胸腔途径根据穿孔的部位来确定，下段食管穿孔，多破入左侧胸腔，应行左侧开胸；中段食管以上，多行右侧开胸。进胸后充分显露纵隔，将坏死及炎性组织清除。

（1）初期缝合修补：主要适用于穿孔后 24 h 内者，但也有不少超过 24 h 行修补术获得成功者，因而穿孔后的时间不是确定是否手术的唯一标准，而感染和食管壁炎性水肿的严重程度则是重要的决定因素。缝合修补时可将创缘稍加修剪，用细丝线间断缝合食管黏膜层和肌层，不能分层缝合者可做全层缝合，修补后可用纵隔胸膜、带蒂肋间肌瓣、心包瓣覆盖加强，下胸段食管穿孔处可用带蒂膈肌及胃底覆盖加强。

（2）闭合缺损：食管穿孔时间较久，食管壁严重水肿明显，裂口已不能直接缝合，如穿孔在下段或腹段，可用膈肌瓣，胃底或空肠移植片修补，无须将穿孔边缘对拢缝合，而将补片或移植片覆盖在穿孔周围，并缝合在健康食管肌层上。如用带蒂空肠移植片覆盖，可游离一段长约 8 cm 的带血管蒂的空肠，从结肠后引出，于肠系膜对侧切开肠管，除去黏膜层，从食管穿孔处边缘的食管腔内引出间断缝线，将空肠移植片盖在缺损上，缝线在空肠浆肌层移植片外结扎固定，再将移植片边缘缝合在食管健康肌层上。

（3）食管置管术：对晚期胸内食管穿孔，不能采用缝合修补或补片闭合缺损者，可开胸清除所有污染及坏死组织，通过食管穿孔在食管腔内放置 T 型管，并由胸壁引出，使食管内容物外流，在穿孔附近及胸腔内放置闭式引流。T 型管放置 3～4 周形成瘘管后拔出，改为开放引流。食管置管完后可行胃造口减压，空肠造口饲食。

（4）颈部食管外置（或造口）并胃造口术：晚期食管穿孔，胸腔感染严重或患者情况差不能耐受开胸手术者，可将颈段食管外置（或造口），胸腔闭式引流，并在腹部做小切口，将贲门结扎关闭，同时行胃或空肠造口饲食。这种手术方法的目的是阻止从口腔带入的感染和胃内容物反流对胸腔的刺激，促使感染得到控制及瘘口闭合，但大多数病例需要二期手术重建食管。

（5）全胸段食管切除术：经胸腔闭式引流及应用抗生素等治疗仍不能控制的严重纵隔和食管广泛损伤的病例，可行全胸段食管切除。颈部食管外置，贲门予以缝合关闭，做胃或空肠造口饲食，经 2～3 个月，患者全身情况好转后再行食管重建。

（6）原有食管疾病并发穿孔的处理：当食管穿孔远端有狭窄、贲门失弛缓症及食管裂孔疝等基础疾病，早期若患者情况允许，在穿孔缝合修补后，可针对基础疾病进行手术治疗。如贲门失弛缓症行贲门肌层切开术，食管裂孔疝者行食管裂孔疝修补术，狭窄食管者行狭窄部切除胃食管吻合术等。Fulton 等曾对狭窄处穿孔的病例采用腔内置管（Celestin 管），防止唾液和胃内容物污染纵隔而获得成功。如上述措施不能施行，可采用颈部食管外置，使每天约 150 mL 唾液不经破裂的食管，有利于裂口的愈合。

（王一丹）

# 第三节　食管化学烧伤

食管化学烧伤又称食管腐蚀伤，是由于吞服腐蚀剂如强碱或强酸等引起的食管组织损伤和炎症，是食管损伤中一种常见的类型。

## 一、流行病学特点

食管化学烧伤虽然发生率不高，但后果极为严重，最终可导致食管瘢痕性狭窄。成年人与儿童均可发生，儿童多为误服，而成年人除误服外，因企图自杀而故意吞服腐蚀剂者亦占相当比例。在我国，其确切发生率不详，但鉴于我国家庭对腐蚀剂的保存规范欠妥及普通人群对腐蚀剂的认知性欠缺，食管化学烧伤是一个应引起重视的问题。

## 二、病因

近年来，因吞服腐蚀剂造成的食管烧伤有增多趋势，主要原因估计是家用卫生器皿清洁剂的广泛使用。吞服腐蚀剂的原因主要有以下 3 种。

**1. 误服**

多为儿童，由于多数腐蚀剂外观无色，常被儿童误当作饮料服下，成年人误当作白酒而饮用，一般情况下，误服的患者服用一口即止。

**2. 工伤**

常发生于生产条件差、防护不力的工厂、作坊等。

**3. 自杀**

这类患者多有明确的自杀企图，多以吞服氢氧化钠为主，企图自杀者吞入腐蚀剂的量一般较大，损伤由口咽部下延及食管，甚至达胃和十二指肠。

酸性腐蚀剂以硫酸、盐酸、石炭酸等，碱性腐蚀剂以氢氧化钠、碳酸氢钠为主，川渝地区人们常用"烧碱"泡制火锅用的牛肚、黄喉等食材，引起的误服发生率较高。某些口服药物与食管黏膜长时间接触后也会引起黏膜的烧伤，如苯妥英钠、多西环素（强力霉素）、硫酸亚铁等，儿童玩具中的纽扣电池也有引起儿童误服，致食管烧伤的报道。

## 三、病理

食管烧伤的病理变化与腐蚀剂的种类及性质有关，吞服碱性腐蚀剂较常见，且损伤强度是酸性腐蚀剂的 10 倍以上。强碱能对食管组织产生液化性坏死，除能引起组织水肿外，强碱还向食管深层扩散，使组织蛋白变性、溶解、脂肪皂化及组织脱水，并在组织溶解时产生大量热量从而进一步加深组织损害。强酸可导致食管腔表面组织的凝固性坏死，这些凝固物一旦形成坚硬的焦痂，能够限制腐蚀剂向食管壁深层穿透，因而较表浅，较少侵蚀肌层。但由于不像碱性腐蚀剂那样能被胃酸中和，酸性腐蚀剂可造成严重的胃损伤。

## 四、损伤程度分级

食管腐蚀性烧伤的严重程度除与吞服腐蚀剂的性质有关外，还与腐蚀剂的剂量和浓度有密切关系，吞服 60 mL 以上的强碱就可导致患者死亡。固态腐蚀剂易黏附于黏膜表面，造成较小但深在的烧伤，而液态腐蚀剂进入食管，散布面积广，损伤也严重。轻型病仅是食管黏膜充血、水肿，数天后可消退。较严重者，食管浅表层组织坏死，食管黏膜可发生剥脱及溃疡形成、纤维素渗出，如损伤中止无其他并发症，此类病变尚可逐渐愈合。严重烧伤累积食管壁全层，形成深溃疡，甚至穿孔引起纵隔炎症，也可进一步腐蚀邻近大血管引起致命性大出血。即使没有穿孔出血，这种深溃疡在愈合后形成的瘢痕，也可引起不同程度的食管狭窄。根据食管组织的损伤程度，可将食管烧伤分为以下 3 度。

Ⅰ度：损伤食管黏膜和黏膜下层充血、水肿和黏膜上皮脱落，不累及肌层，一般不形成瘢痕性食管狭窄。

Ⅱ度：烧伤穿透黏膜下层而伤及肌层，黏膜充血严重、出血和出现水疱，表层坏死，深度溃疡，食管因此失去弹性和蠕动，大多形成瘢痕性食管狭窄。

Ⅲ度：烧伤累及食管全层及周围组织，甚至食管坏死穿孔而发生纵隔炎症，或形成瘘，可因大出血、全身中毒反应等死亡，幸存者也会出现重度食管狭窄，难以进食。

## 五、食管腐蚀性烧伤的病程

### 1. 急性坏死期（1~4 d）

误服腐蚀剂数小时内食管壁即出现剧烈炎性反应，食管黏膜充血水肿，表面糜烂，覆以渗出物、血液及坏死组织。若腐蚀食管全层，可致食管穿孔、食管周围脓肿及并发纵隔炎、感染性休克。甚至更严重者，可累及邻近器官，如可引起主动脉破裂，患者死于无法抢救的大出血；也可发生胃穿孔等。

### 2. 亚急性期（5~14 d）

坏死区黏膜脱落，形成溃疡伴肉芽组织形成，纤维母细胞浸润，胶原沉积，此时食管壁薄，最易穿孔，患者此时吞咽困难减轻，进入症状缓解期。

### 3. 瘢痕形成期（15 d 至 3 个月）

随着食管损伤区纤维组织形成，胶原进一步沉积，进入瘢痕形成期，肉芽组织逐渐转化为瘢痕，至第 3 个月，瘢痕形成基本完成，此间食管狭窄呈进行性加重。狭窄形成时间短者，食管损伤较轻，组织修复快，狭窄症状表现较轻；时间长者，组织修复时间长，瘢痕形成时间晚，狭窄严重。

食管烧伤常为节段性，最常发生狭窄的部位是食管主动脉水平，其次是颈段食管，再次是食管位于心脏后的部位。

## 六、临床表现

食管烧伤的症状轻重与腐蚀剂的种类、浓度、食管组织与其接触时间长短有关。

## （一）急性期表现

### 1. 局部疼痛

吞服腐蚀剂后可立即引起唇、口腔、咽喉、颈部以及胸部中等或重度疼痛，大量流涎、呕吐、拒食。

### 2. 吞咽疼痛和吞咽困难

早期因食管痉挛、水肿所致，患者饮水困难，唾液也难以下咽。

### 3. 呼吸道症状

呛咳、呼吸急促或呼吸困难，早期由于腐蚀剂反流，可累及声门，引起声门水肿，甚至发生误吸性肺炎，并可在后期导致呼吸道狭窄。

### 4. 呕血

烧伤严重可致呕血，少量呕血多由创面渗血或坏死组织脱落出血，大量呕血一般因为溃疡穿透至邻近大血管所致。因主动脉腐蚀所致的致死性大出血常发生在伤后1~2周。

### 5. 食管穿孔相关症状

强碱较强酸更容易引起食管穿孔，穿透至纵隔可引起纵隔炎、纵隔脓肿，也可穿透胸腔引起脓胸，穿透气管或支气管引起食管气管瘘或食管支气管瘘。

## （二）亚急性期表现

在此期间，由于肉芽组织逐渐形成，食管水肿减轻，吞咽困难有所好转，全身炎症反应减轻，体温可降至正常，烧伤轻者症状可消失而恢复正常。

## （三）瘢痕形成期表现

症状可持续数月至数年之久，食管狭窄可为局限性、多发性，甚至全食管狭窄，所致症状以吞咽困难为主，患者多表现为营养不良、体重减轻，部分患者会因此背负沉重的思想压力。其他并发症如吸入性肺炎、咽炎等也可出现。

# 七、辅助检查

### 1. 影像学检查

在急性期立即进行食管造影价值不大，此时多无阳性发现，或仅见食管痉挛。如果怀疑有食管穿孔，可用水溶性含碘造影剂进行检查，特别在胃镜检查之前。患者胸部及腹部 X 线平片能反映肺部和胃肠道受累情况，并排除纵隔炎。在急性期炎症消退后，即可进行食管造影，以观察食管腔狭窄程度和变化进展。

### 2. 内镜检查

伤后早期是否进行胃镜检查，过去存在争论，反对者认为胃镜检查会造成食管的进一步损伤，难以窥及食管全段的损伤情况，且也难以明确食管烧伤累及的程度。现在越来越多的观点倾向为早期进行胃镜检查，但不适于证实有食管穿孔的患者。内镜检查的目的在于对损伤部位进行定位，观察损伤范围，对伤情分级，评估残余正常食管的情况及胃部情况，为后期手术提供参考，但需要有经验的高年资内镜医师进行。

Andreoni 等介绍的食管化学烧伤内镜分级法如下。

0 级：食管黏膜正常，蠕动存在，贲门和幽门开放正常。

1 级：食管黏膜充血水肿，蠕动消失，贲门开放无张力，幽门痉挛。

2 级：食管黏膜充血水肿，并有浅表坏死及糜烂，幽门开放无张力。

3 级：食管黏膜深度坏死、出血、黏膜腐蚀脱落，有溃疡形成。

4 级：食管黏膜深度坏死（黏膜变黑）、严重出血，食管壁有全层溃疡形成（食管即将穿孔）。

另外，对有一些患者可选择行进行喉镜和纤维支气管镜检查。

## 八、诊断

### 1. 病史和症状

患者有吞服腐蚀剂经历，包括吞服腐蚀剂的名称、大约吞服量、距来诊时间、是误服还是故意吞服等。患者口腔及咽部有烧伤，主诉咽部、胸部等疼痛或吞咽困难，则诊断基本确立，需注意部分儿童患者不能清楚叙述误服过程，家长仅知所服何物，不知多少量。同时，需要对烧伤的范围及严重程度进行了解，对腐蚀剂的剂量、浓度、性质（酸或碱）及原因（误服或企图自杀）等的了解，尤应注意企图自杀的患者。

### 2. 体格检查

患者的查体病情也非常重要，注意意识、体温、呼吸、血压、脉搏及可能出现的全身中毒症状及体征，有液气胸和腹部刺激征的体征均为食管和胃烧伤最严重的表现。

### 3. 食管钡剂造影检查

可以了解食管烧伤的程度和范围，检查时机宜在急性炎症消退后，伤后 1 周患者能进食流质饮食时进行。早期可见黏膜充血水肿，钡剂附着差，黏膜粗乱糜烂，可见点状、线状或斑片状溃疡，管腔轻度变窄，食管下端痉挛，食管蠕动差或消失等。病变严重时，食管受累长度增加，中、下段甚至食管全长形成广泛程度不同的狭窄，黏膜消失，可见浅或深的溃疡。病变后期，瘢痕收缩可致管腔明显狭窄，范围较广，形态不规则，可为连续性或间断狭窄，并有深浅不一的龛影，狭窄以上管腔扩大，与正常食管的交界处呈漏斗状。

### 4. 内镜检查

可直视损伤部位，判断病变范围，为手术提供相关信息。在有休克或可能引起食管穿孔时不宜进行此项检查。后期的内镜检查还可一并施行食管狭窄扩张治疗。

## 九、治疗

### （一）急性期的治疗

食管化学烧伤的重点在于早期处理，以尽量减轻瘢痕狭窄的严重程度和患者的痛苦。食管腐蚀性损伤患者多在伤后 2 h 内来院就诊，进行急救之前应向患者或家属详细询问病史，准确的病史了解可指导医师按食管和胃烧伤的轻重及全身中毒反应的轻重进行紧急处理，主要措施如下。

（1）禁食，插鼻胃管，建立静脉通道。通过鼻胃管行肠内营养支持或静脉营养支持，同时，留置的胃管也可作为日后食管扩张及黏膜修复的导向。

（2）视情况可灌入少量牛奶、口服液状石蜡等，吸收部分腐蚀剂。

（3）全身应用广谱抗生素，预防并控制感染，可给予血浆输注。

（4）应用抑酸药，减轻对胃黏膜的进一步损伤。

（5）胃或空肠造口。适用于食管烧伤严重、鼻胃管不易进入胃内者；食管和胃均烧伤严重，不能行胃造口者，可行空肠造口。

（6）急诊手术：食管和胃坏死、穿孔、大出血等需要急诊手术。腹膜刺激征是急诊开腹手术的指征。在急性坏死期施行此类手术，危险性极大。

## （二）食管烧伤急性期后的治疗

### 1. 食管扩张治疗

食管扩张在预防和减轻食管烧伤后瘢痕狭窄的疗效已得到公认，对瘢痕组织形成早期行食管扩张的效果较好，但严重、多发及广泛狭窄则效果不佳。一般在食管烧伤后 10 d 开始进行扩张。目前有水银探子、球囊扩张器及沙氏扩张器等，其中以沙氏扩张器应用最多。食管狭窄段较短、瘢痕不很坚硬的病例，还可应用腔内支架安置，达到持续扩张的效果。

### 2. 食管瘢痕狭窄的手术治疗

食管腐蚀性瘢痕狭窄是一种严重的疾病，由于患者不能经口进食而异常痛苦，已形成瘢痕狭窄的食管烧伤患者，除部分可采用扩张治愈外，对扩张或其他方法治疗失败的食管狭窄病例，需要行外科手术治疗以解决患者的经口进食。食管重建术是主要的治疗方法。常用的食管替代器官有结肠、空肠或胃。

（1）手术适应证：①广泛重度食管狭窄，不宜行扩张治疗，否则易致穿孔；②较短的食管狭窄，经药物和扩张治疗效果不佳者；③发生过食管穿孔；④食管多段狭窄，管腔明显不规则，有憩室形成；⑤其他部位的狭窄，如幽门梗阻等；⑥患者不愿意长期反复扩张，要求手术。

（2）手术方法：胃、结肠、空肠，甚至肌皮瓣均有用于食管重建，手术时机一般多主张 6 个月后再行重建手术，此时病变已较稳定，便于判定切除和吻合的部位。其方法主要有以下几种。

1）胃代食管术：采用胃代食管重建术，手术简便易行，是较理想的一种方式，尤其在国内，多数医院在平时食管癌根治术中多采用胃代食管术，手术技术较为成熟，吻合方法与食管癌切除的食管胃吻合方法相同，而且管状胃应用也不断增多。需要注意的是，有时胃或幽门均遭受化学腐蚀损伤，难以用胃重建食管，这在手术前应予以明确。

2）结肠代食管术：结肠较胃、空肠及皮瓣等而言具有诸多优点：结肠系膜长、血管弓恒定，其血管粗大，可保证有良好、充分的血液供应；保留一支血管弓即可保证所选择结肠段的血液；供应左、右半结肠的血管均可采用；可不经胸完成食管重建；结肠延伸性较好，有足够的长度在颈部与颈段食管、下咽、口底吻合，因而可以较彻底地切除食管病变；结肠有较强的抗酸能力，不易发生反流性炎症；胃保持在腹腔内保存了消化功能。胃保留于正常部位符合生理，对胃有损伤或已行胃造口无法应用胃代食管的患者更适合用结肠重建食管，以代替食管维持较正常的胃肠道功能。部分学者认为结肠是较好的食管替代器官。

3）空肠代食管、空肠系膜血管吻合术：适用于口、咽、喉、食管开口高位狭窄者；咽、食管开口下方狭窄者，不适用于食管广泛狭窄者。另外，游离空肠代食管术也适用于单纯咽颈段食管狭窄或结肠代食管失败者。该术式较为复杂，术后可产生血栓，造成移植空肠段坏死。空肠血管主支较细，肠系膜薄而短，上移时容易被撕裂，血管弓高位移植常会发生远端肠管坏死。空肠耐酸性差，若胃酸反流，容易发生炎症和溃疡，因而空肠代食管并无显著优点。

腐蚀性食管狭窄段的处理：对于腐蚀性食管狭窄段是否同期切除存在争议。近年来，多数国内学者认为，瘢痕段食管粘连严重，强行切除出血多，创伤大，易造成胸导管、奇静脉等副损伤，手术风险大，且恶变率也不高，因此，多建议采用食管旷置。

### （三）并发症及其治疗

食管化学烧伤的早期并发症为休克、喉水肿、肺部病变（包括气管支气管炎、吸入性肺炎、食管气管瘘或食管支气管瘘），食管穿孔至纵隔、心包或大血管等。其中食管黏膜出血、食管炎、食管周围炎是食管腐蚀性烧伤最常见的并发症。晚期并发症为食管狭窄、营养不良、贫血和感染等，也可发生肺部病变、食管穿孔、裂孔疝和癌变等。严重并发症主要有以下几种。

#### 1. 食管穿孔及食管气管瘘

食管穿孔可发生于食管壁全层组织坏死后，是食管化学烧伤中的严重并发症，治疗不及时则危及患者生命，一般碘油造影有助于诊断。穿透性食管损伤的特征包括纵隔气肿、纵隔积液及液气胸。气管食管瘘的患者可出现发热、胸痛、呛咳和呼吸困难。治疗应及时采用足量的广谱抗生素控制感染，禁食并行肠内营养支持，保持水、电解质平衡。穿孔较小者通过非手术治疗有希望愈合，穿孔较大者需开胸行瘘管修补术。

#### 2. 纵隔脓肿

食管周围纵隔脓肿是由于食管黏膜感染未得到控制，感染扩散到食管周围组织形成。X线检查对诊断有帮助。患者可出现高热、胸痛，常不能进食，除有力的抗生素和营养支持外，可考虑外科行经颈部脓肿引流，甲硝唑冲洗脓腔等措施。

#### 3. 气胸及纵隔气肿

气胸及纵隔、皮下气肿是食管穿孔、破裂的严重并发症之一。其治疗原则是禁食、抗感染、有力的营养支持，有气胸者安装胸膜腔闭式引流管。

（王一丹）

## 第四节　食管良性肿瘤

良性食管肿瘤很少见，大多无症状。在一份尸检研究中，20 000 例尸检中仅发现 90 例良性食管肿瘤。在另一项研究中，在 11 000 例有吞咽困难的患者中仅有 15 例为良性食管肿瘤。

良性食管肿瘤大多根据起源的位置分类，曾经分为腔内型、腔外型和壁间型，在有了食管腔内超声后，一般就将肿瘤起源的层次作为分类的标准，见表4-1。

表4-1　食管良性肿瘤分类

| 食管壁层 | 食管超声层次 | 食管肿瘤类型 |
| --- | --- | --- |
| 黏膜层 | 第一、第二层 | 粒细胞瘤、纤维血管瘤、鳞状细胞乳头状瘤、潴留性囊肿 |
| 黏膜下层 | 第三层 | 脂肪瘤、血管瘤、纤维瘤、神经纤维瘤 |
| 固有肌层 | 第四层 | 平滑肌瘤、囊肿 |
| 食管旁组织 | 第五层 | 囊肿 |

也可以按照病理类型分类。平滑肌瘤是最常见的食管良性肿瘤，食管囊肿其次，然而囊肿并非真正的肿瘤，在真正的肿瘤里，腔内型的息肉发病率占据第2位。大部分的良性肿瘤好发于食管中、下段，而纤维血管瘤则最常见于颈段食管。

# 一、病因

大部分的食管良性肿瘤发病原因和机制不明，其中一些肿瘤可能与病毒感染有关联，比如大多数学者认可的人乳头状病毒（HPV）感染可能是食管鳞状细胞乳头状瘤的发病原因，食管平滑肌瘤则可能与EB病毒感染有关。大部分食管囊肿则是先天性发育异常所致。

# 二、临床表现

食管良性肿瘤由于生长缓慢，食管黏膜正常，所以大多数早期无明显临床症状。随着肿瘤体积的逐渐增大，由于堵塞食管腔，或者压迫食管周围组织可以产生相关临床症状，如最常见的是吞咽不适、梗阻感，呕吐，消瘦，部分患者因为食管反流严重可能有吸入性肺炎，胸骨后不适或疼痛感。

# 三、诊断

食管吞钡检查是最简单易行的方法，是最直观的辅助检查手段，也是在有临床相关症状后患者最为常用的筛查手段。它可以发现很多食管镜或者胸部CT上容易被忽略的良性食管肿瘤。大多数食管良性肿瘤在食管钡餐中的影像表现为向食管腔内突出的光滑隆起，食管黏膜良好、未见中断和纠结、紊乱。

胸部增强CT检查非常重要，有助于鉴别肿瘤来源于食管还是周围组织肿瘤造成的外源性压迫所致。有部分患者出现临床症状后行上消化道吞钡检查，发现向食管腔内突出的光滑切迹，但是在CT检查中却发现食管周围组织器官的压迫所致，例如纵隔肿大的淋巴结、纵隔内占位、血管瘤、迂曲增大的主动脉、气管囊肿、心包囊肿等可能性。

食管镜的检查目的是除了判断是否为腔内型的肿瘤外，最主要的是与食管癌做鉴别。食管镜检查可以对表浅的肿瘤行活组织检查，明确病理，甚至可以在内镜下对于某些肿瘤行完整的切除。虽然食管腔内肿瘤的活检并不复杂，但需要有经验的食管镜医师操作，因为很多黏膜下来源的食管良性肿瘤黏膜是完整光滑的，对于这些患者来说，肿瘤的活检是禁忌证，原因是食管镜下活检可能会造成食管黏膜和黏膜下各层次解剖结构不清楚，甚至与肿瘤粘连，有造成食管黏膜破损的风险，一旦发现不及时就有可能造成食管瘘和脓胸。

食管内镜超声检查（EUS）对于良性食管肿瘤的诊断价值明显。不仅在诊断中，还包括对手术方案的选择，对于暂时不需要手术治疗，但需要定期随访复查的患者，EUS是首选的检查手段。EUS可以清楚地显示食管壁各层中肿瘤的来源和累及的层次。基于超声的特性，食管内镜超声检查在诊断囊性病变时比CT检查更加准确、可靠。对于医学肿瘤，EUS还可以帮助内镜医师行早期食管病变的内镜下切除。

# 四、治疗

大多数的食管良性肿瘤无临床症状，均可随访。在随访过程中如果出现临床症状或肿瘤明显增大，则可以考虑行内镜下切除或外科手术切除。

手术切除食管良性肿瘤的方法是常规开胸手术，可以很好地暴露食管，然后切口食管部分肌层后显露出肿瘤，经仔细分离肿瘤与黏膜间隙，以防食管黏膜损伤，导致严重手术并发症。对于食管平滑肌瘤，可以视野钝性分离，较大的平滑肌瘤外形类似"生姜"，肿瘤表面有许多"凹缝"，术中可以做一"花生米"轻轻地推开粘连在肿瘤表面凹陷处的食管平滑肌纤维，并在肿瘤深处推开食管黏膜，一般钝性分离很少损伤食管黏膜。肿瘤切除后可以先将术前插的胃管退到肿瘤床上方，并在肿瘤床下方的食管套带后轻轻收紧，嘱麻醉医生经胃管内注入气体，此时食管黏膜会膨出，再次胸腔内注入生理盐水，观察肿瘤床处是否有气泡溢出来判断术后食管黏膜是否完整。

手术在选择切口时，左右胸入路均可，一般选择右胸路径较多，因为能够更加清楚地暴露整个胸段食管。

目前微创胸腔镜手术已经广泛地应用到食管良性肿瘤的外科治疗中，因为胸腔镜微创手术避免了常规开胸，所以大大减少了患者的痛苦和创伤，缩短了术后住院时间，减少了术后并发症，目前已经成为食管良性肿瘤外科治疗的标准术式之一。另外，近年来兴起的机器人辅助手术虽为广泛开展，但是它增强的放大效果、三维立体视野，以及非凡的操作灵敏度已经成为胸外科医师的更多选择之一。

（勇　俊）

## 第五节　食管癌

食管癌是最常见的恶性肿瘤之一，其在世界范围内的发病率排在所有恶性疾病中的第9位。中国是食管癌的高发区，每年新发食管癌病例占全世界新发病例的一半以上。

## 一、流行病学特点

### （一）区域性分布

食管癌的发病情况差异很大，具有很强的地域性，不同的国家、不同的地区发病率相差较大。世界最高发病率在南非的特兰斯开，其发病率高达357/10万人，在伊朗的里海沿岸高达260/10万人，而尼日利亚的伊巴丹则仅为2.6/10万人，高发区和低发区的发病率相差可达100倍以上，这个特点是其他很多实体瘤所不具备的。发病率很高的"食管癌带"从中国北部一直延伸到中东地区，包括中国北部、日本、俄罗斯南部、伊朗的北部、里海地区、巴基斯坦、印度、中东、新加坡等，在世界很多地区尤其是在一些发展中地区，食管癌是一种地方性疾病。

我国食管癌高发区分布在太行山区、四川盆地、川西北、闽粤地区及湖北、山东、江苏、陕西、甘肃、内蒙古、新疆等省、自治区的部分地区，其中发病最高的河南省食管癌死亡占全省肿瘤死亡的40%以上，调整死亡率达32.22/10万人，而最低的云南省仅为1.05/10万人，仅为河南省的1/31。如以高发区为圆心做同心圆，可发现圆弧向外扩展的同时食管癌的发病率也逐渐降低。

### （二）类型比差别

在食管癌高发区，食管癌的病理类型以鳞癌为主，占95%以上，但腺癌在某些低发区如北美和许多欧洲国家发病率正在升高，欧美地区食管癌发病率为（3～10）/10万人，仅占所有浸润性恶性疾病的1.5%，占因恶性疾病死亡的2%，但食管腺癌及贲门癌的发病率近年来提高很快，已接近甚至超过鳞癌。

### （三）年龄构成

食管鳞癌和腺癌均与年龄有关，发病率随年龄的增加而增高。35岁以前构成比很小，35岁以后构成比逐渐增高，80%在50岁以上发病，以60～64岁组最高（17.95%），其次为65～69岁组，70岁以后发病逐渐降低。50～69岁者占全部食管癌死亡者的60%以上，食管癌高发地区的发病年龄和死亡年龄均较低发区提前10年左右。

### （四）性别差异

食管癌男女发病率国外报道相差悬殊，总体上男多于女，男女之比为（1.1～17）：1，但个别地区女性多于男性，在我国，比例总体约为2：1，食管癌高发区性别比率差别小，低发区差别大。

### （五）种族差别

国内外资料均显示，不同民族食管癌发病率差别很大，在欧美，白种人发病率低，且腺癌多见，而有色人种发病率明显高于白种人，且以鳞癌多见。如美国的白种人发病率为5.8/10万人，明显低于有色人种的20.5/10万人，在我国，新疆哈萨克族人比其他民族食管癌死亡率高2～31倍，比全国平均死亡率高2.3倍，其食管癌调整死亡率达39.27/10万人，而最低的苗族仅为1.09/10万人。

### （六）家族遗传倾向

我国高发区食管癌患者有家族史者可高达60%，一些家族的直系亲属中，常见同样罹患食管癌的情况。居民从食管癌高发区迁移到低发区，其发病率仍保持在较高水平。如移居到美国的中国人，食管癌死亡率第一代为美国白种人的2.94倍，第二代为1.91倍，而新加坡的发病率较高，可能与我国高发区移民的发病率比当地人高很多有密切关系。

## 二、病因

食管癌的病因和发病机制目前尚不十分清楚，和其他实体瘤一样，食管癌的发病应是一个多步骤过程，与环境因素和基因等均有关，经过多年来许多深入的流行病学调查和相关实验室研究，显示其可能与下列多种因素有关。

### （一）亚硝胺类化合物

国内外对亚硝胺类化合物与肿瘤的关系进行了大量的研究，已肯定这类化合物具有很强的致癌性，证明其是食管癌发病的诱因之一。近年来更证实亚硝胺是所有食管癌致癌因素中最强、最稳定的成分，在动物实验中，只需小剂量即可诱发食管癌，目前已发现能诱发食管癌的亚硝胺类化合物20多种，它主要存在于腌制的蔬菜和肉、鱼中，真菌污染这些食物后会增加亚硝胺类化合物的合成，在我国食管癌高发区，居民的食物和水源中常含有亚硝胺类化合物及其前体，人体可在体外或体内获得这类化合物，故体内的解毒机制尤为重要。

### （二）饮食习惯和营养失衡

在食管癌的发病中可能是最重要的因素之一，习惯于吃粗、硬、烫的食物，可反复刺激食管，引起慢性炎症，最后发生癌变。吃酸菜、咀嚼槟榔等可能与食管癌的发生有关。此外，食管癌高发区多在贫困不发达地区，人群中往往有特殊的营养不良情况，或饮食中含有致癌物。研究显示，富含碳水化合物而缺乏蛋白、绿色蔬菜和水果的饮食结构和食管癌发病有关。缺乏维生素（维生素 A 或其前体 β 胡萝卜素，维生素 C、维生素 E、维生素 $B_{12}$ 及叶酸等）和某些微量元素（锌、硒、钼）等也是危险因素，根据已有的研究，缺乏钼、锌、铁、氟等对动物的生长、发育、组织的创伤修复有一定影响，也可能使植物中硝酸盐聚集，为合成亚硝胺提供前体，钼缺乏时，粮食易被真菌污染。我国食管癌高发区环境中钼、铜、铁、锌、镍等偏低，南非特斯兰开的土壤、饮水、粮食和患者血清中均有缺钼现象，这些都可能与食管癌的高发有关。

### （三）饮酒和吸烟

临床和流行病学方面的研究均显示大量饮酒是食管鳞癌的诱发因素，但新近的研究显示大量饮酒可能和食管腺癌的发病无显著相关。在我国食管癌高发地区，吸烟和种植烟草比较常见，但其与食管癌发病是否有关尚不清楚。有研究显示，吸烟者罹患食管鳞癌的风险较不吸烟者高 5~6 倍，吸雪茄和烟斗的患病风险似乎更高。吸烟和食管腺癌发病是否有关尚不清楚。饮酒会增加嗜烟者的高危性，因乙醇是一种高效溶剂，可促进烟草中有害物质侵入食管上皮，并可抑制细胞代谢活动及癌基因的解毒，促进细胞的氧化作用，从而增加了 DNA 的损伤及形成肿瘤的危险。如同时具备烟酒两种嗜好，则食管癌的患病风险大大增加（>100 倍），但每种因素各自起多大作用却无法确定。相反，不嗜烟酒者发病率明显降低，戒烟 10 年后发病率可降到非嗜烟者水平。

### （四）生物因素

真菌引起的食管炎及食物污染，可能是诱发食管癌的主要途径之一，真菌广泛地存在于霉变的食品中，调查表明，我国食管癌高发区居民比低发区居民食用更多的发酵或霉变的食物。动物实验中，用霉变的食物可诱发大鼠或小鼠的癌前病变或鳞癌，从中分离出的白地霉菌、黄曲霉菌、根霉菌、芽枝霉菌等均能诱发肿瘤，有些还可与亚硝胺类协同，增强其致癌性。此外，病毒与食管癌的发病是否有关尚无定论，过去认为人乳头瘤病毒（HPV）与食管癌无关，但随着检测手段的发展，已发现 15% 的食管癌患者中含有 HPV-16 或 HPV-18病毒，10% 的瘤体中含有异常 HPV 基因型，也有关于 EB 病毒诱发食管癌的报道。

### （五）食管原有疾病发生癌变

食管本身存在的某些疾病最后可能演变成食管癌，在腐蚀性食管烧伤和狭窄、贲门失弛症、食管裂孔疝、食管憩室和反流性食管炎患者中，食管癌的发病率较一般人群为高，这可能与食管内食物等滞留致慢性炎症长期存在，形成溃疡或慢性刺激，食管反复修复，过度增生，最后导致癌变有关。食管鳞状上皮的不典型增生也可能发展为食管癌。50% 的重度不典型增生者在 30 年内死于食管癌。Barrett 食管为胃食管连接处以上至少 3 cm 长一段食管鳞状上皮被化生的柱状上皮所代替。研究表明，Barrett 食管发生腺癌的比例最终在 10%~15%，此外掌角化症患者食管癌发病率较高，估计 65 岁以上者 100% 会发生食管癌，而 Plummer-Vinsion 综合征患者也易发颈段食管癌和下咽癌。

### （六）食管癌基因的研究

随着分子生物学技术的广泛应用，人们发现大量的基因分子方面的改变与食管肿瘤和癌前病变有关。

### 1. 生长因子受体和原癌基因

对食管癌组织和癌旁组织的 DNA 进行分析发现，很多生长因子及其受体在食管均有不正常表达和扩增，其中一些似乎与癌的生物学及临床行为有关，主要包括表皮生长因子受体（EGFR）erbB$_2$ 基因、CyclinD$_1$、HER-1 等。

### 2. 抑瘤基因

这是一类抑制细胞过度生长、繁殖从而遏制肿瘤形成的基因，当这种基因缺失或变异时，抑瘤功能丧失，导致肿瘤形成。目前发现的与食管癌发生有关的抑瘤基因主要有 Fragile Histidine Triad 基因、成视网膜细胞瘤基因、p16 基因、p14 基因、p53 基因等。

## 三、临床表现

### （一）症状

食管癌的症状很复杂，可以有多种表现，主要取决于疾病的进展程度。症状的持续时间不一定与肿瘤的分期和可治愈性完全相关。

### 1. 早期症状

早期患者大多无任何症状或仅有轻微症状，癌肿常是在常规体检或因其他疾病就诊时检查发现。近 30% 的黏膜内病变和 60% 黏膜下病变患者有早期症状，一般认为肿瘤侵犯小于 1/3 食管周径时可进普食，这类患者常见的主诉是轻微胸骨后疼痛、不适以及进食时轻微的食物滞留感和异物感。以上症状并非特异性的，常间断出现，有些可持续较长时间，有些可缓慢地进行性加重。在本病的高发地区，因对食管癌的警惕性较高，可能有较多的患者自觉有症状，不能确诊时，应密切随诊，对轻微的症状也应进行彻底的检查。

### 2. 进展期症状

当肿瘤增大超过食管周径的 2/3 时出现一系列症状，其程度与受累范围成正比。除上述早期症状明显加重外，最常见的是进行性吞咽困难（80%~95%），该症状一般首先在进食固体食物时出现，然后日渐加重，很多患者会借饮水来帮助强行咽下食物，最后当食管完全阻塞时，连饮水也感困难。很多患者拖延至吞咽困难已经很严重并已出现体重下降时才引起注意而去就诊。需要注意的是，吞咽困难可以因肿瘤的坏死脱落而暂时缓解，也可因干硬食物的阻塞而很快加重，临床上可能造成假象。呕吐和食物反流也很常见，食管梗阻严重时，患者常在进食后发生呕吐，由于食管内潴留和刺激口腔分泌物增加，可有呕吐大量黏液样液体史，食管反流在患者夜间平卧时危害较甚。液体反流可造成阵发性咳嗽、误吸甚至肺部感染。严重的误吸常发生在严重梗阻和高位食管癌患者。因进食困难、营养障碍和精神因素，约 70% 的患者体重明显下降。

### 3. 晚期症状

背部肩胛间区持续性疼痛提示有食管外侵犯或压迫胸壁的肋间神经，预后不良。声音嘶哑是喉返神经受压或受侵的结果。左侧喉返神经受累较右侧更为常见，这是因为它在胸内走行的节段较长，而癌肿多数位于食管的中 1/3 段。右侧喉返神经麻痹提示肿瘤位于食管上段，或右侧胸顶或颈部淋巴结转移。侵犯膈神经时可引起呃逆或膈神经麻痹。当有肝、肺、脑、骨等器官的转移时，可相应出现腹痛、腹胀、肝大、肝区不适、腹水、呼吸困难、头痛、呕吐、骨痛、骨折等表现。食管气管瘘或支气管瘘也较常见，预后较差，可造成进食水呛咳、呼吸困难、发热、咯血等，可发展为肺炎或肺脓肿。此外，患者常因进行性营养不良造成极度消瘦、贫血、低蛋白血症和衰竭等恶病质表现。

## （二）体征

食管癌无明显的特殊体征，一般情况下主要有体重下降、肌肉萎缩及脱水表现。胸部检查如果有肺炎表现，则提示有误吸或食管气管瘘。患者常有大量吸烟史，故慢性阻塞性气道疾病的体征也可查到。另外，由于食管癌常转移到锁骨上淋巴结，故触诊锁骨上区有无肿大淋巴结也是体格检查必须重视的。

# 四、辅助检查

## （一）食管 X 线钡餐检查

本法简便易行，准确率较高，尤其在术前或放疗前的肿瘤定位方面具有指导意义。

**1. 食管癌早期表现**

（1）局限性黏膜皱襞增粗、迂曲、紊乱或中断，这主要是由肿瘤侵犯黏膜层或黏膜下层所造成，是早期诊断的重要依据。

（2）管壁舒张度减低，常是癌肿局限于黏膜或黏膜下层的表现；管壁僵硬则提示癌肿已侵犯肌层。

（3）小的充盈缺损，肿瘤以向腔内生长为主时可发现。

（4）小溃疡龛影。

这些早期癌的 X 线征象可因投照技术的关系被遗漏或发生人为的假象，故诊断早期食管癌的准确率仅为47%~56%，在有经验的放射科医师操作下，准确率可达70%以上，注意 X 线诊断早期癌不能作为独立的方法，必须结合细胞学和内镜检查。

**2. 食管癌中、晚期表现**

（1）不规则充盈缺损和管腔狭窄，主要是肿瘤突入管腔或侵犯肌层所致。

（2）软组织块阴影，主要是肿瘤向食管壁外侵犯所致。

（3）管壁僵硬、扩张受限、蠕动消失、黏膜紊乱、皱襞消失、大的溃疡龛影。

（4）近侧食管扩张，因食管梗阻所致。中、晚期食管癌的 X 线征象明确，据其多可确诊。

## （二）电子纤维内镜检查

这是诊断食管癌较为可靠的方法，可以比较直观而全面地了解病变的部位、形态、范围，并可进行活检以明确病理诊断，对早期食管癌的诊断准确率可达80%，对中、晚期食管癌的确诊率可达100%。目前已成为食管癌的常规辅助检查项目。应用活体染色和荧光显影技术，可明显提高早期食管癌的检出率，如内镜染色法，是诊断早期食管癌的一种比较有效的辅助方法。最常用的染色剂是卢戈碘溶液。非角化的鳞状细胞上皮由于含有糖原，可被染成暗褐色乃至黑色；而感染的、发育异常的以及恶性组织不被着色。另一种染色剂是甲苯胺蓝，它可以被恶性上皮的核酸成分吸收而着色。本方法可以帮助确定内镜活检的靶区，也可有助于发现原发癌以外的受累部位，为确定放疗或手术切除的范围提供依据。随着光学、材料科学等技术的不断进步，相关设备的不断更新，纤维内镜在诊断和治疗方面的价值正日渐凸显。

## （三）食管脱落细胞学检查

这是早期发现食管癌最常用的普查手段，其取材方法主要有两种：①气囊拉网法，目前我国常用；②海绵胶囊法，主要应用于日本。用上述方法获取食管脱落细胞，涂片行细胞病理学检查。对于有症状的食管癌患者，本法的敏感度可达73%～99%；对于无症状者，其准确率则有所降低。有研究显示，对于已经活检确诊的食管鳞癌，气囊拉网法的敏感性和特异性分别为44%和99%，海绵胶囊法则分别为10%和100%。

## （四）CT检查

CT检查能显示食管的全程，正常食管为其内充盈气体，薄壁的圆形管腔，一般管壁厚度不超过5 mm，边界清晰，多能看到食管旁脂肪与周围组织形成的交界面。CT检查对早期食管癌的诊断价值不大，中、晚期食管癌则可能发现食管不规则增厚，食管腔变形，呈不规则或偏心性狭窄，软组织包块，如食管癌侵入外膜，则可见食管周围脂肪层消失。CT检查还可显示食管旁、纵隔内、膈角后、胃左动脉和腹腔动脉干淋巴结肿大情况。目前CT检查判断有无淋巴结转移只能依据其大小，而该指标显然并不十分可靠，转移淋巴结有时可正常大小，而淋巴结增大也可为反应性增生所致。总体来说，CT检查在诊断食管癌原发肿瘤和区域淋巴结方面准确性不够，分别只有59%～64%和48%～74%。

CT检查还有助于判断食管癌是否侵犯周围器官。气管和支气管如受侵则可见其受压、移位、狭窄，管壁局部增厚。相关报告认为，CT检查发现气管、支气管受侵可达31%～100%，特异性在86%～98%，准确率74%～97%，而主动脉则可见主动脉管腔不规则，肿瘤包绕主动脉的程度有助于判断主动脉受侵情况，如包绕超过90°则应高度怀疑，约80%有主动脉侵犯。CT检查诊断有无远处转移，如肝、肺、肾等器官则准确率很高，可达95%以上。

## （五）磁共振显像

食管肌层与周围脂肪层对比良好，故在磁共振显像的横断面上食管轮廓清楚，可较好地显示周围组织受侵犯的情况及有无转移。

## （六）内镜超声检查（EUS）

EUS是将内镜与超声技术合为一体的检查方法，一方面通过内镜直接观察食管腔内的形态改变，另一方面又可进行实时超声扫描，可获得食管层次的组织学特征及周围脏器的超声图像。EUS可获得比X线、CT和内镜更加丰富的信息，目前主要用于食管癌的T、N分期检查。该检查利用高频探头，产生高图形分辨率的影像，清晰分辨食管各层解剖轮廓，可将食管壁分为5层。传统的7.5 MHz的超声系统可以区分$T_1$和$T_2$病变，高频超声（最高可达20 MHz）可以区分黏膜层和黏膜下层癌变，也可以区分上皮内癌累及固有层的癌和浸润至黏膜肌层的癌。如果将内镜黏膜切除术作为备选的治疗方法，该检查结果就尤为重要。提示淋巴结转移的超声表现有：直径超过1 cm，高回声信号，边缘锐利，外形较圆。上述任一特征单独出现时，诊断转移淋巴结的准确性并不高；当全部4个特征均出现时，准确率可达80%，但只有25%的转移淋巴结同时具备全部4个特征性表现。有学者发现随着淋巴结部位的不同，其诊断准确率也不同。食管旁淋巴结准确率最高，离食管纵轴的轴向距离越远，准确率就越低。

## （七）B 超检查

食管癌常见颈、腹部淋巴结及肝转移，故应予颈、腹部 B 超检查，以确定有无转移淋巴结和肝转移，超声波引导下颈淋巴结穿刺，可提高其准确率。

## （八）纤维支气管镜检查

食管和气管在解剖部分上紧密相邻，食管癌外侵常可累及气管、支气管。纤维支气管镜检查可以明确肿瘤是否累及气管和支气管，如已直接受侵则提示不能根治性切除，故对胸中、上段中、晚期食管癌患者应施行该项检查。

## （九）正电子发射断层成像（PET）检查

PET 是 20 世纪 90 年代发展起来的一项新的检查技术，其机制是利用正常细胞和肿瘤细胞对荧光脱氧葡萄糖的代谢不同而有不同的显像，属于基本能定位又能定性的检查，应用食管癌检查可发现局部病变及远处转移，其准确率高于 CT、骨扫描、超声检查等，被认为在食管癌淋巴结转移上是最好的检查方法，但仍有一定的假阳性和假阴性，PET-CT 的应用，更提高了定位的准确性。由于该检查价格昂贵，目前尚难以推广。

## 五、诊断

主要依据病史、体格检查和辅助检查，中、晚期病例不难确诊，但早期病例因其表现不典型，常易漏诊。对于年龄在 40 岁以上，有吞咽方面的症状，尤其是来自高发区的患者，要警惕本病的可能性，应行食管吞钡及电子纤维内镜检查，大部分患者可获确诊。有条件的医院，还可行 CT 及 EUS 等检查以对疾病做出分期诊断。

## 六、鉴别诊断

### 1. 食管炎

食管炎也表现为吞咽不适、胸骨后烧灼感等，X 线检查常无异常发现，行内镜活检或细胞学检查可见食管上皮呈炎症或增生等改变。也可通过内镜染色和 EUS 检查进行鉴别。

### 2. 食管中下段憩室

本病也常有吞咽不适、胸骨后疼痛等表现，大部分通过食管吞钡检查即可鉴别，X 线检查表现为边缘光滑、盲端圆钝的龛影。内镜检查可排除癌变。

### 3. 功能性吞咽困难

如食管功能性痉挛、神经性吞咽困难（重症肌无力、帕金森病等），主要症状有异物感、梗阻感、吞咽困难，但食管吞钡及内镜检查均无异常发现。

### 4. 食管良性狭窄

本病主要表现为吞咽困难，常见原因为食管烫伤或化学性烧伤、消化性或反流性狭窄等。前者多见于儿童及年轻人，有吞服高温物质或化学品病史，病史一般较长。后者往往有长期的反流性食管炎症状，常伴有食管裂孔疝或先天性短食管，通过吞钡和内镜检查可鉴别，但需警惕并发食管癌的可能性。

### 5. 外压性食管梗阻

常见原因有纵隔肿瘤、胸内巨大淋巴结、肺部肿瘤、主动脉瘤、甲状腺肿大和胸内甲状腺、异位锁骨下动脉、双主动脉弓、心脏增大等，患者虽有吞咽困难，吞钡及内镜检查示黏膜正常，不难与食管癌鉴别。

**6. 贲门失弛缓症**

多见于年轻女性，吞咽困难可因情绪变化而间歇发作，可自行缓解，病程长，进展缓慢。吞钡检查可见狭窄段位于贲门，呈"鸟嘴"样狭窄，钡剂呈漏斗状通过贲门部，其上食管高度扩张，无收缩及蠕动，有时可伴有贲门癌，内镜检查可明确诊断。

**7. 食管良性肿瘤**

食管平滑肌瘤和间质细胞瘤最多见，好发年龄为 21 ~ 60 岁，男女之比为（2 ~ 3）∶ 1，可发生于食管各段，吞咽困难症状轻而进展缓慢，病程长，也可无症状，X 线检查见表面光滑的半月形充盈缺损，钡剂通过顺利，蠕动正常，内镜检查可见隆起于正常黏膜下的圆形肿物。表面黏膜可有色泽改变，有"滑动"现象，EUS 检查表现为边界清晰、外形光滑、轮廓完整的低回声图像。食管息肉也较常见，多发于颈段食管，环咽肌附近。因起源于黏膜下层，常向腔内突出性生长，有蒂，X 线检查在病变部位管腔梭形肿大，钡剂在肿瘤表面分流或偏一侧壁通过，管壁无僵硬，蠕动良好，内镜检查可助鉴别。其他食管良性肿瘤还有食管颗粒细胞肌母细胞瘤、食管血管瘤、食管腺瘤等，通过内镜检查和病理组织学检查可确诊。

**8. 食管结核**

较少见。多有进食哽噎史，发病年龄多较轻，X 线表现可与食管癌相似，病变部分常有狭窄但程度轻，可有僵硬、黏膜紊乱、充盈缺损和较大溃疡，但脱落细胞等检查不能发现癌细胞，内镜活检病理检查可能发现典型结核表现，抗结核治疗有效。

**9. 食管静脉曲张**

吞咽困难较轻。X 线检查可见食管黏膜皱襞增粗、迂曲、串珠状充盈缺损，边缘凹凸不平，但管壁柔软，管腔扩张度不受限，无局部狭窄或阻塞，内镜下可见典型的黏膜下迂曲血管。

**10. 食管移行症**

又称食管黏膜套入症或食管胃套叠，可有吞咽不顺症状，常见食管黏膜突入胃内，X 线食管造影及内镜检查可助诊断。

**11. 食管梅毒**

甚为少见，多表现为缓慢进展的无痛性吞咽困难，主要因梅毒螺旋体所致食管黏膜炎症、糜烂、溃疡和水肿，组织坏死而形成瘢痕性狭窄。根据病史、血清学检查、内镜活检、病理学检查可予鉴别，抗梅毒治疗有效。

**12. 食管白喉**

罕见，为白喉棒状杆菌引起的食管感染所致。在食管壁可形成假膜，假膜消退后出现食管狭窄，表现为吞咽障碍、反酸、胸骨后痛等，内镜检查根据假膜形态、细菌培养和病理结果可确诊。

# 七、治疗

## （一）外科治疗

外科治疗是食管癌首选的治疗方法。食管癌外科治疗的一个重大发展是：由于分期方法、病例的选取水平和外科技术及支持治疗的进步，手术切除率明显提高而手术并发症的发生率和死亡率均有了显著的降低。在我国，食管癌手术切除率已由 20 世纪 50 年代的 60%~70% 上升到目前的 80%~90%，手术死亡率则由 14.6%~25% 下降到 3%~5%，吻合口瘘发生率降至 3% 左右。

食管癌患者的外科治疗应包括分期、带有治愈目的的完全性切除手术（术后无瘤 $R_0$）和姑息性手术。外科手术应以争取达到 $R_0$ 切除为目的。对于明显不能切除的病例或通过非手术方法可有效缓解的晚期病例，应避免姑息性切除。单独手术治疗组和术前诱导治疗（术前放疗、术前化疗）组之间生存率没有显著性差异。

能否长期生存取决于患者就诊时的肿瘤分期。Ⅰ、Ⅱ、Ⅲ期的病例考虑有切除的可能。积极的术前分期（包括使用内镜超声、PET 和分子生物学技术）可以提高预后水平，提高手术病例的选取水平和整个生存率。

**1. 手术适应证**

（1）根据 UICC 食管癌 TNM 分期进行选择。

0 期：适合 $R_0$ 性切除手术，也可行内镜下黏膜切除术或激光治疗。

Ⅰ 期：适合 $R_0$ 性切除手术。

Ⅱa 期：$T_2$ 者适合 $R_0$ 性切除手术；$T_3$ 位于隆突下者多可 $R_0$ 切除，位于隆突上者，不易 $R_0$ 切除。

Ⅱb 期：尽量 $R_0$ 切除，淋巴结肿大并非手术禁忌，但与预后密切相关。

Ⅲ 期：依其部位尽可能 $R_0$ 切除，$T_4$ 位于隆突上者不可能 $R_0$ 切除。放疗或化疗后有条件手术者，根据上述标准可选择结合手术治疗。

（2）应考虑肿瘤所在部位对手术的影响。

胸下段食管癌：较易 $R_0$ 切除，手术指征可适度放宽。

胸中段食管癌：$T_4$ 不能 $R_0$ 切除，$T_3$ 可尽量 $R_0$ 切除。

胸上段食管癌：$T_3$ 以上均难以 $R_0$ 切除，手术切除肿瘤可能增加手术并发症，应严格掌握。

颈段食管癌：是否手术切除一直有争议，因常需连咽喉一并切除，手术创伤大，并发症发生率高，生活质量下降，长期生存率与单纯放疗、化疗相近（5 年生存率 20%），患者更易接受单纯放疗、化疗等因素使颈段食管癌的手术切除受限，但单纯放疗、化疗局控率多不满意。因此，视医院的技术水平和术者的手术经验，应采取手术切除病灶，术后辅以放疗、化疗，可望改善生存率。

（3）还应考虑患者的身体状况、对手术的耐受性等。一般来说，高龄并非手术禁忌证，对超过 70 岁的患者，如一般情况下估计可耐受手术者仍应积极考虑手术治疗。但此类患者多并发重要器官退行性改变或功能受限，术后并发症和死亡率明显增加。故手术应慎重施行，高龄患者远期生存与低龄者相近。

**2. 手术禁忌证**

（1）UICC 食管癌分期中的 Ⅳ 期患者。

（2）Ⅲ 期、$T_4$ 患者：临床、影像学、内镜超声、纤维支气管镜等检查证实肿瘤累及范围广泛，侵及相邻气管、支气管、主动脉、纵隔或心、肝、胰腺、脾及肺组织等重要器官，已不可能切除者。

（3）重要脏器严重功能低下，如严重心肺功能不全，不能耐受手术者。

$M_1$ 的患者一般不适合手术治疗，$N_3$ 的患者不适合手术。

（4）已呈高度恶病质者。

**3. 影响手术耐受力的相关因素**

（1）患者的营养状况：有研究显示，食管癌患者若体重减轻 >10% 者预后不良，因长期进食困难，患者常有明显消瘦、体重减轻、低蛋白血症、贫血等；同时，维生素、微量元素、电解质等都处于缺乏状态。由于患者多有脱水、血液浓缩等现象存在，血液化验检查常不能正确判断患者的实际营养状况，对此应予注意并进行科学分析。营养不良状况使患者抗感染能力降低，并影响吻合口和伤口的愈合，还易对心、肺、肝、肾功能产生不良影响，术前应予及时纠正，如输注血蛋白、血浆和其他营养成分等，必要时可予静脉高营养或经鼻肠管肠内营养支持等，营养状况改善后，患者手术耐受力可明显提高。

（2）患者的心、肺、肝、肾功能：由于食管癌患者年龄常较大，重要脏器功能常有衰退，手术创伤又可能造成或加重心、肺、肝、肾功能损害，使手术耐受力下降。其中对心肺功能的影响更大。一般来说，只要心脏功能尚好，半年内无心绞痛或心力衰竭发作者，经详细检查除外心脏严重器质性病变者，对手术耐受力较好。值得注意的是，患者常有多年的吸烟史，常伴有慢性支气管炎、慢性阻塞性肺疾病（COPD）、肺气肿等，易患肺功能障碍，术后肺部并发症明显增加，手术风险加大。因此，术前及时戒烟、服用解痉化痰药物，雾化吸入、呼吸功能锻炼等非常重要。对此类患者戒烟时间很短者，术前给予大剂量沐舒坦（盐酸氨溴索）静脉滴注 3 ~ 4 d，术后继续应用至 1 周，可明显减少肺部并发症的发生率，并缩短术前准备时间。

**4. 影响食管癌手术切除率的相关因素**

（1）肿瘤病变长度：已知食管癌病变长度与预后关系不密切，故在手术选择上仅做参考，而其对判断切除率有一定意义。一般来说，中、上段食管癌长度 >6 cm，下段食管癌长度 >7 cm 者切除率降低。

（2）肿瘤的类型：蕈伞型和腔内型切除率较高，髓质型和溃疡型切除率较低，缩窄型切除率最低。

（3）肿瘤的所在部位：上段食管癌切除率最低，中段食管癌切除率次之，下段食管癌切除率最高。

（4）肿瘤周围软组织影：无软组织影或软组织影较小时切除率高，软组织影较大时切除率下降。

（5）肿瘤溃疡龛影的位置和深度：龛影位置邻近气管、支气管或主动脉，深度较深时切除率低，已超出食管壁界限则提示肿瘤即将外侵或已外侵至纵隔，难以切除。

（6）肿瘤段食管的走行：食管造影显示食管癌所在部位食管走行明显扭曲杂乱，说明已有肿瘤明显外侵，或瘤体较大，或受融合成团的巨大淋巴结推移，切除率下降。

（7）病程：病程与手术切除率有直接关系。有资料显示，病程 <3 个月的患者切除率为 94.2%，<6 个月的患者切除率为 85.5%，说明病程越长，切除率越低。

（8）吞咽困难的程度：有严重吞咽困难者多说明食管癌已属晚期，手术切除率较低，进食完全梗阻者切除率更低。

（9）疼痛：胸骨后或背部出现持续性疼痛说明肿瘤已外侵至纵隔壁层胸膜，上腹部疼痛可为食管下段癌外侵引起，疼痛剧烈不能入睡者切除可能性小。

（10）声音嘶哑：常提示食管癌已直接外侵或淋巴结转移，多为癌肿直接侵犯喉返神经或淋巴结转移压迫喉返神经所致。手术切除率低。少数患者可能是误吸造成喉炎等所致，经治疗观察后声音嘶哑可好转，喉镜检查声带有无麻痹可助鉴别。

**5. 手术路径的选择**

（1）左后外侧胸部切口：多于第6肋间或肋床进胸，单个切口即可完成手术。对中段以下食管癌显露良好，切开左侧膈肌较易游离胃，清扫胃周贲门部、胃左血管周围淋巴结，主动脉显露良好，不易误伤。缺点是对主动脉弓后和弓上病变切除较困难，不易进行彻底的胸腔淋巴结清扫，病变位置较高时，安全切除距离不足。

（2）左后外侧胸部和左颈部二联切口：主要用于肿瘤位置较高，左胸单一切口难以切除干净时，经左颈部进行食管切除重建，唯可切除距离较多。

（3）腹部和右胸二联切口：Ivor-Lewis切除术采用该种切口。腹部切口游离胃，胸部切口解剖食管，在上胸部进行胃食管吻合，可用于胸段食管位于任何部位的病变，也便于腹部和胸部二野淋巴结清扫。但对于中上段食管癌切除范围常显不够。

（4）右胸后外侧（或前外侧）、腹部和颈部三联切口：可显露食管全长，显露良好。对中上段肿瘤切除尤为方便，易进行食管全长、胃或结肠等的解剖游离和胸、腹、颈三野淋巴结清扫术。将胃提至颈部进行食管胃吻合术减少了胸内吻合口瘘的危险。近年来，多推荐使用该手术途径。缺点是需二次调整体位，重新铺巾，略显麻烦而延长手术时间。也可采用右胸部前外侧切口进行胸部手术，一次性体位及铺巾并同时分颈部和腹部二组进行手术，明显缩短手术时间，但显露不如右后外侧切口，肿瘤明显外侵时不易做到 $R_0$ 切除，胸部淋巴结清扫可能不彻底，故不应常规使用。

（5）非开胸颈腹二联切口：游离颈段食管和胃均较方便。胸段食管的游离可采用内翻拔脱法或使用手指或器械经颈部切口向下，腹部切口经食管膈肌裂孔向上钝性分离，前一方法适用于 0～Ⅰ 期食管癌或颈段及腹段食管癌，后一方法可用于中段食管癌，但术中可发生大出血、气管撕裂等严重并发症。另外，该切口无法显露胸段食管，不能将病变组织及淋巴组织彻底切除，不符合 $R_0$ 手术原则。但由于其不开胸，术后患者恢复较快，故对心、肺功能很差，不能耐受经胸手术者，严格选择后可酌情应用。

（6）经左侧胸腹联合切口：多经第8肋间进胸并切开膈肌进腹，对下段食管及上腹部的显露均很满意，便于游离及清扫腹部淋巴结，适用于下段食管癌累及胃底贲门。缺点是手术创伤较大，食管、胃吻合位置偏低，对略高部位的食管癌即不适用。

（7）微创手术，胸腹腔镜联合、右胸顶或左颈部吻合食管癌根治术：适应证为早期食管癌、肿瘤较小、未侵犯外膜。手术通过完全腹腔镜下游离胃、做成管状胃＋空肠造瘘，在完全胸腔镜下游离食管，根据情况可选择在右胸顶或左颈部完成残胃食管器械吻合术，手术创伤小，恢复快，目前在大的医疗中心已经常规开展。

**6. 食管癌替代器官的选择**

（1）胃：为最常用的替代器官，胃的血液供应丰富，血管网完整，只需要保留胃网膜右血管及血管弓即可保证游离胃的良好血运。物理强度高，长度足够提至需要进行吻合的任何部位，且解剖游离等操作简便，故多为首选。但胃代食管术因胃被提至胸腔甚至颈部，解剖位置大部改变，术后蠕动功能明显减弱，直接影响消化功能，同时由于大部胃位于胸腔，占据胸腔相应容积，且术后胃常因无张力而扩张，可压迫心、肺等胸内脏器，引起患者胸闷、心悸、气促等不适。

（2）结肠：较常应用，结肠长度充足，黏膜相容性好，血液供应较充足，胃的解剖位置无须改变，可保持较好的消化功能，同时由于结肠多不经胸内途径提到颈部，故对心肺功能影响较小。缺点是操作复杂烦琐，需进行结肠与食管、结肠与胃、结肠与结肠 3 个吻合，较易发生吻合口瘘等，故结肠代食管手术的并发症及死亡率均比胃代食管高。因此，结肠替代通常多用于那些以前曾经接受过胃部手术或其他破坏胃部血运操作的患者。

（3）空肠：较少应用，主要是因为盲肠虽然与食管相容性好，但血液供应不够理想，可供游离长度不够，仅可用于中下段食管的吻合，应用受到很大限制。采用微血管技术行游离空肠段间置代食管术可有效延长空肠可利用长度，但术者需经过特殊培训，手术繁杂，延时较长，且仍存在一定比率的吻合血管血运障碍，可导致手术失败，故未能推广使用。

（4）人工食管：近年来，人工食管研究取得较大进展，在动物实验中已取得一定成功，但距离应用于临床还有一段距离。

**7. 代食管移植路径的选择**

（1）胸内途径：包括经食管床途径和骑跨主动脉弓途径。前者路径最短，操作简便；后者主要为左胸切口行主动脉弓上或胸颈吻合及颈部吻合时应用，胸内途径虽较便利，但发生吻合口瘘时易引起脓胸等严重并发症，瘘也较难愈合。

（2）经胸骨后途径：在胸骨后游离形成隧道，代食管移植器官由该胸骨后隧道提至颈部与颈段食管进行吻合，其路径略长，因不与胸腔相通，发生吻合口瘘或吻合器官血运障碍坏死时较易处理，对心、肺等器官影响较小。

（3）经胸前皮下途径：在胸前部皮下游离构成皮下隧道，代食管移植器官经该隧道提到颈部进行吻合，该路径较长，但发生并发症易于处理。主要缺点是移植器官途经处皮肤隆起，有时可见蠕动波，外观不易为患者接受，故临床应用很少。

**8. 吻合部位的选择**

（1）胸内吻合：包括主动脉弓下吻合、主动脉弓上吻合和胸顶吻合等。由于弓下吻合可能因食管切除安全距离不够而导致食管残端癌残留，故原则上食管癌手术不应选择弓下吻合，弓上或胸顶吻合因吻合位置较高，显露较差，吻合常较困难。近年来，由于吻合器的广泛应用，使高位吻合大为方便。吻合口瘘及狭窄的发生率也大大降低。但如发生吻合口瘘，则治疗难度较大。

（2）颈部吻合：对食管可有更广泛的切除，最大限度地减少了癌残留的可能性。吻合口瘘的发生率虽较高但易于处理，减少了与吻合口瘘相关的严重并发症。吻合口狭窄的发生率较高，通过改进吻合方法有望得到解决。喉返神经受到暂时或永久损害的可能性增加，可造成声带麻痹等。

**9. 食管与移植器官吻合方法的选择**

可分为单层缝合和双层缝合两大类，具体吻合方法很多，采用何种吻合方法主要视术者的经验和习惯而定，一般在胸内吻合多采用双层缝合吻合法，颈部吻合多采用单层缝合吻合法。多选用间断缝合法，也可采用连续缝合法，但后者吻合口狭窄的发生率较高。吻合器吻合法多用于胸内的吻合，其简化了操作程序，缩短了吻合时间，减少了吻合口瘘和狭窄等并发症，吻合器和切割缝合器在颈部吻合中也可选用，有望明显减少颈部吻合口瘘和狭窄的发生率。

**10. 食管癌淋巴结清扫术的选择**

（1）食管癌淋巴转移的特点：淋巴结转移是食管癌的主要转移方式。食管癌很易且较早发生淋巴结转移，并具多样性。这主要缘于食管特殊的淋巴回流结构，食管壁内的淋巴管分布不同于其他器官，黏膜固有层和黏膜下层一开始就出现淋巴管道并相互交织成网，黏膜下层的淋巴管除横向穿透食管壁引流至附近的淋巴结外，还存在垂直的纵向交通，其淋巴引流量甚至比水平方向的引流更为丰富。肿瘤一旦突破基底膜，食管黏膜就可以沿淋巴管向远处转移。因此，食管癌在早期刚侵及黏膜下层时即可发生广泛或跳跃式淋巴道转移，食管胃交界处固有黏膜肥厚，淋巴组织丰富，有丰富的淋巴管网相连接，癌细胞可经此引流到贲门，进入贲门部后再到腹腔其他组淋巴结。食管下段的淋巴回流主要引向腹部的贲门两侧，胃左动脉和腹腔动脉旁淋巴结群，食管中段淋巴液则向上、下双向引流。而食管上段淋巴液则以向上引流为主，可向上引流至颈部和上纵隔淋巴结群，上方的引流通道因肿瘤转移造成阻塞后也可逆行向下方转移至腹部淋巴结。已有资料表明，食管癌一旦侵犯至黏膜下层，区域淋巴结的转移率即可达 18%～33%，而侵及食管外膜层后淋巴结转移率可达78%～89%。

（2）食管癌淋巴结清扫术的进展：淋巴结的转移对食管癌的分期和预后有非常重要的意义，在切除癌肿的同时彻底清除所有受累淋巴组织，才可能使食管癌的 TNM 分期更准确，并使患者通过手术获得治愈的机会大大增加。而传统的手术方式很难达到这一点，因此，日本自 20 世纪 80 年代开始对食管癌进行扩大淋巴结清扫的研究，清扫范围由中下纵隔及上腹部扩大至上纵隔颈胸交界处（二野清扫术），后又扩展到颈部（三野清扫术），证实了扩大淋巴结清扫的优越性。三野清扫术已发展成为日本食管癌手术的标准术式。自 20 世纪 90 年代以来欧美多家著名临床中心进行了类似的淋巴结扩大清扫术的研究，取得了和日本相似的结果。在我国有部分医院开展了食管癌的三野淋巴结清扫术，并取得了一定成绩，但多数医院仍采用传统手术方法或二野清扫术。对三野清扫术的价值也存在一定争议，主要是该式式明显增加了食管癌术后并发症和术后死亡率。但三野清扫术也是非常有意义的。它使 pTNM 分期准确性大大提高，扩大清扫范围使许多患者的术后病理分期上移，也进一步证实区域淋巴结转移程度与食管癌的局部浸润程度有关，同时发现胸段食管癌的转移高发淋巴结群为颈胸交界部的喉返神经链淋巴结及以隆突下淋巴结为中心的食管旁淋巴结，向下则主要集中在贲门—胃左动脉—腹腔动脉链淋巴结，颈部淋巴结转移则以颈部大血管内侧的颈部食管旁淋巴结较外侧的斜角肌前颈深淋巴结更为多见，手术中应重点清扫以上区域。随着手术的更趋彻底，患者的生存率和生活质量获得改善。文献报道，三野清扫术的 5 年生存率可达到 40%～50%，明显高于历史或同期病例的对照。1994 年 Munish 国际食管癌联盟年会专家一致认为三野淋巴结清扫可能有 3 个方面的优点：①提供准确分期，有计划地治疗；②预防复发；③延长存活时间。

食管癌三野淋巴结清扫术的范围如下。

一野（腹区）：清扫范围下至胰上缘，上至膈肌裂孔，左至脾门，右至肝十二指肠韧带和胃右动脉根部，后至腹主动脉前方。

二野（胸区）：清扫范围差异较大，可分为 3 种。①常规淋巴结切除：包括全胸段食管旁、隆突下和左右支气管淋巴结；②扩大淋巴结切除：包括常规淋巴结加右胸顶、喉返神经旁和气管旁淋巴结；③全淋巴结切除：包括扩大切除加左胸顶、喉返神经旁和左上纵隔淋巴结清扫术，清除所有淋巴结及周围组织。

三野（颈区）：清扫左右颈内血管内侧气管食管沟内的颈段食管旁淋巴结及两侧颈内血管外侧斜角肌前方的颈深淋巴结，清扫上至肩胛舌骨肌，下至锁骨下静脉，内至颈内血管鞘，外至颈外静脉范围内的脂肪及淋巴结。

**11. 食管癌电视胸腔镜手术的选择**

随着电视胸腔镜外科手术（VATS）技术的发展，国内外已有越来越多的胸外科医生将VATS应用于食管癌的手术治疗。与传统开胸手术相比，VATS具有创伤小、出血少、术后疼痛轻、并发症少、恢复快等优点，但由于无法进行扩大淋巴结清扫，对外侵严重的食管癌难以完全切除，故实际应用上存在较大争议。目前主要适用于Ⅰ～Ⅱ期食管癌或一般情况或心肺功能不能耐受开胸手术的部分Ⅲ期患者。该术式仅利用VATS代替常规开胸手术部分，腹部和颈部均需另做切口进行胃和结肠及颈段食管的解剖游离和淋巴结清扫及吻合。

## （二）放疗

放疗是治疗食管癌的主要方法之一，按其治疗目的可分为根治性放疗、姑息性放疗和辅助性放疗。

**1. 根治性放疗**

目的在于治愈患者并改善生活质量，常用剂量为50～80 Gy，每天1.8～2.0 Gy，其适应证的选择主要依据患者的全身情况、原发肿瘤部位及侵犯程度、食管梗阻程度、有无出血及穿孔征象、有无淋巴结和远处转移、患者主观是否接受手术等，归纳如下。

（1）癌肿外侵明显：估计手术无法切除，无远处转移，无侵犯气管，食管无穿孔和出血征象，患者全身情况尚可，能进食流质。

（2）较早期食管癌：适宜并能够耐受手术，但患者拒绝接受手术。

（3）颈段食管癌：手术创伤大，并发症发生率较高，且往往需要并发全喉切除，术后丧失正常功能，患者大多难以接受，故常选择放疗。

根治性放疗的疗效与放疗的剂量密切相关，有研究表明，放疗剂量＜40 Gy的无瘤率约为5％，≥40 Gy时无瘤率＞20％，疗效增加非常明显，但由于放疗的疗效与并发症均随放疗剂量的增大而提高，故不应过分强调大剂量，目前常用的放疗剂量是50～60 Gy为1个疗程。

此外，放疗的疗效还与癌肿的敏感性有关，一般来说，放疗对鳞癌的效果较好，对腺癌效果不佳，癌肿分化程度越低，放疗的效果越显著。即使同样病理类型的癌肿，其对放疗的敏感性也有差异，如个别食管鳞癌放疗剂量为10 Gy时即达到无瘤。

**2. 姑息性放疗**

常用于晚期食管癌不能接受根治性放疗的患者，其目的主要是缓解症状，提高患者生活质量，如减轻食管梗阻、改善进食困难、止痛等，并可能延长患者生存期。晚期食管癌原发病灶局部侵犯范围比较广泛，无食管穿孔及活动性出血，全身情况能耐受放疗者，可给予姑息性放疗。如经姑息性放疗肿瘤得到缓解缩小，患者全身情况尚可，无明显远处转移征象，可根据病情随时调整治疗策略，加大剂量，争取达到根治目的，最大限度地延长患者生存期。

**3. 辅助性放疗**

目前主要作为手术的辅助手段，按其与手术之间的先后顺序可分为术后放疗、术中放疗和术前放疗。

（1）术后放疗：可用于完全性或姑息性食管癌切除术后，其目的是消灭术后可能或确实残留的癌组织。放射野包括瘤床和局部淋巴引流区，一般于术后 4~6 周开始放疗，常用剂量为 45~55 Gy。但其确切作用目前存在很大争议，国内有些学者认为术后放疗可以提高癌肿的局部控制率，减少术后癌肿复发，进而延长生存期，但国外多个随机对照试验却并未显示出术后放疗较单独手术具有生存方面的优势。术后做放疗与不做放疗相比，前者可明显减少姑息性手术的术后局部复发率（术后放疗复发率 15%，不做放疗为 30%），但增加了出血等并发症，这些并发症降低了术后放疗的生存期，使两者的 5 年生存率相比并无显著性差异，相反易引起吻合口狭窄、消化道出血等并发症而影响患者的生存质量。因此，目前大部分学者认为，完全性切除术后没必要行单纯预防性照射，只有癌肿或淋巴结未得到完全性切除或疑有癌残留者，才给予术后放疗。对术中发现残端可疑癌残留或局部淋巴结怀疑转移而未能彻底清扫者，术中应予银夹定位，以提高放疗定位准确性。

（2）术中放疗：目前仅在部分医院试行以替代外放射，但这方面的经验有限，因为此类治疗的要求条件较高，难以完成大组病例分析，疗效的评价较困难，故其疗效尚不能明确。

（3）术前放疗：又称新辅助放疗，主要用于食管鳞癌，常用剂量为 40 Gy，每天 2 Gy，疗程结束后 2~4 周手术。理论上来说，术前放疗能够使肿瘤体积缩小，提高肿瘤的切除率；还可使肿瘤周围小血管和淋巴管闭塞，减少肿瘤的血液供应，降低癌细胞活性，并能降低手术过程中癌细胞的转移概率。但与术后放疗相似，国外的随机对照试验未能证明术前放疗与单独手术相比在延长生存期方面具有显著性差异，在切除率和手术死亡率方面差异也不显著。因此，目前一般不提倡术前放疗，术前放疗主要应用于食管癌外侵明显，估计单纯手术切除有困难，放疗后肿瘤有望明显缩小而获得切除者。

## （三）化疗

手术和放疗作为局部治疗手段，对于食管癌的远处转移是无效的。尸检发现，半数以上的临床局部早期病例具有远处转移。化疗作为一种全身治疗手段，可以弥补手术和放疗的不足。但食管癌细胞增生较不活跃，增生细胞所占比例较小，非增生细胞比例较大，故对化疗药物敏感性较差。因此，化疗目前主要用于具有远处转移而无法手术和放疗的晚期病例，或手术和放疗联合应用。

已经确定的对食管癌有效的化疗药物不多。在过去的 25 年间，针对转移的食管癌只有 16 种细胞毒性药物被系统地研究过，几乎所有这些药物的活性都是针对鳞癌的。

目前已经证明对食管癌有效的化疗药物有十几种，顺铂被看作是效果最好的药物之一，其单药有效率不低于 20%。其他药物中，氟尿嘧啶、丝裂霉素、博来霉素、甲氨蝶呤、阿霉素以及长春碱对食管癌具有一定的效果。在新药中，紫杉醇、多西紫杉醇、长春地辛、奥沙利铂（与氟尿嘧啶联用）对食管癌显示出抗癌活性。文献报道，单药化疗的有效率为 5%~35%，虽然毒性较低，但缓解期也较短，疗效不佳，故现在多采用联合化疗。联合化疗方案较多，主要以顺铂和氟尿嘧啶为主，常用的有顺铂 + 氟尿嘧啶、顺铂 + 博来霉素、紫杉醇 + 顺铂、紫杉醇 + 卡铂、紫杉醇 + 顺铂 + 氟尿嘧啶、顺铂 + 甲氨蝶呤 + 博来霉素、顺铂 + 博来霉素 + 依托泊苷等。氟尿嘧啶加顺铂的联合化疗被认为是一种可行的方案，这是研究最多的、也是最常用的食管癌化疗方案。根据报道，该方案的有效率为 20%~50%。现已证明，紫杉醇、氟尿嘧啶和顺铂的联合化疗对鳞癌及腺癌患者均有较好效果。紫杉醇单剂治疗进展期食管癌可达32%的有效率，与EP配伍的联合化疗对$T_4$和$M_1$的食管癌晚期患者或复发性食管癌可达到50%的有效率，其中20%可获得临床完全缓解。此外，依立替康（CPT-11）与顺铂联用也表现出一定的抗癌活性，尤其是对于食管鳞癌更为明显。

术前（新辅助）化疗主要用于肿瘤外侵明显、估计手术难以完全切除的病例，其目的是使肿瘤分期下调，提高局部控制率并尽早控制手术切除范围以外的亚临床转移灶（微转移）。国内外在新辅助化疗方面做了较多研究，但目前尚无结果能证明其在提高患者整体生存率方面优于单独手术治疗。

### （四）同期放疗、化疗

研究发现，某些化疗药物，如顺铂、卡铂、氟尿嘧啶、紫杉醇、博来霉素等，具有放射增敏作用。将上述药物与放疗同期应用，可增加癌细胞对放疗的敏感性，提高食管癌的局部控制率，减少放疗剂量以降低毒性反应，提高治疗的依从性，同时可以兼顾肿瘤局部和可能存在的微转移灶，减少远处转移和延长生存期。食管癌同期放疗、化疗主要包括以下两个方面。

**1. 术前同期放疗、化疗**

20世纪80年代美国Wayne State大学医学院报告同期放疗、化疗治疗进展期食管癌的疗效明显优于单纯放疗，随后美国西南肿瘤协作组（SWOG）和美国肿瘤放射治疗协作组（RTOG）一同进行了EP方案+30 Gy的术前同期放疗、化疗的Ⅱ期临床研究，病理缓解率达到17%，但手术死亡率却达到10%，3年生存率仅16%。20世纪90年代末进行的一些临床试验也得到类似的结果，进一步证明术前同期放疗、化疗对食管癌的有效率显著高于单纯术前化疗，但未能使患者的术后生存率获得明显改善。Urba等1997年报道使用FVP方案顺铂＋氟尿嘧啶＋长春地辛结合45 Gy超分割放疗可获得28%的病理完全缓解（CR）率，术后局部复发明显减少，3年生存率与单纯手术相比也显著提高，说明增加放疗剂量或使用超分割照射术前同期放疗、化疗可明显增加治疗效果。新型化疗药物的应用可能进一步加强术前同期放疗、化疗的效果。Lynch等使用泰素＋顺铂＋氟尿嘧啶联合超分割放疗获得80%以上的临床有效率，病理CR为39%~50%。

制约术前同期放疗化疗临床应用的主要缺陷是其严重的不良反应，进行同期放疗、化疗的食管癌患者对手术耐受力明显降低，手术风险大幅度增加，手术死亡率常高达10%以上。如何合理设计术前同期放疗、化疗方案，减少严重不良反应，提高食管癌患者对放疗、化疗和手术的耐受性是进一步研究中需要密切关注的问题。

**2. 单独同期放疗、化疗**

由于术前同期放疗、化疗的严重不良反应，同期放疗、化疗可能更适合单独用于早期食管癌和不宜手术的晚期食管癌，日本全国协作进行的在Ⅰ期食管癌患者中进行同期放疗、化疗Ⅱ期临床研究中显示出单独同期放疗、化疗对早期食管癌可达到与手术相同的效果。

**3. 内镜治疗**

对很早期的食管黏膜内癌灶，可通过内镜下黏膜切除术进行治疗并取得了理想的效果。对晚期食管癌患者，可以用非创伤性的手段来处理梗阻、吞咽困难、食管气管瘘以及消化道出血。对于伴有吞咽困难的无法手术或无法治愈的癌症患者，最有实际意义的目标是缓解症状，这样可以改善营养状况、拥有健康的感觉以及整体生活质量。

目前可用于解除吞咽困难的内镜姑息疗法包括球囊或探条扩张术、热凝固术（激光）、乙醇或化疗药物注射、光动力学治疗、腔内照射、塑料或可膨胀金属支架置入术。对大部分伴有梗阻的不可切除的食管癌，光动力学治疗与可膨胀金属支架置入术的联用可获得最佳的缓解。

置入表面覆有硅酮的可自行膨胀金属支架通常能够有效治疗食管气管瘘，这样对大部分患者可以避免行姑息性食管离断及旁路手术。

# 八、预后

总体来讲，食管癌预后较差，症状出现后，如未经治疗，生存期一般不超过 1 年。有资料显示，食管鳞癌患者总的中位生存时间（无论是否经过任何治疗）为 8.8 个月，5 年生存率为 14%。

食管癌手术切除的预后受很多因素的影响，患者的 TNM 分期、手术切除范围是否达到 $R_0$、肿瘤浸润深度、是否有淋巴结转移及其数目一直被认为是反映手术后的长期预后的重要指标。淋巴结的阳性率，即阳性淋巴结数目与所有切除的淋巴结数目的比值，也可以提示预后情况。

目前非手术治疗的热点已转移至同期放疗、化疗，对早期食管癌同期放疗、化疗可能达到与手术相同的预后效果，对 $T_4$ 和锁骨上淋巴结转移（$M_1$）的晚期食管癌患者也达到了 23% 的 3 年生存率。随机进入同期放疗、化疗组的中位生存期达到 14 个月，5 年生存率为 27%。

（勇　俊）

# 第五章

# 肺部疾病

## 第一节  肺脓肿

细菌引起肺实质局限性感染和坏死并有脓腔形成即为肺脓肿。广义上讲，肺脓肿包括结核性、真菌性、寄生虫性和细菌性脓腔，感染性肺大疱、肺囊肿和支气管扩张，肺梗死后肺脓肿，以及肺部肿瘤内坏死脓腔和肿瘤阻塞支气管远端发生的肺脓肿。狭义上讲，肺脓肿主要是指源于肺内化脓性感染而产生的肺脓肿。感染细菌的来源可经呼吸道，如误吸，也可能是全身他处感染继发引起的肺感染，如脓毒血症或败血症所致肺部感染。

早在 1936 年抗生素问世以前，Neuhoff 等总结了他们外科引流治疗肺脓肿的个人经验，提出大多数严重的肺脓肿病例需要外科手术处理。他们还强调拖延治疗至合并症威胁患者生命时，急性肺脓肿的严重性才被认识。支持治疗包括维持营养和体位引流等在今天虽然很重要，但是抗生素的问世彻底改变了治疗肺脓肿的思路。

有效的抗生素出现后，明显地改变了肺脓肿的自然病程，也显著地降低了外科引流的治疗作用。有效的抗生素问世之前，肺脓肿是一种致死的疾病，患者经常是到了病程晚期，中毒症状很重呈现极度衰竭时，才来找胸外科医生进行引流，可想当时外科治疗会有什么样的结果。肺脓肿早期外科就参与治疗其结果显然不同。1942 年，一组 122 例肺脓肿早期施行开放引流，仅有 4 例死亡。20 世纪 40 年代后期临床上开始使用青霉素，许多肺炎经抗生素治疗得到有效控制，肺部感染很少会发展到肺脓肿阶段，结果需要外科手术处理的肺脓肿病例很少，即便有也是选择性的肺叶切除，很少施行肺脓肿外引流。抗生素、抗代谢药、激素和免疫抑制剂的应用，改变了周围细菌的生态学，无论是非特异性肺脓肿还是原发性肺脓肿，发生率均明显降低。另外，高龄、机体抗感染能力降低情况下，机会性感染所致的肺脓肿发生率增加了，机会性肺脓肿的治疗更为困难。

## 一、病因

化脓菌引起的肺脓肿多数因咽喉部感染性物质误吸而致，如牙龈感染或咽喉部感染时，老年患者咳嗽反应受到抑制，感染性分泌物容易被误吸，早年牙科和扁桃体手术后肺脓肿发生率较高。另外，患者在失去知觉的情况下，如酗酒者或全身麻醉状态下以及昏厥、脑血管意外，患者常处于卧位，特别是仰卧位，感染性分泌物因重力关系可直接流入右主支气管，然后进入到上叶后段和下叶背段，临床上这两个部位均是原发性肺脓肿最常见之处。最常见的致病菌是厌氧菌，还有甲型和乙型溶血性链球菌、葡萄球菌、非溶血性链球菌、假孢子菌属和大肠埃希菌。实际工作中多是未等细菌培养结果出来，就已经开始应用抗生素，因此，细菌培养多不能获得阳性致病菌。一旦液化坏死物经引流支气管排出，含有脓液和空气的肺脓肿便形成了。

## 二、病理

肺脓肿的形成需要3个因素：细菌感染、支气管堵塞、机体抗感染能力低下。其病理过程是化脓菌造成肺实质破坏。开始细菌引起肺部感染，支气管阻塞后远端肺段发生肺不张和炎变，感染未能得到有效控制，支气管堵塞未能有效解除，引起肺段血管栓塞和破坏，继之产生大面积的肺组织坏死和液化，周围的胸膜肺组织也呈现炎性改变，终于形成脓肿。急性肺脓肿的内壁衬纤维脓性物质，它与周围实变的肺组织混为一体。病变经过急性阶段后，支气管阻塞未能及时完全解除，引流不畅，感染未彻底控制，肺脓肿可进入慢性阶段。慢性阶段的肺脓肿，其内壁逐渐变成纤维肉芽组织，显微镜下的特点是存在富含脂质的巨噬细胞。以后的病理过程为脓腔内壁衬有低柱状上皮甚至假复层纤毛柱状上皮细胞。到了此阶段，脓肿周围的肺组织产生瘢痕，瘢痕组织收缩并逐渐堵塞脓腔。慢性肺脓肿期间感染反复发作，既有受累肺组织病变又有支气管病变，既有组织破坏又有组织修复，既有急性炎症又有慢性炎症。结果表现为肺组织中一界限分明的脓腔，周围肺组织有不同程度的炎变和纤维化。慢性肺脓肿具有明确的特点：肺脓肿最初发生在肺组织的表浅部位；肺脓肿与一个或多个小的支气管相通；脓肿不断向周围蔓延发展，晚期不受肺段和肺叶的限制，可跨段、跨叶形成多个互相沟通的脓腔。

急性期肺脓肿可侵犯周围胸膜表面，引起胸膜炎、胸腔积液或脓胸。若脓肿穿透胸腔，则出现张力性脓气胸。晚期或被忽略的肺脓肿可破入纵隔、心包或膈下，分别引起化脓性纵隔炎、化脓性心包炎及膈下感染。

**1. 吸入性肺脓肿**

误吸是最常见的肺脓肿原因，因酗酒或药物所致意识丧失时，呕吐最常造成误吸。头部外伤、精神病发作、全身麻醉均是加重误吸发生的因素。某些引起食管梗阻的病变，如贲门失弛缓症、食管狭窄、食管癌或胃食管反流，是产生肺脓肿的次要原因。肺脓肿还可因头部和颈部感染蔓延而致。儿童期的肺脓肿应当考虑有无异物存留造成支气管内梗阻。有学者强调体位可以引起某些肺段发生肺脓肿，特别是上叶后段和下叶的背段，误吸后最容易发生肺脓肿。

**2. 肺梗死后脓肿**

过去一直认为肺梗死是肺脓肿的最常见原因，现在这种观点已经改变了。似乎上述误吸造成肺脓肿的理论更有道理，因为它基于解剖学和临床观察而得出的。毫无疑问脓性栓子可产生肺脓肿，栓子可来自不洁流产或前列腺炎所致盆腔静脉血栓，来自周围化脓性血栓性静脉炎，以及肝脓肿、化脓性胰腺炎或化脓性腹膜炎后躯体静脉含有感染性的栓子，它们均可产生肺脓肿。抗生素已经明显地减少了上述的各种感染源，结果脓性栓子引起肺脓肿的发生率也较过去显著降低。

**3. 创伤后肺脓肿**

胸部穿透伤或钝性伤偶可发生肺脓肿。创伤后肺内血肿，可因血源性细菌、误吸或肺内异物而发生感染。并非所有存在于肺内的异物都需要摘除，但是肺内异物引起肺脓肿时，不摘除异物肺脓肿就不可能痊愈。非胸部创伤患者长期住院、昏迷、卧床或败血症常引起肺部合并症，如肺不张、肺炎，有时发生肺脓肿。这种肺脓肿多是医院内获得性细菌感染，治疗起来相当困难，对此重要的是应有充分的认识而积极预防。

**4. 纵隔或腹腔感染扩散肺脓肿**

膈下或纵隔感染引起最常见的肺胸腔合并症是脓胸，但是如果胸腔有粘连，肺又紧密粘连于邻近的壁胸膜上，膈下感染或纵隔感染可能直接穿透肺组织，形成肺脓肿。此种肺脓肿可继发于阿米巴或化脓性肝脓肿，以及任何原因所致的膈下脓肿。肺脓肿也可继发于纵隔炎，最常见于食管穿孔或破裂。治疗这种类型的肺脓肿，成功的关键在于有效地处理原发疾病。

**5. 支气管梗阻肺脓肿**

支气管梗阻最多因肿瘤和异物而致，少见的原因有支气管内结石、炎性支气管狭窄，这些器质性梗阻造成远侧肺段或叶支气管分泌物引流不畅，继发肺部感染，加重肺不张，可发展成肺脓肿。因为支气管梗阻可能导致肺脓肿，经积极抗生素和支持疗法，肺部局限性反复感染无明显改变，应行纤维支气管镜检查，除外支气管梗阻。

**6. 坏死性肺炎后肺脓肿**

金黄色葡萄球菌、Ⅲ型肺炎链球菌、铜绿假单胞菌、克雷伯菌感染都容易造成肺实质坏死形成肺脓肿。金黄色葡萄球菌感染多为原发性感染灶，特别是在儿童期。肺炎链球菌容易致老年患者产生肺脓肿。院内获得性感染，特别是革兰阴性菌常发生在严重创伤患者、经历大手术患者，即主要发生在免疫力明显抑制的患者。免疫机制严重抑制及营养状态极差的患者，发生肺炎或肺脓肿后，常很快导致败血症和死亡。

**7. 原有肺病变的肺脓肿**

原有肺内支气管囊肿或后天性肺大疱，发生继发性感染后，X 线胸片上也会产生类似"肺脓肿"样改变。若感染前已知原有肺囊肿或肺大疱和（或）胸片上有一界限清楚的气液平，周围没有明显肺浸润表现，那么应当高度怀疑肺囊肿感染或感染性肺大疱的可能。对此鉴别可在纤维支气管镜下用带有导丝的塑料管进行抽吸，抽出液检查可给诊断带来很大的帮助，同时也作为治疗的一部分。少见的情况是肺隔离症继发感染后产生肺脓肿，肺隔离症形成的肺脓肿对单纯非手术治疗反应很差。怀疑此类肺脓肿时，应行主动脉造影显示畸形血管，以防止术中发生意外大出血。

**8. 癌性肺脓肿**

空洞型肺癌是中年吸烟男性患者最常见的肺脓肿原因，对这类患者应尽早行纤维支气管镜检查，明确诊断后及时手术切除可获得长期存活。

**9. 机会性肺脓肿**

由于有效的广谱抗生素应用，在化脓性肺炎的阶段即得以控制，因此原发性或称非特异性肺脓肿很少能形成，目前这种类型肺脓肿的发生率明显降低了。机会性感染而致的肺脓肿则表现为更为突出的问题。机会性肺脓肿多发生在年轻患者或老年患者，机体对于感染缺乏有效防御能力，身体其他系统有严重疾病，肺脓肿仅是系统疾病的一种并发症。早产儿、支气管肺炎、先天性发育畸形、手术后、恶病质、存在其他感染或系统性疾病，这些对于早期婴儿来说，都是发生机会性肺脓肿的重要因素。对于老年患者来讲，全身系统性疾病、恶性肿瘤（特别是肺部或口咽部的恶性肿瘤）、长期应用激素或免疫抑制剂治疗、放疗以及围手术期，均构成老年患者机会性肺脓肿的基础条件。机会性肺感染呈多发而非单一的肺脓肿，其中绝大多数为医院内获得性感染。从细菌学上讲，致病菌也不同于典型的吸入性肺炎后的肺脓肿，金黄色葡萄球菌仍是最主要的致病菌，其他还有甲型溶血性链球菌、卡他奈瑟菌、肺炎链球菌、变形杆菌、大肠埃希菌和克雷伯菌。长期应用抗生素，偶尔从痰中可培养出罕见细菌。机会性肺脓肿发生部位无明显区别，脓肿可出现在肺的任何部位，临床发现右侧肺脓肿多于左侧。

## 三、临床表现

由于产生肺脓肿的原因不同，临床症状的严重程度不一致。有的肺炎发作后随即出现发热和咳痰，也有误吸后间隔数天或数周后，临床才出现发热和咳痰。肺脓肿患者的痰多呈脓性混有血液，痰量很多且有恶臭味。若将痰液存于容器内静置，可发现痰液分层，最底层为黄绿色沉淀，中间层为黏液，最上层为泡沫。部分肺脓肿患者可有胸痛，呈持续性胸膜疼痛。在症状的复杂性方面，肺脓肿与其他肺化脓性疾病或感染性空洞性肺病变，没有更多的区别。典型的患者常有上呼吸道感染的病史，并有发热及感染中毒症状，不多有胸痛，咯血少，常见咳脓性痰，有时为腐败性脓痰。痰量可能很多也可很少，颜色可有绿色、棕色、灰色或黄色，酱油色痰提示可能是阿米巴性肺脓肿。婴儿期甚至儿童期葡萄球菌性肺炎，常因毒血症、呼吸困难、发绀和感染中毒性休克而掩盖了肺脓肿的症状和体征。这些可突然发作，也可能因为胸膜下脓肿破裂造成脓气胸，加重肺脓肿的症状。儿童最常见发热、厌食、衰弱等症状。

急性肺脓肿患者，常呈重病容，体温高，心动过速，呼吸增快。呼吸有臭味，受累肺部表面胸壁触诊可能有压痛。叩诊常发现浊音，呼吸音减低，不一定听到啰音。当肺脓肿与支气管相通时，可闻及管性呼吸音，此时还会听到干啰音及湿啰音。胸部体征随着脓肿与支气管的状态，经常发生着变化，日日不同，因此，需要仔细反复地进行胸部体检。杵状指是许多慢性缺氧性肺部疾病经常存在的体征，肺脓肿患者很明显，在肺脓肿发作后 2 周就可能出现杵状指，随着治疗肺脓肿痊愈，杵状指也逐渐消退。有的患者可以在胸壁听到血管性杂音。

## 四、辅助检查

病初胸部 X 线表现缺乏肺脓肿的特征和气液平，表现为某部分肺浸润，有或无肺不张。病变可累及一个肺段或多个肺段甚至整个肺叶。一旦肺脓肿与支气管相通，直立位或侧卧位胸像可发现气液平面，这是放射学上肺脓肿的特征性表现。仰卧位或俯卧位，包括断层像，均不能显示气液平的存在，因此，检查者常忽视体位对显示病变的影响，未能及时发现病变。肺脓肿的特征为病变周围有肺实质浸润带。薄壁脓肿并有气液平，提示化脓性肺囊肿或肺大疱合并感染，常伴有胸腔积液、脓胸和脓气胸。腔壁增厚呈结节状提示癌性空洞的可能。此外，肺门或纵隔淋巴结明显增大提示肺癌。偶尔肺脓肿与合并有支气管胸膜瘘的脓胸鉴别有一定困难，此时可应用超声检查或 CT 检查以帮助鉴别。上消化道造影检查有时用于肺脓肿或反复发作肺炎的患者，上消化道吞钡造影可显示胃食管反流、肿瘤引起的食管梗阻、食管狭窄或贲门失弛缓症，这些疾病均可产生消化道内容物误吸到呼吸道，导致肺炎和肺脓肿，这种情况对于儿童病例尤为重要。

## 五、鉴别诊断

需要与化脓性肺脓肿相鉴别的有癌性空洞、肺结核空洞、合并支气管胸膜瘘的脓胸、肺囊肿感染、空洞性真菌感染、肺大疱合并感染。由于肺癌的发生率逐年增高，首先要鉴别的是肺癌，特别是中年男性吸烟者。

## 六、治疗

### （一）抗生素治疗

多年以前，公众一致的意见是全身支持疗法，包括营养维持、胸部呼吸物理治疗及各种体位引流，这些都是肺脓肿重要而有效的治疗方法。适当的抗生素治疗不仅降低了肺脓肿的发病率，而且改变了肺脓肿的治疗方式和治疗结果。经适当抗生素治疗后，虽遗有小的薄壁残腔，患者却无明显症状，经数周或数月观察也可能完全愈合，不一定需要外科处理。

诊断慢性肺脓肿时，应进行痰培养和涂片检查以鉴定致病菌，包括需氧菌和厌氧菌。痰检查还应当包括真菌、抗酸菌和瘤细胞检查。一旦诊断肺脓肿则立即施以广谱抗生素，以后再依细菌培养和药物敏感度结果，调整抗生素。一般来讲，抗生素应用后 1 周，临床症状有明显改善。某些病例可能需要数周甚至月余的抗生素治疗，直到胸部 X 线检查脓肿完全吸收征象出现为止。需要提及的是临床症状改善比 X 线的表现早出现数天或数周。如果患者临床症状改善，尽管有气液平存在，有或无周围肺组织浸润，都不需要外科处理。

### （二）支气管镜治疗

几乎所有肺脓肿患者都需要进行支气管镜检查，支气管镜检查的目的：①为细菌培养提供最确切的材料；②早期排除支气管梗阻的原因如异物、肉芽肿或肿瘤；③可经支气管镜直接抽吸脓液；④刺激肺脓肿的支气管内引流。支气管镜应用时要有一定的技巧，避免操作时脓液大量溢入支气管内，突然发生窒息。患者经治疗后症状无明显改善或放射学上脓肿无吸收的证据，可能需要多次支气管镜在 X 线透视下经支气管导管进行脓腔引流。纤维支气管镜用于肺脓肿的治疗，有逐渐代替手术治疗的趋向。

### （三）外科引流

经抗生素和支持疗法，一般人群急性肺脓肿的死亡率明显下降，绝大多数患者可获得治愈。80% ~90% 的肺脓肿患者不需要外科处理即可治愈。

外科引流包括内引流和外引流。若患者持续发热超过 10 d，治疗 6 ~8 周胸片上仍无改善的征象；或出现某些合并症，如咯血、脓胸或支气管胸膜瘘，则都需要进行外科引流处理。

外科胸腔造口，直接进行肺脓肿引流，是治疗急性肺脓肿的有效方法。在操作过程中有两点需要注意：一是确切定位，可摄正、侧位甚至斜位胸像，预先计算好肋骨切口，有疑问时可在皮肤上做出标记；二是术者进行胸腔造口时必须肯定脓肿处的肺组织与其壁层胸膜已经发生粘连，否则可能会发生脓腔的脓液散布于游离的胸腔内。一般采取气管内双腔插管全身麻醉，切除 5 ~6 cm 长的肋骨，已经发生粘连的胸膜呈灰色增厚不透明，先用注射针进行穿刺抽得脓液确定脓肿的深度和位置，抽得标本送细菌学和病理学检查。电刀切开脓肿表面的肺组织进入脓腔，抽吸和刮除清创，最后置入粗口径的引流管或蘑菇头引流管，连接水封瓶或负压吸引。胸腔引流后，患者的临床症状可有明显迅速改善，痰量减少，发热减退，引流量逐渐减少。术后肺漏气是经常见到的，随着愈合过程，漏气于数天至 2 周停止。当患者情况逐渐改善，引流量减少，漏气停止时，可停掉负压抽吸，剪短胸膜腔引流管，用敷料包盖，患者可下床活动。胸膜腔引流管可能留置数周，患者可带管出院。出院后还应进行随诊，因为肺脓肿与支气管相通，一般不主张进行胸膜腔引流管灌洗。当患者情况完全改善，胸片表明肺脓肿吸收愈合时，可拔除引流管。引流口随时间将逐渐闭合。

胸膜腔引流管引流并非完全没有问题，继发性出血、脓气胸或脑脓肿均可因肺脓肿本身或胸膜腔引流管引流操作所诱发。但是胸膜腔引流管引流对某些危重患者、大的脓肿可能是救命的，经胸膜腔引流管引流的患者晚期发生支气管胸膜瘘病例罕见。

### （四）肺叶切除

经抗生素治疗，引流或不行引流，大多数急性肺脓肿病例可获满意的治疗效果。偶尔急性肺脓肿可进入到慢性肺脓肿，脓腔壁增厚，周围的肺组织发生不可逆的病变，患者出现持续发热、咳嗽和咳痰的症状。导致发生慢性肺脓肿的因素有脓腔引流不畅，支气管梗阻和脓肿穿破到胸腔产生脓胸。在这种情况下需要进行肺切除，多数是肺叶切除即获痊愈。

慢性肺脓肿行肺楔形切除或肺段切除常产生合并症，因为切除边缘的肺实质常含有病变，术后肺持续漏气和脓胸的发生率较肺叶切除高，临床胸外科医师多不采用。在大多数情况下，肺通气灌注扫描常能确定病变范围，若显示一叶肺完全无功能，则需行肺切除。一旦手术，需要注意的是采取双腔插管麻醉，以防止脓液在手术操作过程中流入对侧或同侧健康的肺叶，有可能的话尽早钳闭患侧支气管。手术中可能发现胸膜增厚并布满增生的血管、肺门处严重粘连，先行抽吸减压可使手术操作更为安全进行。长期慢性炎症使支气管血管迂曲、增粗，淋巴结肿大致密粘连，不仅粘连到支气管，也粘连至肺动脉及其分支。解剖肺门时尤应慎重以免发生大出血。术毕严密止血是另一值得注意的问题，手术出血多是从淋巴结的渗血和小的出血，或是来自粘连面上小的系统动脉出血，而不是肺动脉出血。系统动脉压力高，出血多不容易自行止住。术后胸腔引流应充分，至少应放置 2 根粗口径的引流管，以利余肺的迅速膨胀，阻止肺漏气，确切避免术后脓胸的发生。慢性肺脓肿切除不仅改善患者慢性症状，移除肺部病灶也有助于防止肺脓肿的复发。

（李则峰）

# 第二节　肺动脉栓塞

造成肺栓塞诊断困难的原因包括肺栓塞的先前病变——深静脉血栓形成，该病的病史不明确，并缺乏特异性体格检查的阳性体征、可靠的非侵入性实验室检查手段以及同时存在其他疾病，肺栓塞的临床表现常又同其他疾病的症状相似。

虽然现代的医疗技术水平使我们能够诊断和治疗这种疾病，但仍具较高的病死率。只有积极预防深静脉血栓形成，才能有效地防止肺栓塞的发生。

## 一、病理

肺栓塞多见于中老年、长期卧床、不活动的患者；有慢性充血性心力衰竭、心房纤颤的患者更易于发生肺栓塞；心肌梗死、脑血管意外和癌症患者易于发生下肢静脉血栓形成；骨折、前列腺手术后、外科手术、妊娠、分娩后也易于发生静脉血栓形成。尸检中发现肺栓塞是很常见的，在年龄 >40 岁的患者，肺动脉内有新旧血栓的占 64%。在由于肺栓塞死亡的尸检报告中，血栓的直径为 1～1.5 cm，最长达 50 cm，小的碎片血栓更为常见，右侧较左侧多见，下叶肺较上叶肺多见。血栓多来源于体循环的静脉系统，以髂静脉和股静脉最多见。急性肺栓塞的血栓是暗红色的易碎的血栓组织。亚急性肺栓塞或慢性肺栓塞的血栓由 3 部分构成：中间部分是脱落血栓，其中含有纤维素；远端是白色血栓，以血小板的成分为主；近侧是新鲜血栓，为血液在闭塞的盲端凝固而成。

## 二、肺梗死

肺栓塞的严重后果是肺梗死，这就是说在肺栓塞的远端发生组织死亡。因为肺接受双重供血，即支气管循环和肺循环。近来的研究提示，另一个供氧源来自肺静脉侧。由于多源供氧，肺动脉供氧受损后，一般不产生肺实质的缺血，即使发生肺实质的缺血和梗死，也仅是在肺周围。肺栓塞后肺梗死是不易发生的。但当这些部位的支气管循环减少，肺栓塞后支气管收缩，损害了肺氧供，较大的肺栓塞更易于发生周围肺组织的肺梗死。当患者有左心功能不全或慢性阻塞性肺疾病时更易于发生肺梗死。

## 三、病理生理

肺动脉被栓子栓塞后影响到肺组织、肺循环和气体交换的情况是非常复杂的，受多因素影响，并且同样疾病的患者之间表现也不同。气体交换异常的类型和程度受栓塞血管的大小、血管是否被栓塞物完全堵塞、是否存在心肺血管疾病、急性栓塞或慢性栓塞、发生栓塞到治疗时间的长短影响。

肺栓塞后生理和肺泡无效腔增加，引起右向左分流、通气灌注失衡、混合静脉血氧张力下降，综合的作用导致低氧血症。由于过度灌注未栓塞的区域形成肺单位的低通气灌注比。未栓塞的区域还可发生肺不张，栓塞的溶解和栓塞区域的再灌注均构成肺通气灌注的不正常。肺不张是由多种原因引起的。当肺动脉血量被阻断时，发生出血性肺不张导致肺表面积的减少。在肺的低灌注区域出现气体移动显像引起区域性低碳酸血症，这可引起细支气管和肺组织的收缩而引起的肺不张。从包绕血小板的栓子上释放出来的体液介质，使肺收缩和肺表面积的丧失，促进肺不张的发生。

在各种肺栓塞的动物实验中，栓塞后肺水肿在低氧血症中起着重要的作用。但这些结果与人是不同的。发生肺动脉高压时，右心室负荷增加，右心房压增加，使卵圆孔开放形成心内的右向左分流，因为约15%的正常人存在卵圆孔开放的可能性。

肺栓塞后最初的结果是造成气体交换的异常，人体生理反射可以使这种情况尽快恢复正常，这包括低碳酸血症使支气管收缩，低氧使血管收缩。这些作用分别使肺通气减少、增加通气灌注比和减少肺灌注、降低通气灌注比。

气体交换异常还可由肺外的因素引起，在已存在分流和通气灌注比不适当的情况下，出现动脉氧分压下降和混合静脉氧分压下降，混合静脉氧下降使心输出量下降，并使心输出量不能随代谢的变化增加，当肺栓塞发生在已有心脏病的患者时，常发生严重的心输出量下降。

## 四、肺栓塞的血流动力学影响

急性肺栓塞后血流动力学受损的程度与血管阻塞的程度相关。栓塞后肺动脉压升高是肺栓塞的直接后果，但只有肺动脉栓塞程度 >50% 时，才发生肺动脉高压。肺动脉压升高引起右心做功增加。正常人右心室是一个薄壁的腔，没有条件做高强度的功来对抗高压，右心的代偿能力有限。没有心肺疾病的患者，可耐受的最大的平均肺动脉压是 40 mmHg（5.33 kPa）。右心室容量增加使室间隔向左移动，影响左室的舒张。右心室负荷的增加，使右心的需氧量增加，如果发生动脉压下降，则发生右心缺血，这使心输出量下降，患者可能死于心律失常或右心功能不全。当患者有心肺疾病时，即使在肺血管阻塞程度低于 50%，也会出现严重的血流动力学不稳定和循环衰竭。循环衰竭的原因是肺血管床的截面积减少，通过肺的血流阻力增加，肺动脉压增高。维持循环的因素在于右心是否能对抗肺栓塞后的阻力，否则发生右心衰竭。这种情况下，左心功能完全取决于右心功能。动物实验发现，这时使用动脉加压的药物，改进冠状动脉对右心的关注，可使动物存活。当压力负荷持续存在时，发生右心衰竭、急性肺功能不全、休克。

肺栓塞后机体反射和体液作用对血流动力学反应影响的机制早已引起人们的关注。血小板去颗粒作用并释放的各种血管活性介质可促使肺血管收缩。这些反射和体液的共同作用，可引起严重的血流动力学障碍。

患者已有心肺疾病，并且已有肺血管储备能力下降，即使是小的肺血管栓塞，也可引起较严重的肺动脉高压和右心功能不全。

需要指出的是，血流动力学障碍不能完全解释为肺动脉高压的结果，因为右心功能衰竭时，心输出量下降，肺动脉压也下降，因此，不能用肺动脉压作为诊断和治疗的指标。

## 五、临床表现

栓塞前的心血管症状和栓塞的严重性两个因素在诊断肺栓塞中有重要的作用。呼吸困难和胸痛是最常见的，一半以上的患者有焦虑感和咳嗽。极度焦虑和有濒死感、晕厥或近似晕厥者常有大的肺栓塞。呼吸困难的程度和严重性依患者个人情况和病情而不同。许多患者仅持续较短的时间。呼吸困难的程度和时间与栓塞的程度有关。胸痛有两种类型，胸骨后钝性沉重感和紧缩感，胸膜炎性胸痛较常出现，特别是在发生较大栓塞并发肺梗死和充血性肺不张时。

约 40% 的患者有发热，体温 37.8～38.3 ℃，听诊可发现局限性摩擦音。如果发生肺动脉高压，可出现右心淤血和右心衰竭的体征。栓塞的早期，右心室的负荷增加，使肺动脉瓣第二音增强，右心室舒张期奔马律。许多患者出现发绀。由于右心功能不全，随后出现充血性肝大和腹水。

## 六、辅助检查

### 1. 心电图检查

心电图不能显示特征性的改变，并且不能与已存在的心肺疾病引起的异常相区别。心电图常显示正常或仅为窦性心动过速，ST 段和 T 波的改变常见，这是由于心输出量减少和血压下降的结果。在肺栓塞患者的心电图上可表现为 QRS 波群低平、完全性右束支阻滞、肺性 P 波、室性期前收缩。心房纤颤较少见，不足 5%。心电图检查的另一作用是除外急性心肌梗死和心包炎，这两种情况与肺栓塞很相似。

**2. 胸部 X 线检查**

胸部 X 线检查的目的是除外其他胸部疾病，如气胸、充血性心力衰竭、肺炎等。肺栓塞的胸部 X 线检查可表现出肺实质的异常，如肺的实变、肺不张以及胸膜浸润性改变，中下肺野肺血管表现为区域性血量过少、不对称性肺动脉近侧扩张等。近来，MRI 检查用于怀疑肺栓塞患者的确诊，并且 MRI 有助于鉴别肺梗死与肺炎和肺栓塞。

**3. 超声心动图检查**

超声心动图在确定肺栓塞的诊断中是特别有用的。它能确定右心腔内有无血栓，还可探及肺动脉主干、左右肺动脉近端的血栓，间接数据包括异常升高的肺动脉压。但正常的超声心动图不能除外肺栓塞。

**4. 动脉血气分析**

低氧血症在肺栓塞患者常见，但大多数患者动脉氧分压仍在 80 mmHg（10.7 kPa）以上，计算肺泡—动脉氧差时，表现出明显增宽。32% 的患者氧分压低于60 mmHg（8.00 kPa），这提示发生了大的肺栓塞。不幸的是，大多数有心肺疾病的患者也有低氧血症。低碳酸血症在急性肺栓塞也较常见，即使患者有由于肺部疾病引起的高碳酸血症，在肺栓塞后也使二氧化碳分压减少。同以往的值比仍然明显下降，但患者不能增加每分钟通气量，如患者有严重的神经肌肉疾病，二氧化碳升高同时有肺疾病不能除外肺栓塞。在这种情况测动脉血气同时测肺呼出气，使用肺功能测量无效腔与潮气量比，均具有特殊的诊断价值，并且对肺栓塞患者是很敏感的。

**5. 实验室检查**

实验室检查血液内纤维蛋白形成过剩和纤溶用于诊断静脉血栓形成，还可测量血浆和尿中的纤维蛋白肽 A、纤维蛋白碎片 E、血栓—抗血栓 III 复合物、交链纤维蛋白降解产物。但这些方法在大多数患者缺乏特异性和敏感性。测量血浆 D-Dimer（一种肺栓塞时血浆中出现的特殊的交链蛋白衍生物），当血浆中的 D-Dimer 水平低于 500 μg/L 时，可除外肺栓塞的诊断（阴性可靠性达 98%），不必再做进一步的实验室检查。阳性结果的诊断率为 44%，但假阳性的结果高达 39%，需结合临床和其他辅助检查。

**6. 肺扫描**

灌注肺扫描是一种相对非侵袭性检查，对于大多数怀疑肺栓塞的患者，是最初的筛选手段。肺扫描是静脉注射用 $^{99m}$Tc 标记的白蛋白微球或大的凝聚物，这些特殊的物质分布在未阻塞的肺血管，这些物质的摄取反映区域的肺血流。正常灌注肺扫描显示放射性核素的分布与肺血流一致，在肺血流多的部位，放射性核素的分布也多。一旦进入肺血管床的，局部血流分布影像持续出现，无论患者怎样变化体位，直到几小时后标记物被蛋白溶酶溶解。胸外的放射性核素照相机使肺血流的分布情况成为可视影像。肺血管灌注梗阻使标记物不能进入肺血管床，产生灌注缺损区。

从 6 个面（前、后、左侧、右侧、左后斜、右后斜）观察完全正常的肺扫描能除外肺栓塞。不需要进一步的辅助检查。当出现灌注缺损时，应考虑相对应的血管段的解剖病变。段和叶的灌注缺损更具有意义。肺栓塞是多发的，因此，当出现多处灌注缺损时，更提示肺栓塞的诊断。

采用胸部 X 线、通气肺灌注扫描可增加灌注肺扫描的特异性与除外肺部疾病与结构缺陷引起的灌注缺损。如果灌注缺损与胸部 X 线的异常相符合，肺栓塞的特异性降低。引起局部低通气的疾病有慢性阻塞性肺疾病。反应性缺氧性血管收缩也产生肺灌注缺损。出现这种情况应加用通气肺扫描。常用的通气肺扫描放射性核素气体是氙、氪或反射性气溶胶。观察一次呼吸平衡结果，通气异常表现为放射性核素气体摄取延迟，排除或平衡程度不一。如果通气和灌注均出现缺损，而胸部 X 线检查正常，表示不是肺栓塞。通气正常而灌注缺损提示肺栓塞的诊断。然而在实践中这些简单的概念并不是持续存在。因为通气和灌注的区别不大，并且许多疾病的过程影响这种区别，在具体使用中应注意这种检查方法的影响因素和局限性。

灌注肺扫描还用于随诊肺栓塞患者的自然病程和治疗结果，这也是较方便的无创和可信赖的检查方法。

**7. 肺动脉造影**

肺动脉造影是唯一能确定肺栓塞诊断的方法。这种方法能看到肺动脉内的血栓，造影能发现肺动脉完全阻塞和不完全阻塞两种情况。肺动脉造影是有创的检查方法，其并发症的发生率在 2%，死亡率低于 0.01%。危险性主要是心搏骤停、心脏或肺动脉穿孔、严重的心律失常、血管内膜损伤、造影剂过敏。病情危重伴有肺动脉高压的患者容易致死，但在有较多造影经验的医师手中仍是较安全的。当非侵袭性诊断方法不能肯定或需除外诊断时，应做肺动脉造影。

肺动脉造影是除尸检外的另一项金标准，通常肺动脉造影经股静脉进行，但在这种患者最好是经上肢血管进行。因这些患者在怀疑肺栓塞时均给予抗凝或溶栓治疗，采用经上肢途径易于止血，减少导管的经路引起的下肢血栓脱落。当患者有右心衰竭或低血压时，注射少量造影剂选择血管可减少并发症的发生。当今广泛采用的数字减影技术使造影剂的用量减少，以及影像处理技术使图像更清晰。近来，MRI 用于怀疑肺栓塞患者的确诊，并且 MRI 有助于鉴别肺梗死与肺炎和肺栓塞。另外，增强胸部 CT 可以清楚地显示肺动脉内的充盈缺损。肺灌注扫描有助于提示造影剂的注射部位。选择非碘造影剂可增加安全性。当患者有左束支阻滞时，经静脉放入临时起搏器，防止完全性传导阻滞的发生。

# 七、诊断

肺栓塞的诊断过程和时间依每个患者而不同，在诊断的过程中既要考虑稳定患者的病情，也要考虑检查治疗方法的危险性。诊断的条件和设备也是必需的。病史、体格检查以及常规血液化验、胸部 X 线、心电图检查，能提供诊断的线索。因为所有肺栓塞的栓子来源于肢体深静脉，采用多普勒确定下肢静脉血栓形成是非常重要的。如果患者病情不稳定，特别表现为右心衰竭、持续严重的缺氧时，应立即做出肺栓塞的诊断。这样的患者应尽早考虑肺动脉造影。如考虑采用溶栓、下腔静脉滤器置入、肺动脉切开取栓术，也应做肺动脉造影。

# 八、治疗

## （一）非手术治疗

肺栓塞处理的第一步是支持患者的生命体征，许多非特异治疗的目的在于稳定病情。吸氧、静脉输液治疗低氧血症和右心功能不全，在循环不稳定的情况下积极使用血管加压剂、抗心律失常药。在没有禁忌证的情况下，立即对怀疑肺栓塞的患者进行肝素治疗。

## （二）肺动脉切开取栓术

### 1. 急诊肺动脉栓子取出术适应证

经肺扫描或肺动脉造影明确有大的肺栓塞，伴有持续的或不易纠正的低血压。早期的处理包括迅速肝素化、使用正性肌力药物和气管内加压给氧，积极复苏 $1 \sim 2$ h。如果血压高于 90 mmHg（12.0 kPa），肾功能和脑功能维持较好，手术应暂时延迟。临床上当收缩压低于 90 mmHg（12.0 kPa），尿量少于 20 mL/h，动脉氧分压低于 60 mmHg（8.0 kPa），应尽早考虑手术治疗。当患者已存在心肺疾病时，即使是一个肺叶的栓塞也可引起顽固的低血压、低氧血症，也是手术适应证。另外，在内科积极治疗下，出现临床情况改善不明显，进行性少尿，血压下降或需要较大剂量的升压药维持血压，持续性代谢性酸中毒，持续性肺动脉高压均是手术适应证。内科进行抗凝或溶栓治疗禁忌证的患者，如术后早期、药物过敏等，有其他出血性疾病的患者也是手术适应证。

### 2. 手术操作

胸骨正中切口能较好地暴露肺动脉，打开心包后，建立体外循环，阻断上、下腔静脉，切开肺动脉行血栓取出术。先使用不同大小的圈钳，取出左右肺动脉的血栓，再使用 Fogarty 导管进入肺动脉的较小分支取出血栓，然后用水冲洗肺动脉，同时打开胸膜，从远侧挤压肺组织，有利于血栓的全部取出。缝合肺动脉切开，恢复心脏功能并逐步停止体外循环。当出现严重的心肺功能衰竭时，应在床边先经股动静脉立即建立部分体外循环以保证组织供氧，然后在送往手术室的途中在放射科行肺动脉造影。在不具备体外循环的条件下，可经左胸或右胸前外侧第 3 肋间开胸，阻断开胸侧肺动脉后切开取栓。

肺动脉切开取栓的主要并发症是器官内出血和肺再灌注性肺水肿。治疗的方法主要是延长机械通气的时间和使用呼气末正压通气（PEEP）。术后仍需持续抗凝治疗。

## （三）血栓内膜切除术

肺血管内膜研究发现，正常血管内膜的蜕变，造成促凝环境，可在或大或小的肺血管上产生原位血栓。有的患者在最初肺栓塞的基础上，产生近侧血栓形成，最终造成肺动脉高压，这种患者内科治疗效果是不理想的，因此对于怀疑慢性肺栓塞引起肺动脉高压的患者应行肺动脉造影，肺扫描的灌注可提供诊断的根据、解剖部位、肺动脉压力，选择适当的患者行血栓内膜切除术，能取得很好的结果。血管内膜切除术的适应证包括严重呼吸功能不全、低氧血症、肺动脉高压、肺动脉造影肺栓塞在肺血管的近侧、支气管动脉造影有适当的栓塞远端的侧支循环、没有右心衰竭的患者。相反，患者有远侧肺动脉小分支的栓塞，严重右心衰竭和高度肥胖是手术禁忌证。当肺栓塞在一侧时，选择前外侧开胸，阻断肺动脉后，行血栓内膜切除术。当肺栓塞在两侧或累及主肺动脉时，应采用正中开胸，体外循环。这种血栓与血管壁紧密粘连，行内膜剥脱术时应特别小心。所有的栓子均应取出，有时需在肺动脉的远侧再做切口，直到看到逆向血流。肺动脉切口的闭合最好用一条心包片，以防止狭窄。术后并发症包括右心衰竭、肺出血。但手术的结果是令人满意的。这样的患者无论是否手术均应抗凝治疗，防止进一步的血栓栓塞。血管扩张药在某些患者可能是有效的。

（李则峰）

# 第三节　肺动静脉畸形

肺动静脉畸形（PAVM）的特征是肺动脉和肺静脉之间存在着异常交通，使部分血流不经肺泡毛细血管床而直接回到心脏，造成不同程度的右向左分流。本病可以单发，也可以多发。其大小很不一致，可以仅有少数扩张血管——肺毛细血管扩张症，也可以是巨大的海绵状畸形，甚至占据一侧全肺。

## 一、病因

胚胎发育时，向前肠咽囊内部生长的间充质将发育成肺血管系统，在血管的发育过程中，原始动静脉之间的联系产生了血流。此后，血管系统经过不断改造才形成正常的血管发育模式。此病多为先天性，这种动静脉之间的异常交通是在动静脉间形成网状交通的血管丛阶段，由一些未知刺激所导致的，其胚胎发生有 3 种：①肺芽时期动静脉丛之间原始连接的间隔有病变，到胚胎第 2 个月，由于血管间隔不完全变性而形成肺动静脉畸形；②在单个输入动脉与输出静脉之间缺乏末梢毛细血管袢，形成腔大壁薄的血管囊；③许多营养动脉和引流静脉构成复杂的动脉瘤，可包括一个肺段或肺叶的血管，甚至有来自胸壁或邻近肺的血管。

后天性者少见，可继发于创伤、血吸虫病、肝硬化、放线菌病或转移癌，妊娠及风湿性心脏瓣膜病均可加重本病病情。

## 二、病理

病变多为单侧，常在中叶，有8%～20%为双侧；有30%左右的病例呈多发性。

病理形态分为弥漫性肺小动静脉畸形型和囊状 PAVM 两种。后者又分为单纯和复杂两个亚型，单纯型为 1 支供血肺动脉与 1 支引流肺静脉直接相沟通，瘤囊无分隔；复杂型为供血肺动脉与引流肺静脉分别为 2 支以上，瘤囊常有分隔。囊状 PAVM 可表现为单发或多发。

弥漫性肺小动静脉畸形型的病变广泛，呈弥漫多发，可布满一侧全肺，甚至两侧肺均有病变，主要发生在靠近毛细血管的小动静脉上。肉眼可见肺表面有散在的扩张、迂曲的小血管，镜下见肺间质血管呈明显不规则的迂曲畸形，管壁厚薄不均，但不能明确见到动静脉畸形的改变。若对切除肺的动静脉及支气管做灌注铸型，用手术显微镜放大 3.5～7.5 倍进行观察，则可见到肺各部的小动静脉，普遍呈不规则的柱状或囊状扩张，且以不同的相互沟通方式，形成弥漫性的动静脉畸形。有的部位以静脉迂曲为主，有的部位以动脉迂曲为主，有的部位两者兼有。其沟通吻合成瘘的主要形态是：二者如树枝样直接连通或不规则地盘曲成团，扭曲在一起而连通。动静脉畸形吻合的口径为 0.2～1.2 mm。此型的病变范围广，故血液分流量大。

囊状 PAVM 发生在近心端较粗的肺动静脉分支上，由于高压而使吻合瘘呈瘤样囊腔，大小不一，一般为 1～5 cm，可单发或多发。通往瘘的动脉多为 1 支，或 1 支动脉于分叉后在两个部位进入囊腔内。从囊腔引出的静脉多为 1～2 支。本型是孤立性的单发或多发，故比前者的分流血量少。单发者较多发者多见，病变的部位可发生在各个肺叶，下叶肺的发生率较高。

瘘囊由扩张而壁薄的传入动脉和传出静脉组成，动静脉之间形成小腔的迷宫样血管。受累动脉常呈弯曲状，有时累及 1 个以上的肺段血管。大小不等的肺动静脉畸形可直接位于胸膜下，也可深在肺实质内，但在肺实质者少见。一侧肺内可见大小不同的瘘，偶尔也见巨大的肺动静脉畸形完全占据一侧肺。

显微镜下，病变由许多互相交通的腔组成，腔内衬以内皮。瘘的囊壁甚薄，结构与静脉壁相似，由内皮、弹力纤维和少量平滑肌纤维构成。可存在以透明变和纤维化为主的区域。某些区域可有机化血栓。不论瘘的大小如何，均可发生自发性破裂，继而形成局限性含铁血黄素沉着症。

瘤囊腔内压力较低，管壁仅轻度增厚。肺动脉高压少见。静脉往往迂曲、扩张，有变性或钙化。瘘口内如有血栓形成或细菌性内膜炎，可导致脑或周围转移性脓肿。由于存在瘘口，大量血液直接从肺动脉分流到肺静脉，造成右到左的分流，这是本病最主要的病理生理改变。临床症状与瘘口大小、数目和分流量多少有关，瘘口小，分流量少，可无症状；瘘口 >2 cm，或分流量 >20%，可出现发绀、杵状指（趾）和红细胞增多症等，后二者是长期缺氧的继发改变。

## 三、临床表现

### （一）症状

本病男性较多，因系先天性疾病，多在 10 岁以前发病，半数以上在婴幼儿期就夭折了。由于存在异常动静脉交通，形成右到左的分流，低氧血未经肺泡毛细血管氧合就分流入左心房，因而产生相应的症状。单个大瘘或多个小瘘都可形成明显的分流，因此可引起劳动后呼吸困难、发绀、红细胞增多症和杵状指（趾）等临床表现。气短、呼吸困难为最常见症状，甚至可产生急性呼吸衰竭。病初为运动后呼吸困难，随着年龄增大，瘘的增大，静息时也发生呼吸困难。本病患者常有平卧呼吸，即端坐或站立时的气短及呼吸困难，在平卧时可得以缓解。其发生机制是由于站立时胸部血流因重力作用动静脉畸形的血流增加，而平卧时即可消除。

咯血为第二常见的症状。由于囊壁甚薄，瘘囊可能破入肺或胸腔内，引起大咯血或血胸，严重者可导致死亡。

如合并有末梢血管扩张症，则皮肤、口腔黏膜、鼻黏膜或消化道易发生出血。红细胞增多易诱发脑血栓形成，出现眩晕、复视、意识障碍，甚至昏迷等中枢神经症状，或并发脑脓肿、偏瘫等。血红蛋白及红细胞高于正常，血氧饱和度低于正常。

### （二）体征

体征主要取决于肺动静脉畸形的大小及数目，如肺内右至左的分流大，体征明显，反之体征不明显。常见体征如遗传性毛细血管扩张，可见面部、前胸或大腿有鲜红色、圆形散在或聚集的蜘蛛痣，这是扩张的动脉与毛细血管的交通。扩张的毛细血管脆，尤在暴露部位易出血。患者常有面部潮红，犹如醉酒状。

相应病灶的胸壁可听到传导性血管杂音，杂音的性质为持续性，于心脏收缩后期和舒张早期之间，站立及深吸气时增强，侧卧及深呼气时降低，甚至消失。杂音发生与瘘的数目有关。若瘘较小或远离胸壁，则杂音不易听到。肺动脉第二心音可以亢进并有震颤。妊娠能使病情加重，这可能与血流量增加或激素有关。

### （三）并发症

常见的并发症有两种。

**1. 脑症状**

轻者有头痛、眩晕、耳鸣、麻木或吞咽困难，重者有偏瘫、晕厥或抽搐。有的由于红细胞增多及血栓形成，引起脑栓塞或脑脓肿。

**2. 出血**

表现为反复的鼻出血、血尿、便血或咯血。突然出现血胸合并休克，可能是瘘口破裂的征象。

## 四、辅助检查

本病一般不引起血流动力学改变，故心率、血压、心电图、心脏指数、心内压力和肺血管阻力多正常。慢性缺氧可导致红细胞、网织红细胞、血红蛋白及红细胞比容升高。在 Rendu-Osler-Weber 病时由于反复发生严重的鼻出血，红细胞可减少。

### （一）肺功能与血气

有学者研究过肺动静脉畸形患者的肺功能，显示 $FEV_1/FVC$ 及弥散功能基本正常。生理无效腔稍增大，分流明显增高；当右向左分流量 > 20% 时有发绀及杵状指。血气分析：$PaO_2$ 降低明显，平均为 47 mmHg（6.27 kPa），$SaO_2$ 平均为 79%，由坐位转为仰卧位 $PaO_2$ 平均增加 10 mmHg（1.33 kPa）。先天性及获得性肺动静畸形患者，体循环血管阻力降低，心输出量、血容量增加，并可发展为高排性心力衰竭。由于肺血管分流，肺血管阻力未增高。

### （二）影像学检查

**1. X 线检查**

囊状 PAVM 通常具有典型 X 线平片征象，表现为孤立或多发的类圆形阴影，阴影直径大小不等，密度均匀，边缘清晰，或有浅分叶；扩张增粗的供血动脉及引流静脉连于阴影，供血动脉与肺门相连，表现为粗大索条状阴影通向肺门。该阴影一般不增大或仅缓慢增大。肋骨凹陷处常是肋间动脉供血的来源部位。有时与肺癌很难鉴别。根据上述特点，结合临床资料部分囊状 PAVM 可做出诊断，不典型者平片诊断有一定困难，例如复杂型多支供血囊状肺动静脉畸形，平片表现为大片致密影，很难根据平片做出正确诊断。弥漫型肺小动静脉畸形，多缺乏典型 X 线平片征象，可表现为肺叶或肺段分布斑点状阴影，也可表现为肺纹理增强、扭曲，有的病例平片无阳性所见。因此，弥漫型肺小动静脉畸形，X 线平片诊断困难。

**2. CT 检查**

CT 平扫，病变呈软组织密度，其形态改变与 X 线平片相似。增强扫描，圆形或椭圆形结构及索条状结构均显著强化，呈血管密度，后者即为供养血管。在 CT 上根据这种特殊的形态改变和密度特征一般即可确诊。但如果需要手术切除或栓塞治疗的患者，需进一步行肺动脉造影证实诊断，以发现并存的其他肺血管畸形及正确估计供养血管的大小。CT 能准确定位病变存在的肺段，CTA 还能通过重建协助诊断，但是患者接受射线，血管重建图像质量不及磁共振显像。

**3. 磁共振显像**

磁共振显像具有视野广、无创伤的特点，用于鉴别血管畸形（血管瘤、静脉畸形及动静脉畸形）结果非常准确。现在，磁共振显像和 MRA 可准确地诊断滋养血管、多发病变以及解剖关系。在常规序列中，局限性肺动静脉畸形表现为局限性的流空信号或者为等信号的软组织块影，但其成像质量不及造影增强的 MRA，在 CE-MRA 序列经 MIP 重建后，则可以非常清晰显示流入动脉及回流静脉，与心血管造影相差无几。但是在诊断弥漫性肺动静脉畸形和小的局限性肺动静脉畸形时有困难。

**4. 肺动脉造影**

肺动脉造影是确诊 PAVM 的可靠方法。肺动脉造影可明确病变部位、形态、累及的范围及程度，为临床治疗方法的选择提供依据，甚至可以同期栓塞治疗。造影方法分为肺动脉总干及左右肺动脉选择性造影。正位投照，投照时要包括两肺整个肺野，以免遗漏病变。选择性主肺动脉造影后，视情况决定超选择性肺动脉造影。囊状 PAVM 可见瘘囊随肺动脉的充盈显影，引流肺静脉显影早于正常肺静脉，供血动脉及引流静脉迂曲扩张，仅见 1 支供血动脉及引流静脉连于瘘囊，较大的瘘囊可见对比剂排空延迟；若瘘囊多发的 PAVM 除上述征象外，瘘囊可见分隔，2 支或 2 支以上供血动脉及引流静脉连于瘘囊，瘘囊对比剂排空明显延迟。弥漫型肺小动静脉畸形均表现为多发"葡萄串"样小血池充盈，血管扭曲紊乱，肺静脉及左心房显影较早。

## （三）其他检查

**1. 漂浮导管检查**

除用于测定分流指数和血氧外，还可以暂时堵塞瘘口，并用以对将来的手术疗效做出评价。

**2. 超声心动图检查**

超声心动图检查是确定 PAVM 最方便且无创伤的检查方法。在肘前静脉注射经振荡后含微泡的盐水，正常情况下微气泡不能通过毛细血管网，待右心室显影 3 s 后若超声微泡在左心出现，则可确定肺内有右向左分流。

**3. 核素检查**

核素检查是一种迅速、安全而准确的检查方法。静脉注射 $^{99m}$Tc-MAA（$^{99m}$Tc 标记的大颗粒聚合白蛋白），如肺野内有长期聚集的"热点"，应考虑此病。

超声心动图声学造影及肺灌注核素扫描能够对 PAVM 做出正确诊断，但前者无法确定病变的部位和范围，后者虽可确定病变的部位和范围，但无法观察具体解剖细节。

# 五、诊断

当患者有气短、平卧呼吸、发绀、杵状指（趾）、红细胞增多症、胸壁局部能听到连续收缩期血管杂音，以及可见毛细血管扩张症及低氧血症时，应考虑有本病的可能。拍摄 X 线胸片、血气分析、测定肺内的分流量，必要可行磁共振显像，当高度怀疑本病时行肺动脉血管造影，一般诊断可以确定。

## 六、鉴别诊断

造影显示肺野内有连接血管，可与肺内结核，良、恶性肿瘤，肺实质出血，肺梗死，组织胞质菌病或球孢子菌病区别。有发绀者，若心电图及心导管检查均属正常范围，可与发绀型先天性心脏病区别。真性红细胞增多症有白细胞增多，血液有不成熟细胞，脾大，动脉血氧饱和度正常。

肝硬化合并动静脉畸形的文献报道逐渐增多，其可能机制为肝硬化引起肺内分流和门—肺分流，后者是门静脉通过食管旁静脉、纵隔静脉、奇静脉、支气管静脉和肺静脉相通形成的分流，当发生门脉高压，并与肺静脉压力梯度 > 22 mmHg（2.67 kPa）时，就有可能产生。而肺内分流的发生则与肝硬化时舒缩血管物质平衡失调有关。肝硬化时，前列腺素 $E_2$、血栓素 $A_2$、还原铁蛋白、组胺、血管活性肠肽（VIP）和缓激肽等一些肠源性物质在肝内灭活障碍，或经门林分流和淋巴通道进入肺循环，从而产生异常调节，导致原关闭的无功能性肺毛细血管前交通支开放，以及本属正常的低氧性肺血管收缩功能发生障碍，和多发性肺小动静脉交通，由此产生肺内分流。此种肺动静脉畸形更多的是功能性改变而非病理形态学改变。

## 七、治疗

肺动静脉畸形若不治疗，可并发细菌性心内膜炎、动脉内膜炎、出血、脑栓塞或脑脓肿。PAVM 可采用外科手术方法或导管栓塞方法进行治疗，目的是改善缺氧和乏力症状，预防脑栓塞，治疗致死并发症如咯血、胸腔出血等。外科手术是根治性治疗措施，传统方法包括瘘囊摘除术、肺楔形或肺段切除术、肺叶或全肺切除术，主要针对囊状 PAVM；两肺弥漫型肺小动静脉畸形可行肺移植，但手术操作复杂，创伤大，并发症发生率高。瘘血管结扎术效果不佳，现已弃用。

随着介入放射学技术的进展，首选的治疗方法也从外科手术逐渐趋向于栓塞疗法，利用球囊、弹簧、线圈以及可形成血栓的物质进行治疗，均取得了初步的成功，因为栓塞法使患者免除了开胸手术，而且在短期随访中可以有效地减少右向左分流，改善心力衰竭症状，所以目前认为是一线疗法。导管栓塞操作简单，效果可靠，并发症少，可以最大限度地保留正常肺组织及其功能。栓塞物可以使用弹簧钢圈及可脱落球囊等。囊状 PAVM 可达到完全栓塞。弥漫型肺小动静脉畸形，仅能够进行部分有效栓塞，达到姑息治疗目的。导管栓塞治疗的缺点是部分病例可以再通或潜在的 PAVM 开放，需行再次治疗。因此，对于较大而单发的 PAVM，还是以手术为主，远期效果良好。

外科治疗主要针对有症状明显、分流量大、病变较局限、栓塞治疗失败或者复发的病例。单发的囊状 PAVM 最适合手术治疗，疗效最佳。对于一些巨大的动静脉畸形，栓塞后手术切除病变组织最为适宜，因为可以避免巨大梗死的肺组织发生感染。若采用手术治疗多发和弥漫型的 PAVM，则术中应首先切除病变最集中的肺叶，其他肺周的小病灶可局部切除，避免全肺切除。

手术的原则是彻底切除肺动静脉畸形，但要最大限度地保留肺组织。通过肺血管造影可了解肺动静脉畸形的部位、形态、大小及数目，剖胸探查时可见异常的肺表面血管明显扩张弯曲，状似蚯蚓，病灶呈暗红色，湿变，弹性差，这与患肺的高灌注状态及高度扩张的肺小血管压迫肺泡或与肺泡表面活性物质的生成减少有关。PAVM 往往位于脏层胸膜下，且瘘周围组织非常薄，很容易破裂出血，必须仔细解剖，轻柔操作。

手术方法依病变类型、部位、范围而定。若为多发性瘘，仅切除主要病变就能缓解发绀。在切除可见病变之后，小瘘或以前未查出的瘘可能变得更为明显。

注意事项：术前应根据肺血管造影结果仔细探查，防止遗漏小的动静脉畸形而造成术后复发；必须结扎供应血管；结扎肺静脉之前，先控制肺与胸壁之间的侧支循环，以防肺充血或出血；注意畸形及变异的肺静脉引流，细心解剖，防止误扎血管做不必要的全肺切除；密切注意术后遗留的小瘘管复发。

（李则峰）

# 第六章

# 先天性心脏病

## 第一节　房间隔缺损

房间隔缺损（ASD）是指原始房间隔在发生、吸收和融合过程中出现异常，导致房间隔上出现异常孔状缺损，其位置、形状、大小不定，但都会造成左、右心房腔直接相通。继发孔型房间隔缺损较为常见，占先天性心脏病的 10%~20%。10% 的继发孔型房间隔缺损可以并发部分型肺静脉异位引流（PAPVC），指两侧肺静脉中任何 1 支或 2~3 支未与左心房连接，而与体静脉或右心房连接。

### 一、病理解剖

继发孔型房间隔缺损位于冠状静脉窦口的后上方，根据房间隔缺损部位的不同将其分为 5 型。

**1. 中央型或卵圆孔型房间隔缺损**

这是房间隔缺损中最常见的一种类型，约占 70%，位于房间隔的中部，相当于卵圆窝的部位，缺损四周边缘大多较为完整。

**2. 上腔型房间隔缺损**

此类缺损又称静脉窦型房间隔缺损，位于房间隔上方，缺损与上腔静脉入口没有明确的界限，卵圆窝仍在正常位置。这类缺损常并发右上肺静脉异位，连接到上腔静脉，或连接到上腔静脉和右心房交汇处。

**3. 下腔型房间隔缺损**

缺损位于房间隔的后下方，缺损下方大都没有完整的边缘，它和下腔静脉入口相延续，下腔静脉瓣和缺损边缘相连。

**4. 冠状静脉窦型房间隔缺损**

此类缺损较为少见，通常是无顶冠状静脉窦畸形的一部分，当冠状静脉窦上壁完全缺如时，冠状静脉窦口也就成为房间隔的缺损。

**5. 混合型房间隔缺损**

兼有上述两种或两种以上类型的巨大房间隔缺损，常见的有卵圆孔型房间隔缺损与下腔型房间隔缺损融合成一个大缺损。

## 二、病理生理

房间隔缺损血流动力学改变的基础是心房水平存在左向右分流。分流量大小主要取决于房间隔缺损的大小和左、右心房之间的压力阶差，以及体循环和肺循环血管阻力。肺循环可容纳大量血流，因此，即使肺循环血量达到体循环的 2 倍，也仍能维持正常的肺动脉压力。患儿可无明显症状，活动也不受限。单纯继发孔型房间隔缺损患者并发严重肺血管病变较少，如果患儿较早出现严重肺动脉高压，应该考虑并发原发性肺动脉高压的可能性。

随着患者年龄增长，分流时间延长，肺小动脉逐渐产生内膜增厚和中层肥厚，肺动脉压力逐渐升高，右心室负荷加重。一般患者会在青年期以后出现症状，病情进展也随之加速。有些病例病变进一步发展，肺小动脉发生闭塞性病理改变，肺动脉压越来越高，右心负担不断加重，最终导致心房水平经房间隔缺损的右向左分流。进入此阶段后，患者症状明显加重，可出现咯血、发绀、心房纤颤、慢性右侧心力衰竭等艾森门格综合征表现。

并发部分型肺静脉异位引流病变，肺血管病变比单纯房间隔缺损发展得快，且较严重。并发单支肺静脉异位连接时，对血流动力学影响不大，但并发多支肺静脉异位连接存在时，有较大量的左向右分流则会产生明显血流动力学改变，肺动脉高压发生早且严重，甚至在较小年龄发生艾森门格综合征。

## 三、临床表现

### （一）症状

（1）单纯继发孔型房间隔缺损的患者，在婴幼儿期多数可以无任何症状，部分患儿易患呼吸道感染。但也有部分患儿在婴儿期即出现哭闹或喂奶后气促，在幼儿期出现活动耐力低，剧烈活动后心悸、气促等表现。巨大房间隔缺损，特别是并发有部分型肺静脉异位引流时，由于左向右分流大，患者在婴儿期就可能出现心力衰竭的表现。

（2）多数患者在青少年期以后开始出现症状，表现为劳力性心悸、气促，伴有严重肺动脉高压患者，可出现阵发性心动过速、心房纤颤等表现，进一步加重可以出现发绀、右心衰竭，表现为下肢水肿、肝大、心源性恶病质等。

（3）个别患者会因为早期出现发绀而就诊，这类患者多数是下腔型房间隔缺损，由于血液层流原因，当胸腔内压增高时，大部分下腔静脉回流血液会直接进入左心房，导致没有明显肺动脉高压的情况下，发生发绀症状。

### （二）体征

房间隔缺损的患儿多数较瘦小，胸骨左缘心前区隆起伴收缩期抬起，第2、第3肋间可闻及轻度吹风样收缩中期杂音，肺动脉瓣区第二心音亢进伴呼吸周期固定分裂。左向右分流量大的患者，可在三尖瓣区闻及轻度舒张中期杂音。

## 四、辅助检查

**1. 心电图检查**

多数患者心电轴右偏，伴有不完全性右束支阻滞，右心室肥厚伴劳损。

**2. X 线检查**

肺野充血，右心房、右心室增大，肺动脉段突出，主动脉结小。透视下可见肺门舞蹈症。有心力衰竭患者有肺间质水肿的表现。右肺静脉与下腔静脉异位连接，则可见弯刀样阴影。

## 五、诊断

上述临床表现均能提示房间隔缺损诊断，临床确诊主要依靠彩色多普勒超声心动图检查，可明确右心房、右心室增大，房间隔连续中断，并可见左向右血流分流频谱。彩色多普勒超声心动图检查还可以明确心脏并发畸形的存在和评估肺动脉高压的严重程度。经食管超声心动图检查，对于明确部分分流不明显的房间隔缺损的诊断，以及了解缺损周围结构和发现并发畸形，明显优于经胸心脏超声检查。

单纯继发性房间隔缺损患者，通过彩色多普勒超声心动图检查多数可以获得确诊，并不一定需要心导管检查和选择性心脏造影。但是对于并发重度肺动脉高压的患者，心导管检查仍是判断手术可否进行的重要依据。心导管检查和选择性心脏造影对于明确肺静脉异位引流的部位及分流的程度，以及有无其他并发畸形具有重要的意义，40 岁以上的成年患者术前应该进行冠状动脉造影。

## 六、鉴别诊断

### 1. 轻型肺动脉瓣狭窄

需与继发孔型房间隔缺损鉴别。肺动脉瓣狭窄胸骨左缘第 2 肋间杂音较响，肺动脉瓣第二音减弱，X 线检查示肺血管稀少。彩色多普勒超声心动图显示肺动脉瓣口狭窄而无房间隔缺损。右心导管检查右心室与肺动脉间有收缩压差而无心房水平的分流。

### 2. 原发性肺动脉扩张

肺动脉扩张在肺动脉瓣区有收缩期喷射音，心电图异常，X 线检查显示肺动脉干扩张，但无肺充血，心导管检查无心房水平分流，超声心动图可助确诊。

### 3. 原发性肺动脉高压

体征及心电图类似房间隔缺损，特别需要与房间隔缺损并发肺动脉高压鉴别。X 线检查均可见右心房、右心室增大，肺动脉及肺动脉干扩张，远端肺动脉变细变小，心电图示右心室肥厚，心导管检查有肺动脉压升高。彩色多普勒超声心动图可直接显示房间隔缺损有无回声中断而确诊。

### 4. 心脏畸形

常见的并发畸形包括动脉导管未闭、主动脉缩窄、部分肺静脉异位引流、二尖瓣关闭不全、三尖瓣关闭不全。另外，继发孔型房间隔缺损 1% 的患儿可以并发二尖瓣狭窄（又称 Luternbacher 综合征）。应警惕这些并发畸形存在，超声心动图仔细检查均可发现。

## 七、治疗

房间隔缺损是心脏外科最先开展的心内直视手术之一，近年来又有了新的发展。经皮心导管介入封堵已成为中央型小直径房间隔缺损的有效治疗手段。经胸小切口非体外循环下心脏超声引导下直接封堵房间隔缺损也已获得成功。有报道，采用全胸腔镜或机器人成功进行房间隔缺损修补。

尽管有很多进展，但是在全静脉复合麻醉气管内插管，经胸前正中切口纵劈胸骨入路，浅中低温体外循环心脏麻痹液灌注心肌保护下手术修补，仍然是房间隔缺损外科治疗的规范和常规技术，近期和远期疗效确切，利于术中异常情况处置和并发畸形的发现和处理。以下仍以此为基础，分别叙述不同类型房间隔缺损的修补技术。

### （一）适应证

（1）房间隔缺损患者有明显右心室容量负荷加重的情况，就应该手术治疗。以往手术治疗的最佳年龄是 5 岁以内，近年来主张在 1~2 岁手术治疗，可以避免长期右心室负荷过重导致的不良影响。

（2）一些患儿房间隔缺损大，左向右分流量大，伴明显肺动脉高压，出生后反复患感冒、肺炎或心力衰竭，应积极进行药物治疗，控制肺部感染和心力衰竭后，尽早进行手术治疗。但房间隔缺损的患儿很少需要在新生儿期进行手术治疗，建议等到出生 2 个月以后，肺血管阻力从胎儿高阻力状态有所下降以后再进行手术治疗。

（3）在成年人发现房间隔缺损，中等量以上左向右分流，即使无明显症状，也应及时手术治疗。

（4）对于卵圆孔未闭的治疗是有争议的。一般认为，卵圆孔开放，但卵圆窝处左右两侧房间隔膜组织对合良好，形成功能性闭合者，或缺损较小（<4 mm），分流量小，无症状，可以不进行手术治疗。对于卵圆孔未闭，分流明显，有右心负荷加重情形，或者患者有高凝状态，易发血栓栓塞者，可以考虑行经皮心导管介入封堵。

### （二）禁忌证

房间隔缺损患者的手术禁忌证是不可逆的严重肺动脉高压。右心导管检查肺血管阻力明显升高达 $8~12\ U/m^2$，且不随运动降低，$Qp/Qs<1.3$，为手术禁忌。

### （三）术前准备

（1）大多数房间隔缺损患者临床症状不明显，诊断明确后，只需按一般心脏直视手术准备。

（2）呼吸道感染是婴幼儿期常见的表现之一，术前应给予较好的控制，以利术后顺利康复。并发肺动脉高压而又未形成手术禁忌者，术前应视病情给予治疗。可口服或静脉滴注血管扩张药。

### （四）手术切口

经胸前正中切口纵劈胸骨是常规的和最常用的入路，近年有多种切口被探索和选用，如胸前正中低位部分纵劈胸骨切口、右前外侧经肋间开胸切口、右侧腋下直切口等，这些切口的优点是美观和可能减少患者创伤，但共同的不足是增加建立体外循环的难度和风险，或者需要经股动静脉插管建立体外循环，对于一些并发畸形的处理较为困难，有一定的学习曲线和风险。创新技术和方法的探索，应该始终以患者的安全为中心，在熟练掌握常规手术和积累一定经验基础上，谨慎开展。

### （五）体外循环建立和心肌保护

采用正中切口，剪开心包悬吊后，应先行心外探查。观察心脏的大小、形态，各房室大小及比例，主、肺动脉直径及比例，有无异常冠状动脉、肺静脉异位引流和永存左上腔静脉及回流部位。肺动脉干若能触及粗糙的收缩期细震颤，可能提示并发肺动脉瓣狭窄；短暂用手指阻断肺动脉血流，肺动脉干远端仍可触及细震颤，提示有动脉导管未闭。

肝素化后，先插主动脉灌注管，在婴幼儿房间隔缺损的患儿，由于心房水平左向右分流导致主动脉相对细小，要细心选择合适大小的灌注管。插管时也要格外注意，以免插管位置不当或者反复插管时出血过多，导致低血压，甚至心脏停搏，同时也要防止损伤主动脉后壁。我们主张上下腔静脉均采用直角管直接分别插管，以利于并发畸形的处置。应该常规放置左心房引流管，既可作为探查肺静脉回流的标志，也防止术中心脏膨胀和肺淤血，利于心肌保护和防止肺部并发症，对于完善心脏排气和防止栓塞并发症也有意义。

开始体外循环后，在升主动脉根部置放心脏麻痹液灌注管，适度降温后，钳闭主动脉，灌注心脏麻痹液心脏停搏保护心肌。房间隔缺损修补在不使用心脏麻痹液灌注不阻断主动脉，心脏搏动下进行，可以避免或减轻心肌缺血和再灌注损伤，但要防止气栓并发症。

心脏停搏后，做右心房斜切口，牵开切口行心内探查。明确房间隔缺损的类型、大小，是否并发肺静脉异位引流，冠状静脉窦的位置、大小，三尖瓣关闭不全情况，经三尖瓣口探查有无并发右心室流出道狭窄、室间隔缺损和肺动脉瓣狭窄，经房间隔缺损还可探查是否并发二尖瓣关闭不全、二尖瓣狭窄和三房心等畸形。

## （六）手术方法

### 1. 直接缝合房间隔缺损

适用于中央型缺损，直径较小，且周围房间隔组织发育好。

采用4-0（成年人）或5-0（儿童）涤纶线先在缺损下缘缝一"8"字缝合，向上做连续缝合，至最上一针时，停左心房引流，可以灌注心脏麻痹液，利用回心血充盈左心，膨肺排除左心气体，收紧缝线关闭房间隔，再向下做双层连续缝合，结扎，完成心内修补。

### 2. 房间隔缺损补片修补术

如果中央型房间隔缺损直径较大，或周边组织较薄弱，或左心房发育较小，以及儿童患者应该采用补片修补。

多选用不经处理的自体心包片修补，也可以采用涤纶补片。先于缺损周边缝牵引线固定补片，然后采用4-0（成年人）或5-0（儿童）涤纶线连接缝合，将缺损缘与补片缝合，最后一针收紧前先排除左心房内积气。

### 3. 中央型房间隔缺损并发右肺静脉异位引流矫正

中央型房间隔缺损可并发右肺静脉异位引流如右心房，手术中部分切除肺静脉开口附近的房间隔残余组织，扩大房间隔缺损，然后剪取较缺损口面积稍大的自体心包或涤纶补片进行连续缝合修补。于肺静脉开口前方，可用数针带垫片无创线做间断褥式缝合，缝于右心房壁，以免单纯连续缝合线撕脱。缝线需与肺静脉开口保持 0.5 cm 以上距离，以防肺静脉回流不畅。

### 4. 上腔型房间隔缺损修复术

上腔型房间隔缺损又称静脉窦型房间隔缺损，往往并发右上肺静脉异位引流到上腔静脉或者上腔静脉与右心房结合处。建立体外循环时，上腔静脉插管应高于右肺静脉异位引流处，采用直角管。套上腔静脉阻断带，应该避开和防止损伤右上肺静脉。

为防止损伤窦房结，可从右上肺静脉根部做一小切口，向下延长至右心房上部后外侧做纵向切口。按缺损情况修剪补片成葫芦形，上端伸入上腔静脉。补片后缘缝于肺静脉开口前方，保证肺静脉导入左心房途径通畅。为防止修复房间隔缺损补片影响上腔静脉回流，在上腔静脉与右心房切口上部加用心包片以加宽，补片前方进针切勿过深，以免损伤窦房结。

**5. 下腔型房间隔缺损修复术**

（1）补片修补下腔型房间隔缺损：此类房间隔缺损直径较大，与下腔静脉入口处无组织残余，且其后缘也多数仅残余薄弱组织，甚至直接为心房壁，因此，我们主张对于此类缺损应该采用补片修补。修复方法已如前述，但要注意，在下腔静脉缘，组织较为薄弱，缝针要确切，避免残余缺损。缝线可适当偏向左心房侧，避免收紧缝线时，发生荷包效应，导致下腔静脉开口狭窄。还要避免将下腔静脉开口隔入左心房的错误的发生。

（2）并发右肺静脉异位引流入下腔静脉的矫正：此类畸形少见，但手术处理比较复杂，根据不同病变，有以下矫正方法供选择。吻合期间须阻断肺静脉，可能引起严重的右肺淤血，手术应在体外循环降温至 25 ℃时，低流量灌注或体循环下临时拔除下腔静脉插管进行。

肺静脉异位引流膈上段下腔静脉矫治术：由于肺静脉开口位置较高，可将右心房下部切口向下腔静脉延长，进一步分清肺静脉开口，向下扩大房间隔缺损，根据肺静脉开口情况修剪长条补片一块，补片下缘缝于肺静脉开口下方，将肺静脉开口经下腔静脉内侧壁经扩大的房间隔缺损下方隔离入左心房，在经下腔静脉入口时，注意防止造成梗阻。待补片下半两侧均缝至房间隔缺损中部时，重新插入下腔静脉管并恢复正常流量体外循环并复温，应用连接缝合继续完成房间隔缺损上半部缝合。在修补缺损前下缘时，应避免伤及冠状静脉开口前区，为了防止心内补片造成下腔静脉梗阻，缝合心房壁切口时，在下腔静脉至右心房段切口需应用补片加宽。

肺静脉异位引流膈下段下腔静脉矫治术：由于肺静脉开口位置较远，或开口于肺静脉，经右心房切口不能修复，则可在低温低流量体外循环下于膈肌上结扎右肺静脉干，然后离断，将右肺静脉干与左心房后壁左侧吻合，或将右肺静脉干切断，近端剪成斜面与左心房做端侧吻合。也有学者将右肺静脉干切断，与右心房侧壁吻合，然后按右肺静脉引流入右心房扩大房间隔缺损后，应用补片覆盖右肺静脉在右心房开口经房间隔缺损，隔入左心房。

**6. 冠状静脉窦型房间隔缺损修复术**

此型房间隔缺损非常少见，其前缘紧靠房室结区，应采用补片修补，在前缘缝合时，避免进针过深，可以偏向冠状窦内缝合，避免损伤房室结。

## （七）并发症及防治

继发孔型房间隔缺损和（或）部分肺静脉异位连接术后恢复多较平稳，可按心脏直视手术常规处理，一般很少出现严重并发症。

**1. 心律失常**

以室上性心律失常多见，如房性期前收缩、结性期前收缩、窦性心动过缓或心房纤颤等，多为短暂发作，及时治疗后多能恢复。

**2. 急性左心功能不全**

继发孔房间隔缺损，尤其是缺损大，左向右分流量大的患者，左心发育相对较差，围手术期容量负荷过重，如输血、输液过多过快等，均有引发肺水肿的可能。术中、术后应适当限制输血、输液量。对术前有心功能不全，特别是年龄较大的患者，术后应给予强心（地高辛）和正性肌力药物支持，包括多巴胺、多巴酚丁胺微泵输注。

**3. 右心功能不全和肺静脉高压**

多见于成年人和手术前即并发肺动脉高压的患者，术中特别是停止体外循环后和关胸前常规测量肺动脉压并及时处理，对这类患者，即使术后肺动脉压有明显下降，仍应给予适量扩血管药治疗，重症肺动脉高压的高危患者术后应注意安静，充分给氧，预防肺动脉高压危象的发生。

## 八、自然病程和预后

房间隔缺损患者的自然预后相对是比较好的，只有1%左右患儿在1岁以内出现心力衰竭的表现，约0.1%患儿可能因心脏情况恶化在1岁以内死亡。在10岁以内发生明显肺动脉高压（肺血管阻力 >4 $U/m^2$）的患者为5%。但在20岁以后，发生肺血管病变比例明显增高，患者开始出现劳力性心悸、气促症状，甚至发展成为艾森门格综合征，而失去手术矫治机会。

并发部分型肺静脉异位引流的患儿出现症状早，发生肺动脉高压早且较严重。有报道称居住在高原地区的房间隔缺损患儿，肺血管病变出现较早且严重，15%的患儿在10岁前即发生严重肺动脉高压。

分流量较小的卵圆孔型房间隔缺损可能在1岁以内自行闭合，有报道称此类缺损1岁以内自行闭合的比例可达20%左右。在1岁以后很少有自行闭合。

（靳爱红）

# 第二节　室间隔缺损

先天性室间隔缺损是由胚胎期原始室间隔发育障碍而在左心室和右心室之间形成的异常交通，引起心室水平左向右分流的一种最常见的先天性心脏病，占先天性心脏病的12%~20%。

## 一、病理解剖

室间隔按解剖分为膜部、流入道部、肌部和流出道部，按组织类型由纤维膜性间隔和肌性间隔两部分组成，肌性间隔又包括流入道间隔、心尖小梁部间隔和流出道间隔或称圆锥间隔，室间隔缺损主要发生于膜部间隔和肌性间隔及其交界处。室间隔缺损多为单发性，也可见多发性。

虽然室间隔缺损是最常见的先天性心脏畸形，但室间隔缺损的分型和命名方案迄今难以统一。

**1. 膜部室间隔缺损**

约占手术治疗单纯室间隔缺损病例的80%，可细分为以下几种。

（1）单纯膜部室间隔缺损：仅限于膜部室间隔的缺损，缺损边缘为纤维结缔组织组成，缺损边缘可与三尖瓣隔瓣组织粘连。由于三尖瓣在室间隔上的止点位置较二尖瓣止点平面低，一部分膜部室间隔位于左心室和右心房之间，如果这部分缺如就形成左心室—右心房通道。

（2）膜周型室间隔缺损：这类缺损通常较大，邻近三尖瓣前瓣与隔瓣交界，与中心纤维体、三尖瓣前瓣、隔瓣和主动脉瓣都有复杂的毗邻关系。

**2. 流入道部室间隔缺损**

位于三尖瓣隔瓣下方，又称房室管型或隔瓣下室间隔缺损，后缘直接由三尖瓣环构成，前缘是肌肉，呈新月形。

**3. 肌部室间隔缺损**

缺损的边缘完全为肌肉组织构成，可以发生于室间隔肌部的任何部位，但常见于中部、心尖部和前部。常为多发性，甚至呈乳酪状缺损。希氏束行径距这类肌性室间隔缺损边缘较远。

**4. 流出道部室间隔缺损**

又称圆锥室间隔缺损，或漏斗部室间隔缺损。

（1）动脉干下型室间隔缺损：位于两大动脉瓣下，其上缘仅是一纤维组织缘将主动脉和肺动脉瓣隔开。邻近主动脉右冠状动脉瓣下方，可并发主动脉瓣右冠状动脉瓣脱垂。

（2）嵴内型缺损：占室间隔缺损的5%～10%，位于圆锥间隔内，缺损均为肌肉缘，其上缘和后下缘常有一肌束将其与肺动脉环和三尖瓣环分隔开。这类缺损缘远离希氏束，手术时一般不会损伤传导组织。

（3）混合型室间隔缺损：巨大的室间缺损不限于一个部分，而可能是多个部分或几种类型的室间隔缺损融合在一起。

## 二、病理生理

室间隔缺损血流动力学变化主要取决于缺损大小、两侧心室压力阶差和肺血管阻力变化。室间隔缺损大小变异很大，可以从筛孔状大小到几乎整个室间隔缺失。习惯上按室间隔缺损大小大致分成3类。

**1. 大型室间隔缺损**

缺损大小大于主动脉瓣口的2/3，称为大型室间隔缺损。这类缺损室间隔缺损阻力小或无阻力，阻力指数 $<20\ U/m^2$，所以又称非限制性室间隔缺损。右心室收缩压接近或等于左心室收缩压，肺/体循环血流比值的高低取决于肺血管阻力状况。

**2. 中等大小室间隔缺损**

缺损大小为主动脉瓣口的1/3～2/3，血流经室间隔缺损阻力增大，右心室收缩压升高，不超过左心室收缩压的1/2。肺/体循环血流比值为2.5～3.0。

**3. 小型室间隔缺损**

缺损小于主动脉瓣口的1/3。右心室收缩压一般无明显变化，或稍有升高。肺/体循环血流比值增高较少，可超过1.5。经室间隔缺损阻力指数 $>20\ U/m^2$，又称限制性室间隔缺损。多发性小缺损面积相加可类似大缺损的血流动力学变化。

大型室间隔缺损分流量取决于肺血管阻力的高低。肺血管阻力的产生开始是由于肺动脉痉挛，当压力逐渐升高时，肺小管内膜和肌层逐渐肥厚，发生器质性变化，阻力增加，最终由动力型肺动脉高压发展成为阻力型肺动脉高压。右心室压力继续升高，最后接近或超过左心室压力。与此同时，左向右分流量逐渐减少，出现双向分流，最后甚至形成右向左的分流，此时肺血管已发生不可逆性变化。

肺动脉高压程度一般按肺动脉收缩压与主动脉收缩压的比值分为3级，轻度肺动脉高压的比值≤0.45，中度肺动脉高压对比值为0.45～0.75，严重肺动脉高压比值>0.75。肺血管阻力也可以分为 3 级，轻度增高者肺血管阻力 $< 7$ $U/m^2$，中度增高者为 $8 \sim 10$ $U/m^2$，重度增高者 $> 10$ $U/m^2$。

# 三、临床表现

## （一）症状

小型缺损，分流量小，一般无明显症状。缺损较大，分流量较大者，常有劳力性心悸、气急，活动受限。

大型室间隔缺损，可反复发生肺部感染，重者在婴幼儿期，甚至新生儿期可死于肺炎或心力衰竭，多数病例经过药物治疗，肺炎和（或）心力衰竭得到控制，肺血管阻力随之增高，分流量减少，肺部感染和充血性心力衰竭发生的次数逐渐减少，但心悸、气急仍持续存在，活动耐力下降。一旦发生右向左分流，临床可出现发绀，此时已至病变晚期。

## （二）体征

分流量较大的患者，左胸向前凸出或呈鸡胸样，这是由于扩大的右心室将胸壁向前方顶起所致。心尖冲动区能触到有力的冲击感，在心底部和心前区的不同部位能听到收缩期吹风性杂音和触及细震颤。

杂音多于出生后 1 周内发现，少数于出生后 $2 \sim 3$ 周才出现。分流量大者尚可在心尖听到一短促舒张期隆隆性杂音，为大分流量引起二尖瓣相对性狭窄所致。肺动脉压升高者，肺动脉瓣区有第二心音亢进和分裂。出现右向左分流时除口唇发绀外，上述心杂音和细震颤可减轻甚至消失。但肺动脉瓣区第二心音更加亢进，甚至出现舒张期肺动脉瓣反流性杂音。

# 四、辅助检查

**1. 胸部 X 线检查**

缺损小，分流量少者，心脏和大血管形态正常，中等大小的室间隔缺损，左心室扩大，肺血增多，肺动脉圆锥隆凸。大缺损大分流量病例的左、右心室均可扩大，肺动脉段明显扩张，肺野充血。大型室间隔缺损并发严重肺动脉高压和肺血管阻力严重升高者，左、右心室扩大程度反而较轻，周围肺血管影变细，但肺门血管影浓而增粗。

**2. 心电图检查**

小型室间隔缺损，心电图大致正常，左心室扩大者在左侧心前区导联 R 波电压增高，T 波高耸，右心室负荷增大时可见双心室肥厚，或右心室肥厚，右束支阻滞。

**3. 彩色多普勒超声心动图检查**

这是一项非常重要的无创性常规检查方法，不仅能够显示室间隔缺损的部位、大小，而且能发现并发畸形。应用彩色多普勒对小型室间隔缺损和多发性肌部缺损诊断的敏感性更高，但是一个大的膜周型室间隔缺损并发肌部缺损有时容易漏诊肌部缺损，值得注意。

**4. 心导管和心血管造影**

术前通过心导管检查计算心室水平分流量、肺/体循环血流比值和肺/体动脉收缩压比值，对较大儿童和成年人室间隔缺损并发肺动脉高压病例明确手术适应证，指导围手术期处理及判断手术疗效仍有重要价值。

# 五、诊断

依据典型的临床症状和体征，诊断室间隔缺损并不困难。彩色多普勒超声心动图检查可以确定室间隔缺损的类型，而且可以鉴别诊断有无其他心内畸形，为手术提供可靠依据。儿童大型室间隔缺损伴重度肺动脉高压者，应进行心导管检查，以便进一步了解肺循环高压程度和肺血管阻力。

室间隔缺损伴艾森门格综合征时出现发绀，需要和法洛四联症及其他先天性发绀型心脏病鉴别。从发绀出现时间、肺动脉瓣区第二心音强弱、胸部 X 线肺纹理变化和有无肺动脉干凸出等做出初步判断，确诊需靠超声心动图和彩色多普勒检查，疑难病例可同时进行心血管造影以协助诊断和鉴别诊断。

# 六、治疗

在全静脉复合麻醉气管内插管，经胸前正中切口纵劈胸骨入路，浅中低温体外循环心脏麻痹液灌注心肌保护下进行外科手术修补，仍然是室间隔治疗最为确切和可靠的治疗手段。但近年来不断进行新的技术方法探索，有学者报道了经皮心导管介入封堵室间隔缺损，经胸小切口非体外循环下心脏超声引导下直接封堵室间隔缺损获得了成功，采用全胸腔镜或机器人成功进行室间缺损修补也获得成功。这些技术的适应范围比较局限，扩大应用和远期疗效尚有待进一步观察。

## （一）手术适应证

**1. 新生儿和婴儿期大型室间隔缺损**

反复感冒、肺炎，表现为严重难治性充血性心力衰竭或肺功能不全时，应在出生后 3 个月内进行手术治疗。如药物治疗有效，可推迟到 6 个月后，在这以后肺血管阻塞性病变会进行性加重，当左向右分流 >2 ：1，或肺血管阻力 >4 U/m² 时应及时手术治疗。多发性肌部缺损伴肺动脉高压者，手术修复困难，死亡率高，主张先行肺动脉环缩术，待 2 岁后二次手术解除环缩，修补缺损。

**2. 限制性室间隔缺损**

临床无明显症状，X 线胸片和心电图无明显改变，随访过程无肺动脉压增高趋势，1 岁内尚有自然闭合的机会，手术可以延迟到 2 岁以后或学龄前进行。

**3. 动脉干下型缺损**

即使症状不明显，因可能发生主动脉瓣脱垂，手术应该在 4 岁以内进行。

**4. 室间隔缺损并发重度肺动脉高压**

肺血管阻力 >8 U/m²，休息时肺/体循环血流比值为（1.5~1.8）：1，或当中度运动时下降为 1.0 ：1（因体循环周围血管扩张和体循环血流增加，而固定的肺血管阻力妨碍了肺循环血流的增加），静息时有发绀，或运动时发现动脉血氧饱和度明显下降（右向左分流增加），不宜进行手术治疗。对于这类患者有必要进行心导管检查，静脉滴注异丙肾上腺素 0.14 mg/（kg·min）并测定肺血管阻力，假如肺血管阻力下降到 7 U/m² 以下，可以慎重考虑手术治疗。

**5. 肌部多发性室间隔缺损**

尤其是乳酪型并发严重肺动脉高压、低体重、心功能差的病例，应在婴儿期积极行肺动脉环缩术。

## （二）术前准备

室间隔缺损患者术前除按一般心脏直视手术准备外，对反复出现肺炎和充血性心力衰竭者，特别要加强准备。

（1）伴有充血性心力衰竭者，可应用地高辛、利尿药等药物治疗，以纠正心力衰竭，改善心功能；有喂养困难和生长迟缓者，必须给予营养支持。

（2）对伴有重度肺动脉高压者，应常规应用扩血管药减轻前、后负荷，首选硝普钠，以每分钟 $2 \sim 3\mu g/kg$ 的速度静脉滴注，成年人 25 mg/d，根据病情 $7 \sim 10$ d 后手术，可以降低肺血管阻力，提高手术安全性。

（3）对有咳嗽、咳痰及肺部啰音者，应在控制心力衰竭的基础上，选用适当的抗生素治疗，以防治呼吸道感染。

（4）如果药物治疗效果不明显，决定立即手术前尚须注意检查有无并发动脉导管未闭、主动脉瓣下狭窄和主动脉缩窄等畸形，以便采取相应治疗方案。

（5）伴有感染性心内膜炎者，原则上先选用敏感的抗生素，给予有效的治疗，感染控制后进行手术。对感染难以控制的病例，在应用高效广谱抗生素治疗 $1 \sim 2$ 周后，限期手术。对伴有赘生物随时有脱落危险，或已脱落造成大面积肺梗死时，即使在感染活动期也必须进行急症手术。

## （三）手术方法

尽管有多种切口可采用，但常规采用正中切口进胸。首先进行心外探查，注意有无动脉导管未闭或其他心脏畸形。当伴有较大直径的动脉导管未闭时，必须在体外循环开始前予以游离阻断，以避免转流后发生窃流和严重的肺部高灌注性肺水肿。手术一般在全身麻醉中度低温体外循环和含血心脏麻痹液灌注心脏停搏下进行。

心脏切口的选择根据室间隔缺损和医师的经验和习惯，通常有右心房径路、肺动脉径路、右心室径路和左心室径路。在个别复杂病例，如混合型和多发性室间隔缺损有时需做多个切口。我们主张按室间隔缺损类型选择心脏切口，当无法确定缺损的解剖位置时，可以先做一个右心房小切口，探明缺损位置，再确定合适的径路手术修复。

**1. 膜部室间隔缺损修补术**

膜周型缺损经右心房切口进行修补，显露清楚，方便操作，对右心室功能影响也较小。

（1）膜部小缺损，周边纤维环较完整，可采用直接缝合，即应用间断带小垫片褥式缝合。如缺损邻近三尖瓣隔瓣，带垫片缝线一侧可缝于距三尖瓣环 $1 \sim 2$ mm 的隔瓣根部，另一侧缝于缺损的对侧缘上。心脏传导组织在此型缺损后下缘左心室侧走行，注意避免损伤。

（2）膜周型缺损补片修补术，牵开三尖瓣前瓣和后瓣后，膜周型室间隔缺损多可得到较好显露。若缺损显露欠佳，可从隔瓣游离缘向三尖瓣环方向切开瓣叶，至离瓣环 $3 \sim 4$ mm。补片可略大于缺损。新生儿、婴幼儿用5-0或6-0缝线，年长儿童用4-0带小垫片缝线进行缝合。第一个缝线可从圆锥乳头肌止点开始，顺时针方向缝合，距缺损肌肉缘 $5 \sim 7$ mm 进针，由缺损缘的右心室面出针，缝线应有一定深度，但以不超过间隔厚度的1/2，避免损伤走行于缺损后下缘左室心内膜下的传导束。缝合至三尖瓣环时，带垫片褥式缝线可置于隔瓣根部距瓣环 2 mm，注意将缝线置于腱索下方。在缺损后上缘邻近主动脉瓣，即三尖瓣隔瓣与前瓣交界处，有时仅有很少组织与主动脉瓣环隔离，缝线可从三尖瓣前瓣根部和心室漏斗皱褶进针，此时可从主动脉跟部灌注少量心脏停搏液，看清主动脉瓣后再进针，避免损伤瓣膜组织，然后缝针转至室上嵴缝合。缘线分别穿过补片相应部分，将补片送下后结扎缝线。剩余室间隔缺损边缘可应用往返连续缝合。也有学者提倡使用连续或间断褥式结合连续缝合修补术。

**2. 流入道型室间隔缺损修补术**

又称房室管型或膈下型室间隔缺损，该类缺损常被三尖瓣隔掩盖，后缘为三尖瓣环，缺损呈半月状，直径较大，均需补片修补。修补时先在三尖瓣隔瓣缘置 2 根牵引线牵开三尖瓣隔瓣和腱索，一般可显露其下方缺损。若遮盖室间隔缺损的瓣膜和腱索无法牵开，可于三尖瓣隔瓣根部距瓣环 3 mm 处环形切开三尖瓣，并将切开瓣叶牵开，隔瓣下方缺损即可得到良好显露。应用 3 ~ 5 个带小垫片间断褥式缝合，缝于缺损后下缘，缝线只能置于右心室面。如前所述，顺时针方向缝合抵达三尖瓣环时，缝线穿过三尖瓣隔瓣根部，然后转向缺损上缘。缺损前上缘已远离传导组织，在这个部位缝线可穿透肌缘进行缝合，直至完全闭合缺损。

**3. 流出道行室间隔缺损修补术**

动脉干下型室间隔缺损宜采用肺动脉切口径路，距肺动脉瓣环 1.5 cm 做横切口，牵开切口，即可显露缺损。动脉干下型室间隔缺损比较大，上缘紧接肺动脉瓣环下方，主动脉右冠瓣窦或脱垂的瓣叶可覆盖缺损，甚至凸向右心室流出道。必须进行补片修补，切忌将主动脉瓣作为室间隔缺损上缘进行直接缝合。要细心修剪补片使其与缺损形状和大小相适应。缺损上缘应用 4-0 或 5-0 带垫片聚丙烯线做间断褥式缝合，缝于肺动脉瓣窦内的瓣环上，缝线穿过补片上缘并结扎。其余边缘，可进行连续缝合，也可一周都用带垫片聚丙烯线做间断褥式缝合，然后缝合肺动脉切口。嵴上型和嵴内肌性缺损全为肌肉缘，可经右心室流出道做横切口，应用补片修补。

**4. 肌部室间隔缺损修补术**

肌性间隔前部缺损只能经右心室切口显露，且有时不容易发现，因为这类缺损常被隔束和粗大肌小梁掩盖，切断连接于膈束和右心室前壁的肌束，方能清楚显露。这类缺损，一般主张应用补片修复和带垫片间断褥式缝合方法，值得指出的是室间隔缺损前缘预置平行褥式缝线时进针不宜过深，避免损伤冠状动脉前降支。为了防止上述并发症，Breckenrdige 等对靠近右心室前壁室间隔多发性缺损提出了另一种修复方法，先经右心房通过三尖瓣口初步探查和确定这类缺损部位和数目，于缺损相应部位做右心室纵切口，切口距离冠状动脉左前降支最好在 1 cm 以上，牵开右心室切口，再经右心室面观测缺损数目和大小，采用 2 条聚四氟乙烯条或涤纶条，一条放在心内，另一条放在右心室前壁外侧近室间隔部位，应用多个褥式缝合从心内穿过涤纶条和缺损后缘，再在相应部位穿出右心室前壁和心外的垫条，一般缝上 3 ~ 4 个褥式缝合，收紧缝线，结扎后即可将缺损牢固闭合。挤压呼吸囊，检查缺损缝合处有无漏血或残余缺损，心内操作完毕，用 3-0 缝线连续或间断缝合右心室切口，缝线必须贯穿右心室壁全层，并可用 2 ~ 3 个带小垫片褥式缝线加固缝合。

心尖部多发性缺损：若经右心室切口修复，常遗漏小缺损，造成修补不完善，主张采用左心室切口径路。手术可先通过右心房切口经三尖瓣口探查缺损部位，然后将纱布垫置人心包腔内将心尖垫高，于左心室心尖部少血管区距左前降支 1 cm 处做一短的鱼嘴状切口，长为 25～30 mm。向上延长切口时要防止损伤二尖瓣前乳头肌，用拉钩牵开室壁切口，显露室间隔缺损。缺损缘在光滑的左心室面很容易辨认，从左心室面观多为单一缺损，也须注意是否有多个或高位缺损存在，以防遗漏。此类缺损均须应用补片修补，假如为多个缺损，而且彼此很邻近，也可用一块大补片覆盖全部缺损上，应用 4-0 无创缝线做间断褥式缝合。由于左心室腔内压力高，闭合左心室壁切口时，应加用带小垫片无创缝线做间断褥式缝合，或应用聚丙烯无创缝线进行双层连续缝合和涤纶垫条加固，缝线必须穿过心室壁全层。

对于乳酪状多发肌部室间隔缺损婴儿，可采用肺动脉带束术。于肺动脉绕带上端的主肺动脉上做一个荷包缝线，将测压针头或导管分别插入肺动脉远端和近端。主肺动脉带束缩窄程度可参考以下指标：①将束带远端肺动脉收缩降低到正常范围（30 mmHg）；②根据体循环压变化来决定，随着束带收紧，远端肺动脉压力下降，体循环压力开始上升，当体循环压达到平稳时适可而止；③肺动脉主干缩小到原来直径的 1/3～1/2，使右心室与肺动脉压力阶差达到 50 mmHg，或使肺动脉压降至体循环压的 50%。束带收缩到适当程度后，立即将束带在原位间断缝合，并将束带牢固地固定在肺动脉主干上。拔除肺动脉上测压针头，结扎预置荷包线，彻底止血。

术中注意事项：①在做肺动脉环缩术前应先放置好中央静脉测压管和动脉测压管，以监测动脉压及评估带缩术的效应；②若体循环压力过低，可静脉滴注儿茶酚胺类药物，因在低心输出量下难以精确估计肺动脉合适的束窄程度；③营养不良的婴儿在成功的肺动脉环缩术后，病情好转，生长发育迅速，环缩程度会变得过紧。对这类婴儿术后必须定期随访观察。

**5. 并发心脏畸形手术处理**

（1）室间隔缺损并发动脉导管未闭：发生率约为 10%，多数患者可以在术前明确诊断。但并发较细小的动脉导管，尤其是在严重肺动脉高压的患者，动脉导管分流不明显，可能会遗漏较大的动脉导管（即"哑型"导管）。漏诊较大直径动脉导管，在术中会导致严重的后果。因而，对每个接受室间隔缺损修补的手术患者都应该警惕有无并发动脉导管。

切开心包后，注意探查肺动脉有无震颤。开始体外循环转流，肺动脉张力不下降，甚至更加膨胀，同时伴有静脉回流减少、心脏膨胀、动脉压难以维持；或者切开右心房或右心室时，有大量动脉血液回流。这些情形都高度提示并发动脉导管，应该及时明确和加以处理。

对于术前明确并发有较大直径的动脉导管未闭时，必须在体外循环开始前予以游离阻断，以避免转流后发生窃流和严重的高灌注性肺水肿。如果术中体外转流后才发现并发动脉导管，可以降低灌注流量，从心外手指压迫导管，直接切开肺动脉，用带气囊尿管或专用器械封堵导管，用带垫片 4-0 涤纶线从肺动脉内间断褥式封闭导管。

经正中切口结扎动脉导管，应避免损伤喉返神经和损伤导管后壁发生大出血，尤其应该明确解剖关系，避免误扎左肺动脉或降主动脉。

（2）室间隔缺损并发主动脉缩窄：有报道发生率高达 15%～20%，且经常并发主动脉弓发育不良。术前查体时注意准确测量上下肢血压，进行详细的心脏多普勒超声检查，必要时可以进行 CT 或磁共振血管造影，多数可以明确诊断。

如果室间隔缺损直径较小（<0.5 mm），无明显肺动脉高压，可以考虑经左侧开胸仅纠治主动脉缩窄，室间隔缺损可能自行愈合，或者后期经介入手段封堵室间隔缺损。

对于较大室间隔缺损并发主动脉缩窄患儿，目前治疗策略尚有争议。一些学者认为对于有大量左向右分流和严重心力衰竭的婴儿患者，可以采用左侧开胸纠治主动脉缩窄，同时做肺动脉带束环缩。也有学者主张采用 2 个切口同时纠治室间隔缺损和主动脉缩窄，先经左外侧开胸矫治主动脉缩窄，然后正中切口修补室间隔切口，认为这样可以避免深低温停循环，左侧开胸也利于充分显露和纠治缩窄畸形。

近年来，越来越多的学者主张采用胸前正中切口同期纠治室间隔缺损和主动脉缩窄，应用深低温停循环或深低温低流量灌注技术，切除缩窄段主动脉后行扩大端—端吻合，或者加宽缩窄段和发育不良的弓部主动脉。

（3）室间隔缺损并发主动脉瓣关闭不全：主动脉瓣脱垂和关闭不全多见于膜周型和动脉干下型室间隔缺损，在膜周型缺损多见无冠状动脉瓣脱垂，而在动脉干下型缺损以右冠状动脉瓣脱垂常见。

对于轻度主动脉瓣脱垂和轻度主动脉瓣反流者，应尽早补片修补室间隔缺损，室间隔缺损补片可以对主动脉瓣环起到支撑和加强作用，防止瓣叶进一步脱垂和关闭不全加重。

对于中度以上主动脉瓣关闭不全，则应先修补室间隔缺损，然后经主动脉切口，精确折叠脱垂的主动脉瓣叶，紧缩固定，必要时可部分关闭瓣膜交界。手术中应在体外循环开始后，尽早放置左心引流，防止左心室膨胀。

在一些严重的病例，主动脉瓣叶重度发育不良或者继发严重的瓣叶卷曲、纤维化，甚至钙化，可能需要进行瓣膜替换，在儿童可能还需要同时加宽主动脉根部。

# 七、并发症及防治

## （一）完全性房室阻滞

完全性房室阻滞发生率为 1%~2%，多由于手术损伤传导束有关。从解剖上准确界定各类缺损，掌握房室传导束行径，是防止发生传导阻滞的关键，术中应避免对其钳夹、牵拉、吸引和缝合。术中可拆除可疑缝线，重新修补缺损。心表面安装临时起搏导线，进行临时起搏。如果术毕 1 个月后，仍未能恢复，应安放永久起搏器。

## （二）室间隔缺损残余漏

据统计，室间隔缺损残余漏发生率为 1%~5%。多见于以下几种情况：缝线撕脱或组织割裂；术中显露不良；转移针位置不当；留有缝隙，或为多发性室间隔缺损被遗漏。因此，在缺损修补完后要膨肺，于直视下确认修补完善；心脏复搏后及时扪诊右心室细震颤是否消失；术中超声心动图可提高残余室间隔缺损检出率，争取在术中及早发现和及时处理。

部分室间隔缺损残余漏是术后早期发现的，心前区收缩期杂音消失或再度出现，经胸部超声心动图和彩色多普勒检查可确立诊断。如撕裂较小，患者无症状，可暂时密切观察，有时可自行闭合。如果残余左向右分流量较多（Qp/Qs > 1.5 : 1），或出现心力衰竭症状，应及时再次手术修复。随着介入性室间隔缺损封堵技术的发展及经验积累，对于较大儿童或成年患者，有学者认为应用介入封堵技术是治疗室间隔缺损残余漏的首选方法。

## （三）三尖瓣或主动脉瓣反流

室间隔缺损补片或介入性治疗的封堵伞如果压住三尖瓣腱索，使其活动受限，会引起三尖瓣反流。主动脉瓣损伤则多由于缝合膜周型或动脉干下型缺损缝针误伤瓣叶所致，应以预防为主，如反流严重，应及时手术修复。

### （四）肺动脉高压危象

肺动脉高压危象是术后严重并发症，可发生在反应性较强的肺血管病患者，主要表现为肺动脉突然急剧升高，超过体循环水平，右心房压上升，左心房压下降，体循环压下降和休克。诱发因素包括气管吸痰、低氧血症、高碳酸血症、代谢性酸中毒、高浓度正性肌力药物应用和烦躁不安等。处理方法：可给予镇静药和肌肉松弛药，吸入高浓度氧和过度通气。如 $PaCO_2$ 维持 35 mmHg 以下，静脉滴注前列环素可能是治疗肺动脉高压危象的最佳药物。吸入 NO 被认为特别有效。

## 八、病程演变和自然预后

室间隔缺损的病程演变和自然预后，主要决定因素是缺损的大小和出生后肺血管阻力变化。胎儿期由于肺没有膨胀，肺血管阻力高。出生后随着肺膨胀，肺小血管伸张，氧分压升高，使肺血管内产生缓激肽，促使肺血管扩张和阻力下降，但由于中层肌肉仍肥厚，肺阻力可保持中等度升高。出生后几周，肺血管阻力变化的快慢与幅度大小，直接影响新生儿生存。

### （一）患儿早期死亡

新生儿在出生后 1~2 周很少需手术处理，大型室间隔缺损病例出生后一般于 2~3 周肺血管阻力逐渐下降到正常，左、右心室内压力阶差加大，自左向右分流量增加，肺循环血流量增加，左心容量负荷加重，婴儿可于出生后 2~3 个月，因肺静脉高压肺水肿和急性左侧心力衰竭死亡。婴幼儿如在出生后 6 个月内出现心力衰竭，反复上呼吸道感染和心力衰竭，生长发育迟缓，1 岁内死亡率约为 9%，2 岁内死亡者可高达 25%。有的患儿可能与基因缺陷有关，出生后肺血管阻力不下降，肺血管一直保持胎儿型，表现为肺高压持续状态，患儿很快出现右向左分流而丧失手术机会。

### （二）晚期发展为艾森门格综合征

大型和一些中等大小室间隔缺损患者，肺血管阻力逐渐升高，而且随着年龄增长，肺血管病变逐渐加重，自左向右分流逐渐减少，肺血管阻力严重升高，超过体循环血管阻力，出现心内双向分流，进而转变为以右向左分流为主，口唇明显发绀，出现慢性右侧心力衰竭、红细胞增多症、大咯血、脑脓肿、脑梗死等临床表现，称为艾森门格综合征。多数在 10 岁以后出现，但也有报道在 2 岁前后，甚至更早就可能发生。患者多在 40 岁以前死于顽固右侧心力衰竭和其他严重并发症。

### （三）缺损自然闭合

小型室间隔缺损有一定自然闭合的可能，多发生在 1 岁以内，4 岁以内闭合率为 34%，96% 的自然闭合发生在 6 岁以前。自然闭合者室间隔缺损自然闭合的机制是：①膜部缺损边缘与三尖瓣隔瓣和部分前瓣叶贴近，进而粘连而逐渐闭合；②肌性缺损随着间隔肌肉发育而逐渐缩小，或边缘因血流的冲击而纤维化或内膜增生；③血栓形成或细菌性心内膜炎治愈，缺损由赘生物闭塞。大型缺损并发肺动脉高压则鲜见自然闭合。

### （四）主动脉瓣脱垂和关闭不全

约 5% 室间隔缺损病例可发生主动脉瓣关闭不全，多见于膜周型和动脉干下型室间隔缺损。多在 10 岁以内逐渐出现，到成年进一步恶化。当主动脉瓣关闭不全加重时，由于室间隔缺损被脱垂的主动脉瓣叶部分堵闭，心室水平左向右分流常可减少。

### （五）继发右心室漏斗部狭窄

有 5%~10% 大型室间隔缺损并发大量左向右分流病例，在婴幼儿期可出现右心室漏斗部狭窄，主要因漏斗部肌肉肥厚引起，其程度随年龄增长而加重。

### （六）感染性心内膜炎

单纯室间隔缺损患者感染性心内膜炎的年发生率为 0.15%~0.3%，多见于 15~20 岁病例，赘生物常位于右心室内，脱落后可造成肺梗死。

（靳爱红）

## 第三节 房室隔缺损

房室隔缺损是由于心内膜垫组织发育障碍导致房室孔分隔不全，并伴有房室瓣形态和功能异常的一组心脏畸形，约占先天性心脏病的 4%。

### 一、病理解剖

对于房室隔缺损的病理和发生机制争议非常多。房室隔缺损的病理形态差异极大，又因为同属程度不同原始心内膜垫发育障碍，而具有以下共同的病理特征：①房室隔组织缺损或完全缺如，包括房间隔前下内侧部分和室间隔流入道部分，室间隔流入部缺损表现为室间隔在房室瓣隔叶附着处呈勺状凹陷，隔叶瓣环距心尖距离和左心室隔面长度短缩；②房室瓣畸形，表现为形态、数目、结构和瓣下结构位置和形态异常，左右房室瓣环融合；③主动脉根部由于左右房室瓣环融合而发生前上位移，失去了与左右房室瓣环的楔嵌位置，左心室流出道延长呈"鹅颈"状畸形；④房室结易位到右心房下壁，房室束经由三尖瓣隔瓣和二尖瓣后下桥瓣结合处进入室间隔左心室侧；⑤冠状静脉窦口形态和位置异常等。

临床上通常将房室隔缺损分为部分型、过渡型和完全型 3 种病理类型。

**1. 部分型房室隔缺损**

主要包括原发孔房间隔缺损伴或不伴房室瓣畸形，无室间隔缺损。原发孔房间隔缺损呈半月形，位于房间隔的前下方，部分病例可并发继发孔房间隔缺损，甚至整个房间隔缺如，形成单心房。部分型房室隔缺损有两个完整的房室瓣环，房室瓣直接附着在室间隔上缘，其左侧房室瓣通常呈三瓣叶结构，发生裂缺的两个瓣叶边缘常增厚和卷曲，有时可有异常腱索存在。三尖瓣隔瓣常发育不全，如瓣裂或部分缺如。

**2. 完全型房室隔缺损**

完全型房室隔缺损的病理特征主要包括：①原发孔房间隔缺损，可同时并发继发孔房间隔缺损；②左右房室瓣环和房室瓣叶融合，形成一组复杂的多瓣叶房室瓣结构，融合的瓣叶称为前后共同瓣叶，也有称之为前桥瓣叶和后桥瓣叶；③流入部室间隔缺损；④主动脉瓣向前上移位，房室结和传导束异位。

Rastelli 根据前桥瓣叶的形态及其腱索附着点将完全型房室间隔缺损分成 3 型。A 型临床最常见，约占 75%。其病理特点是前桥瓣完全分隔为左上及右上两个瓣叶，各自借其相应的腱索附着于房室隔嵴上，左上瓣完全位于左心室上方，右上瓣完全位于右心室上方。C型约占25%，其前桥瓣叶呈漂浮状态，瓣下无腱索附着于室间隔嵴上，瓣下形成巨大的室间隔缺损。B型临床罕见，其病理形态介于A型和C型之间，左上瓣跨越室间隔嵴，通过腱索与室间隔右侧的乳头肌相连。

**3. 过渡型房室隔缺损**

介于部分型房室隔缺损与完全型房室隔缺损之间的病理类型。病变包括原发孔房间隔缺损，有两组分开的左右房室瓣结构，房室瓣一部分直接附着，另一部分靠腱索间接附着于室间隔，在腱索之间形成限制性流入部室间隔缺损。

在完全型房室隔缺损病理分析中，双侧心室的均衡性对于手术治疗方式的选择具有重要意义。Bharati和Lev等根据前后桥瓣跨越室间隔，以及共同房室瓣与左右心室发育的关系，将完全房室隔缺损分为双侧心室均衡型、右心室优势型和左心室优势型。以双侧心室均衡型为多见，但有10%左右的患者存在左心室或右心室发育不全。严重者类似单心室病理变化。

**4. 并发畸形**

完全型房室隔缺损并发心脏畸形非常多且复杂。完全型房室隔缺损患者中占5%～10%，并发法洛四联症者占0.8%～2%。其解剖具有完全型房室隔缺损和法洛四联症的特征，有四联症的漏斗部狭窄和主动脉横跨，完全型房室隔缺损的房室瓣畸形以及此两畸形的室间隔缺损融合而成的泪滴形缺损。完全型房室隔缺损多为"C"形，少数为"A"形。3.1%～6.7%完全型房室隔缺损并发右心室双出口，其解剖特征为右心室出口并发完全型房室隔缺损的房室的房室瓣畸形和两者融合的室间隔缺损。3%～4%完全型房室隔缺损并发完全型大动脉转位，其解剖特征为完全型大动脉转位并发完全型房室隔缺损的房室瓣畸形和室间隔缺损。

其他并发心脏畸形包括继发性房间隔缺损、双上腔静脉、肺动脉异位引流、多发性室间隔缺损、动脉导管未闭、主动脉弓畸形和无顶冠状静脉窦等。房室隔缺损可以是一些复杂心脏病的一部分，可并发内脏异位综合征。

## 二、病理生理

房室隔缺损的病理生理取决于心房间交通、室间交通和房室瓣关闭不全程度，以及并发畸形等。

在部分型房室隔缺损无室间隔交通，往往有大的房间左到右分流。在小到中度房间交通的病例，仅有左心房与右心房压力阶差。如有大的心房间左到右分流和轻度或二尖瓣关闭不全，则引起右心室容量超负荷，与继发孔房间隔缺损的病理生理相同，严重者可有心输出量和动脉血氧饱和度下降。如有严重二尖瓣关闭不全，二尖瓣反流从左心室直达右心房，从而心房间左到右分流增加，因左、右心室容量超负荷，可在1～3岁儿童甚至婴儿产生充血性心力衰竭。产生心力衰竭的主要原因为左心室发育不全、左侧房室瓣特别左下瓣叶缺如、主动脉下狭窄和肺动脉高压。成年人部分性房室隔缺损可产生心房颤动或扑动、心功能不全。

完全型房室隔缺损有大的房间交通和室间交通，其中15%～20%并发中到重度左侧房室瓣关闭不全。在婴儿时期由于大的心室间左到右分流，往往引起左心室为主的容量超负荷和充血性心力衰竭。同时肺动脉压力升高达到体循环压力水平，文献报道平均肺血管阻力（PVR）在出生至3个月时为$(2.1 \pm 0.9)$ $U/m^2$，4～6个月时增加到$(4.1 \pm 2.6)$ $U/m^2$，7

个月后已是（5.7±3.0）U/m$^2$。在 1 岁时可产生 Health-Edward 分级的 3~4 级肺血管病变，2 岁时产生 3~5 级的肺血管病变，80% 死于 2 岁以内。如并发主动脉下狭窄、主动脉狭窄或先天愚型，则充血性心力衰竭发生更早，肺血管病变更重。

完全型房室隔缺损并发法洛四联症或右心室双出口和完全性大动脉转位的大多数病例并发肺动脉狭窄或闭锁，出生后有不同程度的发绀，很少在婴幼儿时出现充血性心力衰竭。

## 三、临床表现

### （一）症状

部分型房室隔缺损有大的原发孔房间隔缺损和轻度二尖瓣关闭不全患者，可在 10 岁以内无症状。有中度和重度二尖瓣关闭不全者症状出现较早，有运动性心悸和气短以及进行性充血性心力衰竭等症状。Manning 报道，115 例部分型房室隔缺损的心内修复，其中 11 例（占 10.5%）在婴儿时因充血性心力衰竭手术。在 40 岁以上部分型房室隔缺损病例，往往出现心功能减退、心房颤动和肺动脉高压。

完全型房室隔缺损的患者往往在 1 岁以内出现症状，甚至在新生儿产生进行性充血性心力衰竭，内科治疗难以控制。在临床上出现呼吸困难和加快，周围循环灌注和生长发育差。少数病例在生后心力衰竭并不明显，但在 1~2 年出现静息时发绀，产生肺动脉高压和严重阻塞性肺血管病变，即艾森门格综合征。

在完全型房室隔缺损并发法洛四联症、右心室双出口和完全性大动脉转位的病例，大多数并发右心室流出道阻塞或肺动脉闭锁，出生后有发绀，很少出现充血性心力衰竭。少数右心室双出口无肺动脉狭窄者，则在新生儿时出现充血性心力衰竭，在 1 岁左右出现严重肺血管病变。

### （二）体征

大多数部分型房室隔缺损的患者生长和发育正常。在胸骨左上缘听有相对肺动脉狭窄产生后的收缩期柔和杂音和固定性心音分裂，在心尖区可有二尖瓣关闭不全引起收缩期反流性杂音。婴儿有重度二尖瓣关闭不全时，可出现心搏快和肝大等充血性心力衰竭体征。40 岁以上的患者因房性心律失常产生的心悸和心功能减退等症状。

完全型房室隔缺损的患者，在婴儿时往往出现呼吸快、呼吸困难和肝大等进行性充血性心力衰竭的症状，生长发育迟缓，部分病例有先天愚症。在胸骨左上缘听及收缩期射血性杂音、第二心音固定性分裂和亢进，从心前区到心尖有室间隔缺损的房室瓣关闭不全产生的收缩期反流性杂音。在心尖部也可听到大量血流（包括房间和室间左向右分流和二尖瓣关闭不全的血流）通过房室瓣产生的舒张期辘辘性杂音。在 4 岁后往往伴有严重肺动脉高压和阻塞性肺血管病，静息时可出现发绀，胸骨左上缘可听及收缩期杂音和肺动脉关闭不全引起的泼水性舒张期杂音。在完全型房室隔缺损并发法洛四联症、右心室双出口和完全型大动脉转位的患者，大多数在出生后出现发绀，但很少出现心力衰竭体征。

## 四、诊断

依据临床表现和辅助检查，房室隔缺损的诊断并不困难，重要的是深入和详细分析患者的病变特征，全面掌握患者的病理生理进程，把握正确的手术时机和制订个性化的手术方案。主要诊断依据如下。

**1. 心电图检查**

部分型房室隔缺损病例具有典型的心电图表现：PR 间期延长（一度房室传导阻滞），电轴左偏，aVF 导联主波向下。其他非特异性改变包括右心房增大、右心室肥大或双心室肥大。

**2. 胸部 X 线检查**

可表现为肺血增多，右心房和右心室增大，左心房和左心室增大，肺动脉凸出和主动脉结变小。出现艾森门格综合征时，肺血流量减少。

**3. 超声心动图检查**

二维彩色多普勒超声心动图检查对明确诊断房室隔缺损具有非常重要的价值，而且通过超声心动图检查还可以明确瓣膜异常的性质，室间隔缺损和房间隔缺损的大小、形状及并发的畸形及房室瓣反流的程度，以上信息有助于外科医生制订手术方案和评估疗效。超声心动图的征象包括心腔扩大，左心室流出道变窄变长，房室瓣环下移，二、三尖瓣环等高级瓣膜分裂等畸形。三维实时动态超声心动图检查对于术前房室瓣的形态分析和成形设计具有重要的参考意义。

**4. 心导管和选择性心血管造影**

多普勒超声心动图检查的进步，能无创明确诊断，并能提供非常有价值的外科治疗信息，因此，大多数部分型和过渡型房室隔缺损病例已经无须进行心血管造影检查。对于完全型房室隔缺损者，有学者提出应对 6 个月以上的患儿常规进行导管检查，目的是测量和计算出肺血管阻力，为能否进行根治性手术和判断预后提供重要参考依据。完全型房室隔缺损的左心室流出道变狭窄且拉长，选择性心血管造影可显示典型的"鹅颈征"，分析手术对左心室流出道的影响。

根据一般临床表现，包括心电图和胸部 X 线片，多可提示房室隔缺损诊断。二维超声心动图检查即可确立诊断。须和继发孔房间隔缺损、肺动脉瓣狭窄、单纯室间隔缺损等进行鉴别。房室隔缺损患者并发心脏畸形较多，应该重视。

# 五、治疗

房室隔缺损没有自行愈合的可能，且病情发展的结果是进行性心功能恶化和继发肺血管病变，因此，原则上一经诊断明确均应进行手术治疗。手术时机的选择需参考病变类型及自身的技术条件。

## （一）适应证

**1. 部分型房室隔缺损**

大多数患者症状出现较晚，多在体检时发现，既往主张在学龄前进行治疗。近些年来，随着体外循环技术及监护技术的进步，心内直视手术渐趋低龄化并且手术的安全性大大提高，因此多主张早期在 2 岁以内手术，减轻房室瓣受损的程度，有利于瓣膜的修复重建和功能恢复。如存在明显的二尖瓣反流、主动脉缩窄、二尖瓣畸形及主动脉瓣下狭窄者更应提前手术。对于少数伴有严重的二尖瓣关闭不全有充血性心力衰竭表现者需要急症手术。

**2. 过渡型房室隔缺损**

与部分型病例相似，若心室水平分流量大，应尽早进行手术。另外，小型室间隔缺损发生心内膜炎的概率高,因此也主张早期手术。

**3. 完全型房室隔缺损**

此类患儿较早发生肺动脉高压和肺血管梗阻并不少,文献报道 1 岁以内有 65% 的患儿死亡,而 96% 的患儿已有肺血管病变。因此,一般主张在 1 岁以内进行根治性手术,但关于此年龄段的最佳手术时机尚存在争议,多数学者建议在 3 ~ 6 个月手术,近些年有关新生儿期进行根治性手术的病例报道逐渐增加。有学者认为,尽早进行手术干预,不仅可以阻止肺血管梗阻性病变的发展,而且更有利于瓣膜的修复和功能恢复。

## (二)禁忌证

患儿发绀明显往往提示肺血管发生严重的梗阻性病变,心导管检查发现肺血管阻力(PVR) >10 U/m$^2$,吸氧以及降压实验无效时,被列为手术禁忌。完全型房室隔缺损并发法洛四联症或右心室双出口,肺动脉发育极差者,不适合心内修复,仅做姑息手术。

## (三)术前准备

(1)改善心脏功能,有充血性心力衰竭,先用洋地黄和利尿药等内科治疗,如短时间内科治疗无效,应早期手术。

(2)对于伴有严重肺动脉高压的患者,进行吸氧治疗,并选用血管扩张药,如硝普钠、前列腺素 E$_1$ 或一氧化氮等,降低肺血管阻力。

(3)防止呼吸道感染如患者咳嗽、咳痰以及肺部有干、湿啰音,应在控制心力衰竭的基础上,选用适当抗生素,防治呼吸道感染。

## (四)手术方法

对于房室隔缺损患者,术前综合分析临床表现、超声心动图和心血管造影等资料,详细分析和准确掌握患者的病变特点,尽可能完全明确并发畸形,特别是要分析房室瓣病变形态、瓣下结构、房室瓣组织缺失情况,心室发育均衡和主动脉下狭窄等严重畸形,制订个体化的手术方案和计划。然后根据病情,尤其是患者心力衰竭程度和肺动脉高压进程,适时进行手术治疗,对于减少手术死亡率和并发症具有重要的意义。

房室隔缺损的主要手术方式包括双心室矫治术,心室发育不均衡者进行 1 个半心室矫治或按单心室方式纠治,危重新生儿患者肺动脉带束术等姑息手术。

房室隔缺损心内修复术目的在于闭合原发孔房间隔缺损和(或)室间隔缺损而不产生心脏传导阻滞,以及将房室瓣分为二尖瓣和三尖瓣两部分,尽量减少和不发生术后二尖瓣关闭不全。

全身麻醉,气管内插管维持呼吸,患者取仰卧位。胸部正中切口,保留一大块心包准备修复原发孔房间隔缺损用。在无名动脉下方插入主动脉灌注管,直接插入直角上、下腔静脉引流管,经未闭卵圆孔或继发孔房间隔缺损插入左心减压管。部分型房室隔缺损多在 1 岁以上手术,采用中度低温(25 ~ 26 ℃)体外循环。完全型房室隔缺损应在出生后 3 ~ 6 个月施行心内修复,应用深低温(18 ~ 20 ℃)低流量体外循环,个别病例需要在深低温停止循环下手术修复。应用冷血心脏停搏液间断冠状动脉灌注保护心肌。

**1. 部分型房室隔缺损修复术**

平行右侧房室沟做右心房切口,牵开心房切口,探查心内有无其他畸形。明确二尖瓣、三尖瓣和原发孔房间隔缺损的病理解剖结构,按下列步骤实施手术。

（1）探查二尖瓣：向左心室内注入冷生理盐水测试二尖瓣闭合状况，了解瓣膜发育情况及瓣膜反流的部位。

（2）修复二尖瓣裂缺：先缝合二尖瓣裂缺，从瓣叶根部直至邻近瓣口中心第一组腱索附着处，应用4-0或5-0聚丙烯线间断缝合。特别注意要在自然状态下将二尖瓣裂隙完全对齐缝合，防止扭曲和变形。婴儿由于二尖瓣瓣叶菲薄，则应用带心包片的间断褥式缝合，防止撕裂。如有二尖瓣脱垂，则做缩短腱索术，再次左心室注水了解瓣膜闭合是否满意，同时测量二尖瓣开口的大小，防止二尖瓣狭窄。

双孔二尖瓣畸形多见于部分型房间隔缺损者，术前易漏诊，是影响手术近、远期效果的重要因素。病理特征表现为两孔不等大，中间有纤维组织分隔，每孔均有对应的瓣叶，并通过腱索与相应的乳头肌相连。较小的孔称为副孔，其瓣膜功能一般正常。术中应注意不能切断两孔之间的纤维分隔，否则会造成二尖瓣严重反流。如果二尖瓣膜开口面积较大，可缝合裂缺；如果二尖瓣膜开口面积较小，裂缺可不缝合或部分缝合。

（3）二尖瓣瓣环成形：二尖瓣裂缺修复后，若左心室注水发现瓣膜中心处有反流，多为瓣环扩大所致。此时需要在一侧或两侧瓣环交界处进行瓣环成形术，以缩小瓣环。可用3-0带垫片涤纶缝线在交界处做瓣环折叠褥式缝合。

（4）修补原发孔房间隔缺损：用自体心包片修补房间隔缺损，光滑面位于左心房，用4-0或5-0聚丙烯缝线连续缝合固定。有两种缝合方法。

1）McGoon法，从二尖瓣大瓣裂基底部中点开始，逆时针方向沿其瓣环根部连续缝合，逐渐过渡到缝至房间隔缺损的上缘；将另一头缝线继续沿瓣环根部顺时针缝合，避开窦房结危险区，经由二尖瓣根部直接转移至房间隔缺损边缘顺时针方向缝至房间隔缺损上缘，会合后结扎，将冠状静脉窦口隔入右心房。

2）Kirklin法，从二尖瓣和三尖瓣交界处开始，沿三尖瓣隔瓣根部下行，经瓣环向后绕过冠状静脉窦至右心房游离壁过渡到房间隔缺损，顺时针方向缝合，到房间隔缺损上缘会合，结扎，将冠状静脉窦口隔入左心房。一般认为缝合位置在二尖瓣基部，可以有效地避免损伤传导束造成三度房室阻滞。

（5）三尖瓣成形：术中应常规探查三尖瓣膜，部分病例因三尖瓣环扩大、隔瓣裂缺或缺如而发生反流，需要同期进行三尖瓣成形。

（6）并发左上腔静脉引流至冠状静脉窦者，有大的无名静脉时可以结扎。左、右上腔静脉之间无交通者，应将冠状静脉窦口引流至右心房，其方法有二。

1）Pall方法，如上法缝合不经冠状静脉窦口后方，而是缝在窦口与房室结之间，经扩大的窦口内缘缝至缺损边缘。

2）McGoon方法，将心包直缘缝在左下瓣叶根部至缺损下缘。此方法比较安全，可防止房室结和心脏传导束的损伤。

**2. 过渡型房室隔缺损修复术**

手术步骤及方法与部分型房室隔缺损相同，修补室间隔缺损时可采用3-0涤纶缝线带垫片间断褥式缝合，需要注意的是应仔细探查三尖瓣隔瓣下的缺损，注意多发性室间隔缺损，以免遗漏。

**3. 完全型房室隔缺损修复术**

完全型房室隔缺损的纠治方法较前两种复杂，手术一般在中度（28℃）低温体外循环下进行，对于新生儿可采用深低温体循环方法。手术成功的关键是精确修复房室瓣，尤其是左侧房室瓣；避免损伤传导束，防止左心室流出道梗阻。纠治方法包括单片法、改良单片法和双片法。

（1）单片法：修补材料有自体心包片、膨体聚四氟乙烯（Teflon）、聚四氟乙烯（PTFE）以及涤纶补片等。通过右心房切口进行修补。根据室间隔缺损的大小和形状、房室瓣环前后径、房间隔缺损的大小，剪裁成相应大小的心包片。如前后桥瓣未分隔，则需要在室间隔嵴上方相对应的桥瓣部位预定分割线，在其右侧剪开前后桥瓣，尽可能地保留左侧房室瓣面积，并采用褥式缝合将二尖瓣前后瓣裂拉拢。应用3-0涤纶线带垫片间断褥式缝合将补片结扎固定在室间隔嵴上，注意在室间隔缺损的后下缘宜采取远离或超越缝合方法，以免损伤房室束。然后采用简单褥式缝合法将左房室瓣上、下瓣叶悬吊固定于补片上。间断缝合修复二尖瓣裂缺，左心室注水了解是否有反流，必要时需行二尖瓣环成形术。将贯穿左心房室瓣和心包片的间断褥式缝线分别穿过右房室瓣根部，收紧这些缝线，将瓣膜固定于室间隔上方适当高度。用同一补片修补原发孔房间隔缺损。间断缝合修补三尖瓣裂，注水了解是否有反流，部分病例需要做三尖瓣环成形。

（2）改良单片法：又称简化单片法或直接缝合法，即将共同房室瓣直接缝合在室间隔嵴上以关闭室间隔缺损，可采用自体心包片修补原发孔房间隔缺损。有两种方法可供选择。一种方法是"三明治"法，即采用3-0涤纶线带垫片间断褥式缝合，从室间隔缺损的右心室面进针。对于Rastelli A型病例，缝线穿过房室瓣的二尖瓣部分后，再穿入心包片；对于Rastelli C型病例，缝线穿前后桥瓣后再穿心包片，第一针的缝合位置是在室间隔缺损的中点，然后沿其前后缘依次缝合，室间隔缺损后下缘采取远离缝合方法，以避免损伤传导束。布线完毕后依次打结固定，将桥瓣压向室间隔嵴的右侧面，然后用5-0聚丙烯线连续缝合心包片以修补原发孔房间隔缺损。另一种方法是先采用间断褥式缝合法将桥瓣压向室间隔嵴的右侧面，并打结固定，然后用自体心包片修补原发孔房间隔缺损。二尖瓣前瓣裂缺均采用1号丝线间断缝合修补，术中采用注水试验探查房室瓣修复情况。

（3）双片法：根据室间隔缺损的大小和形状裁剪相应的涤纶或聚四氟乙烯补片置入室间隔右侧，以3-0涤纶线带垫片间断褥式缝合固定。将左上、下桥瓣在中心对合后悬吊于室间隔缺损补片上，采用1号丝线间断缝合修补二尖瓣裂缺，并根据注水试验决定是否行二尖瓣环成形术，用5-0聚丙烯缝线将二尖瓣根部缝合于室间隔缺损补片上缘及心包补片之间类似于"三明治"法。连续缝合心包补片，修补原发孔房间隔缺损。

**4. 完全型房室隔缺损并发法洛四联症修补术**

做平行右心房切口。观察房间隔缺损和室间隔缺损以及房室瓣的病理解剖，大多数病例为C型完全型房室隔缺损。经右心室纵切口，切除漏斗部肥厚肌肉，偏向室间隔嵴的右侧切开前桥瓣到瓣环，完善显露室间隔缺损全貌。剪裁聚四氟乙烯补片呈泪滴形，上部为半圆形，下部为三角形。将补片下部弧形缘缝合至缺损损下缘右心室面，从后瓣环下部室间隔开始缝合直达缺损上部，均用间断带垫片的褥式缝合。环绕主动脉瓣口将补片缝至缺损上部应用5-0聚丙烯线将心包片连续缝合或间断缝合至前后桥瓣至房室瓣环之间的室间隔缺损补片的直缘上，此处缝合必须缝在前后桥瓣最佳对合点，平行室间隔至瓣环；而且在此处的室间隔缺损补片长度应相当于测试房室瓣环前后直径，否则会产生二尖瓣关闭不全或狭窄。测试左侧房室瓣的闭启情况，间断缝合左上瓣叶和左下瓣叶裂隙。应用心包片闭合原发性房间隔缺损，将冠状静脉窦口放在左侧。最后做右心室流出道补片和缝合右心房切口。

此畸形如有右心室发育不全，其容量为正常的2/3时，可同时施行此畸形的心内修复和双向腔肺动脉分流术。遇有左心室和（或）右心室发育不全时，如符合Fontan手术的标准，可做双向腔肺动脉分流术或全腔静脉与肺动脉连接手术。

**5. 并发右心室双出口的心内修复**

右心室双出口并发主动脉下和靠近两大动脉室间隔缺损的手术方法，基本上与并发法洛四联症相同。有肺动脉狭窄应做右心室流出道补片或右心室到肺动脉的心外管道。并发肺动脉下室间隔缺损者，可施行完全型房室隔缺损心内修复和闭合室间隔缺损以及大动脉转位术。并发远离两大动脉室间隔缺损者，多并发肺动脉闭锁或严重狭窄，可考虑应用双向腔肺动脉分流术或全腔静脉与肺动脉连接。

**6. 左心室流出道阻塞的修复**

在完全型房室隔缺损中，左心室流出道阻塞并不多见，有时为术后并发症。应根据其阻塞类型，选用不同的手术方法。由于过多的瓣膜和腱索凸至左心室流出道或隔膜，引起局限性主动脉下狭窄，可经主动脉瓣口切除。如为广泛性隧道式狭窄，则做改良Konno手术。将示指通过主动脉瓣口放入左心室，经右心室纵切口平行左心室流出道切开漏斗部室间隔。经室间隔切口切除左心室面肥厚肌肉，并用补片扩大和修复此切口。

# 六、并发症及防治

## （一）室间隔缺损残余分流

多发生在室间隔缺损的后下缘，细束分流可以允许观察，绝大多数可以闭合。如残余缺损较大，引起血流动力学改变并导致心功能不全时，应立即修补。

## （二）心房水平的残余分流

多由于缺损修复不全或补片撕脱所致，应再次手术修复。

## （三）二尖瓣关闭不全

房室隔缺损手术远期效果取决于有无残余二尖瓣反流。少部分患者术后存在不同程度的二尖瓣关闭不全。术中左心室注水试验的可靠性较差，停机后采用经食管超声评估二尖瓣修复情况，能有效地提高二尖瓣修复成功率。大多数术后早期轻至中度的二尖瓣反流患者长期随访病情无明显变化，若存在中度以上的反流，则病情会进行性加重，心脏进行性扩大，容易出现心力衰竭，需要再次手术进行二尖瓣成形或瓣膜置换术。

## （四）心律失常

房室隔缺损患者术后可以出现多种类型的心律失常，包括窦性心动过缓、结性心律、室上性心动过速及完全性房室阻滞等。若心律失常对血流动力学有影响，可用抗心律失常药治疗。完全性房室传导阻滞是一种严重的心律失常，采用McGoon法和Kirklin法修复部分型房室隔缺损时，两者发生完全性房室传导阻滞的概率无差异。由于完全型房室隔缺损病例的传导束是沿室间隔缺损的后下缘走行，因此，后下缘采用远离和超越的缝合方法可有效避免完全性房室阻滞的发生。当术中发生完全性房室传导阻滞时，大多数是暂时性的，多为术中牵拉所致，一般首先采用普鲁卡因和冰生理盐水刺激房室沟，部分病例可以恢复，若无效则应该拆除后下缘数针重新缝合，并启用心脏临时起搏器，40%~50%的病例术后2~4周可恢复窦性或结性心律。4周以上未恢复者应考虑置入永久起搏器。

## （五）术后肺动脉高压危象

术前肺动脉高压程度、患儿年龄、并发唐氏综合征、术后残余二尖瓣反流程度及室间隔缺损残余分流等都是引发术后肺动脉高压的重要因素，甚至可以导致肺高压危象。一旦患儿脱机困难，应及时检查心脏畸形纠治是否彻底，若发现残余病变应立即手术修复。另外，应采取充分镇静，适当过度通气，血管扩张药，如硝普钠、米力农、一氧化氮以及加强呼吸道护理等措施。并发唐氏综合征患儿术后容易发生肺高压危象，且难以治疗，死亡率高。

（靳爱红）

# 第七章

# 后天性心脏病

## 第一节　二尖瓣狭窄

### 一、病理

二尖瓣狭窄的主要病因是风湿热，先天性的二尖瓣狭窄罕见，多见于婴幼儿。其他如恶性类癌、类风湿关节炎、左房肿瘤、感染性心内膜炎等也可引起二尖瓣狭窄。

风湿性心脏病的发展可分为活动期心脏病和非活动期慢性风湿性心脏病两个阶段，慢性风湿性心脏病是指风湿性心脏病停止后，是从发生炎症到慢性炎症损害和愈合过程中遗留下的瓣膜病变。

风湿性心脏瓣膜病中约25%的患者为单独二尖瓣狭窄，约46%的患者为二尖瓣狭窄与关闭不全，女性约占2/3。风湿性炎症产生的二尖瓣狭窄因病程的不同，可产生4种瓣膜结构的改变：①瓣叶交界融合；②瓣叶特别是后瓣叶纤维化增厚伴有散在的钙化；③腱索融合增粗和短缩，乳头肌肥厚变形；④瓣膜结构包括瓣叶、腱索和乳头肌混合病变，使瓣膜活动受限，多并发一定程度的关闭不全。狭窄的二尖瓣呈典型的漏斗状，瓣口呈鱼口状，伴有瓣膜的钙质沉着，有时累及瓣环。除风湿性心脏瓣膜病变之外，瓣膜钙化的严重程度，受到因狭窄产生血液涡流的持续性影响，促使瓣膜结构呈进行性的纤维化、硬化与钙化。从急性风湿热发作至形成重度二尖瓣狭窄，一般需要2年，大多数患者可保持10年以上的无症状期，因此常在30~40岁出现症状。但如病变严重，在青少年即可发现重度二尖瓣狭窄。

慢性二尖瓣狭窄可引起左房增大，房壁增厚与钙化，腔壁血栓形成，肺血管闭塞等病理改变。

### 二、病理生理

正常成人二尖瓣口面积为4~6 cm²，当瓣口面积缩小至2 cm²时表现为轻度狭窄，此时跨瓣压力阶差较小，尚能推动血液从左房至左室，当二尖瓣开口缩小至1 cm²时，则为重度狭窄，房室压力阶差约为20 mmHg，平均左房压约为25 mmHg，只有这样才能维持静息时正常的心输出量。左房压升高，引起肺静脉压与肺毛细血管压升高，最终导致劳力性呼吸困难。当跨瓣血流量增加时，狭窄的瓣口也相应扩大，因此，一般以二尖瓣狭窄的阻力，即平均跨瓣压力阶差与平均跨瓣血流量之比来表示狭窄的程度，将其分为轻度狭窄（瓣口在

1.2 cm²以上）、中度狭窄（瓣口在0.8～1.2 cm²）及重度狭窄（瓣口在0.8 cm²以下）。轻度到中度二尖瓣狭窄的患者，肺血管的阻力不升高，肺动脉压正常，仅在运动时轻度升高，但在重度二尖瓣狭窄，静息时肺动脉压也升高，在运动与心动过速时，左房和肺血管压力进一步升高。当肺动脉压中度升高（收缩压30～60 mmHg）时，左室通常还能维持正常功能。不同程度的二尖瓣狭窄的临床血流动力学特征主要取决于心输出量及肺血管阻力，即心输出量低下和房室跨瓣压差升高，由于左心室舒张期充盈血量减少，左心室重量正常或腔室略小，但左心室收缩力正常或略有低下。

二尖瓣狭窄引起肺动脉高压与下列因素有关：①左心房压升高被动性后向传导至肺静脉淤血；②左房与肺静脉高压，引起肺小动脉栓塞与收缩（又称反应性肺高压）；③肺血管床器质性改变。由于重度肺动脉高压引起右心扩大甚至衰竭，继而导致三尖瓣环扩张引起功能性关闭不全。

## 三、临床表现

### （一）症状

肺顺应性降低和肺活量的下降，引起气体交换障碍，二尖瓣狭窄患者的主要症状是呼吸困难，严重者可有端坐呼吸和发作性肺水肿。此外，因心输出量降低，患者可出现心悸、乏力、头晕等症状。

### （二）体征

重度二尖瓣狭窄的患者，由于心输出量低下和全身血管收缩，常出现二尖瓣面容（面颊部有紫红色斑片），并有脉搏减弱，心尖部搏动不明显，常在心尖区扣及舒张期震颤。听诊第一心音亢进，舒张期低调隆隆样杂音，以及二尖瓣开放拍击音。第一心音亢进和开放拍击音的出现，可提示瓣膜病变的程度。在重度二尖瓣狭窄的患者，由于右心室扩大，可引起三尖瓣关闭不全的收缩期杂音。二尖瓣狭窄并发肺动脉高压的患者，沿胸骨左缘可闻及逐渐减弱的收缩期杂音，通常是主动脉瓣关闭不全所致，但也可能是肺动脉关闭不全引起的Graham Stell杂音，后者的特点是吸气时增强。

## 四、辅助检查

**1. 心电图检查**

轻度二尖瓣狭窄患者心电图可以正常，也可以仅有电轴右偏，P波增宽伴有切迹（二尖瓣P波）。中度或重度狭窄常有右心室肥大伴有劳损。如电轴左偏或左心室肥大，可能提示并发二尖瓣关闭不全或并发主动脉瓣病变。

**2. X线检查**

二尖瓣狭窄伴有血流动力学明显异常的患者，后前位胸片心影可基本正常，但在侧位和左前斜位，左房明显增大，表明二尖瓣狭窄相当严重，并表现肺动脉扩张，右房室扩大。在心肺轮廓内可见左、右心房的双重阴影。肺动脉高压的患者可出现肺阻塞严重的间质水肿，在胸片上显示Kerley B线和肺含铁血黄素沉积。

**3. 超声心动图检查**

M型超声心动图容易诊断二尖瓣狭窄，但不能精确显示二尖瓣狭窄的组织结构。二维超声心动图测定瓣孔大小，较 M 型超声心动图更准确，可显示瓣膜的病变程度。多普勒超声心动图是目前定量检查二尖瓣狭窄严重程度最准确的无创性检查技术。对于二尖瓣狭窄患者，详细的超声心动图检查应包括二维超声心动图、多普勒检查及多普勒彩色血流成像，常可获得充分的资料以制订治疗方案，一般无须行心导管检查。如准备手术，对可能并发冠状动脉病变的患者，应行冠状动脉造影检查。

# 五、治疗

## （一）药物治疗

对重度二尖瓣狭窄的患者，洋地黄糖苷不能改善患者的血流动力学，但对减慢心房颤动的心室律和治疗右心衰竭效果很好。适当的利尿治疗可减轻心脏的负担，β 受体阻滞药可降低心房颤动的心室律，提高患者的生活能力。

按一般统计，风湿热发作后 15～20 年出现症状，大多数患者从心功能 Ⅱ 级，逐渐发展到 Ⅲ 级或 Ⅳ 级。心功能 Ⅲ 级的患者 5 年生存率为 62%，10 年生存率为 38%。心功能 Ⅳ 级的患者 5 年生存率仅有 15%。无症状的患者经内科治疗后，40% 逐渐转向恶化，多在 10 年内死亡。

## （二）手术治疗

### 1. 手术适应证

二尖瓣狭窄的患者常多年无症状，但如出现症状，病情进展较快。特别是发生心房颤动以后，心肺功能将持续加重，而且血栓栓塞的并发症增多。轻度二尖瓣狭窄，症状轻微的患者，可暂缓手术，进行定期随访。中度狭窄，心功能 Ⅲ 级，左房明显扩大伴有肺动脉高压，即使没有心房颤动的患者，也应进行手术。严重二尖瓣狭窄（瓣口面积 $< 1.0$ cm$^2$/m$^2$ BSA），即使症状较轻，为阻止病情的恶化，也应手术治疗。严重肺动脉高压和右心衰竭的晚期患者，虽然手术的危险性增加，但术后临床症状及血流动力学均有明显的改善，肺血管阻力也明显下降。二尖瓣狭窄妊娠的患者经积极的内科治疗，仍有严重的肺淤血发生，则应及时手术治疗。急性肺水肿和大量咯血，如内科治疗无效，则应进行急症手术，只有解除梗阻，才能挽救患者的生命。风湿活动表明有活动性心脏病的存在，一般认为应首先应用抗风湿热综合治疗，待治疗停止 3 个月后手术为宜。但反复风湿热活动，特别是年龄较轻的患者，手术后有利于风湿热的控制。

### 2. 手术方法

二尖瓣狭窄的手术治疗方法有 3 种，即闭式二尖瓣狭窄分离术、直视狭窄切开术及二尖瓣置换术。随着介入性导管疗法的开展，目前在许多国家，特别是发达国家，球囊二尖瓣成形术已取代了二尖瓣闭式扩张术。有关二尖瓣狭窄球囊扩张分离术的操作属内科范畴。二尖瓣置换术将在本章第二节中叙述。

（1）二尖瓣狭窄扩张分离术：适应于瓣膜交界融合，瓣叶以纤维化增厚为主或只有散在的钙化，瓣下结构病变轻微。超声心动图检查瓣膜活动度尚好；一般患者年龄较轻，病史在 5 年以内，最好为窦性心律；未并发二尖瓣关闭不全，无其他如主动脉瓣病变的患者。其手术方法分左侧径路经左心室扩张法，两侧径路经左心室扩张法，右侧径路经左心房扩张法 3 种，后两种方法目前已少用或弃用。

左侧径路经左心室二尖瓣狭窄扩张法：采用左胸前外侧切口，在左前胸沿乳房下做弧形切口，经第4或第5肋间进胸，在左膈神经前方纵行切开心包，充分显露左心耳与心尖部。用心耳钳夹闭左心耳基底部，于其上方做荷包缝合，两端缝线套入 Rumel 止血器。此时剪开心耳，手术者用左手松开心耳钳，以右示指经切口伸入心房内，探查二尖瓣病变及其活动度，特别注意瓣膜钙化的程度，估计瓣孔的狭窄情况，并注意有无反射性血流。确定瓣膜狭窄适合分离后，将扩张器经心尖切口插入左心室内，由心房内的示指引导，沿流入道进入二尖瓣口，使撑开架的中部处于狭窄瓣孔，然后施行撑开分离，首次扩张分离狭窄 2.5 cm（图7-1），然后闭合撑开架并退入左心室内，以左心房内的示指探查扩张的程度与有无反流。如有反流则停止再次扩张。否则，调整扩张架张开的幅度，再次进入二尖瓣孔进行扩张，一般逐步扩张至 3.5 cm 为度。扩张完毕，先拔出左心室的扩张器，收紧心尖部的缝线对合左心室切口；再退出左心房内的示指，用心耳钳夹闭心耳切口止血。以粗线结扎心耳基部，并结扎预置的荷包缝线。然后结扎心尖部缝线，并做褥式缝合加固。最后闭合胸部切口，于第7或第8肋间腋中线处置放胸膜腔闭式引流管。

目前闭式二尖瓣狭窄分离术已很少应用，已被球囊瓣膜成形术替代。同时，由于体外循环与心肌保护方法日趋完善，使心内直视手术的安全性显著提高，因此，目前主张采用直视二尖瓣狭窄切开术。

（2）二尖瓣狭窄直视切开术：该种术式的主要优点是在直视下切开瓣膜交界处的融合，解除瓣口部位的狭窄；而且可以切开分离瓣下融合的腱索和乳头肌，增加其活动度，同时解除瓣下结构的梗阻，并且清除钙化，矫正轻度的二尖瓣关闭不全。

按一般方法做胸骨正中切口，纵行切开心包，分别做上、下腔静脉与升主动脉插管，并连接体外循环机的腔静脉引流管。把静脉血引流至氧合器内在体外进行氧化，然后经升主动脉插管泵入体内；并经主动脉灌注心肌保护液使心脏停搏。经房间隔切开左房。在直视下切开二尖瓣狭窄，清除钙斑及存在的血栓，然后提起瓣膜显露瓣下结构，切开融合的瓣下腱索和乳头肌，彻底纠正瓣膜狭窄后，检查有无瓣膜反流，缝合左房切口，并进行心腔排气，恢复心脏血流，待心脏自动或电击复搏后，停止体外循环。如由于瓣膜及瓣下结构严重变形与钙化，存在无法矫正的病变，则需进行瓣膜置换术。

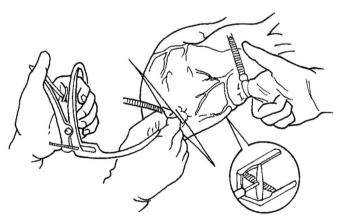

图7-1　左侧径路经左心室扩张法示意图

### 3. 手术效果

无论是闭式或直视手术，二尖瓣狭窄切开术的早期死亡率均为 1.0%～3.0%。主要取决于患者的年龄，心肌受累的情况，心功能分级，以及并发的重要病变。术后 5 年生存率为 90%～96%。晚期二尖瓣再狭窄的发生率根据手术矫正的程度相差较大，为 2%～60%。5 年因病变复发再手术率约为 10%，10 年后将升至 60%。但症状的重新出现有的不是再狭窄，而与再次手术遗留的残留狭窄、主动脉瓣病变的发展有关。二尖瓣置换术的早期死亡率为 3%～8%，根据作者的长期随访，5 年生存率和 10 年生存率分别为 73% 和 85%。

（王惠萍）

# 第二节　二尖瓣关闭不全

## 一、病理

二尖瓣结构中任何一处异常均可引起二尖瓣关闭不全，但作为一种病因，在多种情况下是发生二尖瓣结构的多处异常，引起的瓣膜关闭不全。慢性风湿性心脏病是引起二尖瓣关闭不全的主要原因，约占 40%。瓣叶纤维化与钙化，引起瓣膜的缩短与变硬，腱索融合、短缩，乳头肌增粗，使二尖瓣结构的活动严重受限，这种情况多与二尖瓣狭窄同时存在。

二尖瓣脱垂综合征是另一种常见的二尖瓣关闭不全，为一种退行性病变。据西方国家报道人群中的发病率达 3%～5%。常见的二尖瓣脱垂经常发生于结缔组织的遗传性疾病，使二尖瓣叶及其结构体积增加。其病理表现有二尖瓣黏液样增生，瓣叶中层由松软的黏液样物质组成。电镜显示胶原纤维排列紊乱、断裂和破坏，随着黏液样基质的进一步增生与过剩，引起二尖瓣脱垂。由于腱索中心部位的胶原变性，成为腱索断裂的主要原因，进一步加重二尖瓣关闭不全；同时瓣环黏液样变性，引起瓣环扩张。黏液样增生虽多发生于二尖瓣，还可见于三尖瓣、肺动脉瓣或主动脉瓣，尤其在马方综合征患者中可引起上述瓣膜的反流。二尖瓣脱垂综合征可与风湿性二尖瓣关闭不全同时存在；局部缺血性心脏病也可引起二尖瓣脱垂。其他少见的病因为外伤性腱索断裂。

## 二、病理生理

二尖瓣反流量取决于反流的程度和左心室左心房之间的压力阶差，同时也与左心室排空的阻力有关，致使心脏前后负荷增加，心肌收缩力减弱，使左心室增大与心肌肥厚，心肌的顺应性下降。同时二尖瓣关闭不全使左心房容量负荷增加而扩大，压力升高致使肺静脉淤血，继而引起肺动脉高压，右心室肥厚劳损，甚至发生右心衰竭。

二尖瓣关闭不全的病因不同，可引起急性与慢性关闭不全的病理生理改变。急性关闭不全是由于不同原因引起的腱索或乳头肌断裂，引起心肌容量负荷和舒张末期压突然增加，左心缺乏适应性代偿性扩大与肥厚，使左心室难以承受大量的容量负荷，引起急性左心衰竭，甚至发生急性肺水肿。由于风湿性等原因引起的慢性二尖瓣关闭不全，伴有左心室容量负荷与舒张末期压逐渐增加，引起心肌的代偿性扩大与肥厚，病理进程缓慢（图 7-2）。

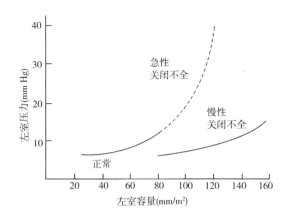

**图7-2 二尖瓣关闭不全舒张期压力—容量曲线示意图**

注 虚线：急性关闭不全；实线：慢性关闭不全。

## 三、临床表现

### （一）症状

二尖瓣关闭不全患者的临床表现主要取决于二尖瓣关闭不全的严重程度，病变进展的速度，以及并发心肌或冠状动脉的病变。慢性二尖瓣关闭不全的患者在发生左心衰竭之前，症状常不明显。风湿热初次发作至出现症状的时间，较二尖瓣狭窄病程长，而且急性并发症少，因心输出量低下引起的长期倦怠乏力是显著的表现。

轻度二尖瓣关闭不全的患者可终身无症状，但多数风湿性二尖瓣关闭不全的患者仅有轻度的症状，当心输出量低下与肺淤血症状明显时，可发生严重的或不可逆的左心室功能不全。

### （二）体征

明显二尖瓣关闭不全的患者，心尖区搏动广泛而增强，心尖区可闻及吹风样全收缩期杂音，向左腋中线传导，有时呈海鸥鸣样杂音。但二尖瓣后瓣叶病变时，杂音可向胸骨或主动脉瓣区传导。全收缩期和收缩晚期杂音是二尖瓣关闭不全的特征性表现，同时伴有肺动脉瓣区第二心音亢进、分裂。此外，重度二尖瓣关闭不全患者还可在胸骨左下缘闻及功能性三尖瓣关闭不全的收缩期杂音。风湿性心脏病二尖瓣关闭不全常与狭窄并存，因此，听诊时既有收缩期又有舒张期杂音。此外，晚期患者则出现颈静脉怒张，肝大、腹水和下肢水肿等症状。

## 四、辅助检查

### 1. 心电图检查

主要的心电图表现为左心房肥大和心房颤动，重症患者可有左心室肥大的心电图表现，少数患者由于严重肺动脉高压显示右心室肥大。

### 2. X线表现

左心房与左心室增大是重度二尖瓣关闭不全的常见表现，特别是巨大左心房往往提示二尖瓣关闭不全。肺门血管明显增粗，肺野显示有淤血表现，如并发急性关闭不全，则可见肺间质水肿。

**3. 多普勒超声心动图检查**

经胸二维超声心动图对评价左心室功能与关闭不全的病因有很大帮助，经食管超声心动图优于经胸超声心动图检查，可明确显示二尖瓣关闭不全的严重程度，病变特点如腱索断裂、瓣膜增厚钙化，以及瓣膜的赘生物。随着左心室功能不全的增加，有助于测定血流动力学改变，如左心室功能不全，舒张末期和收缩末期容量增加。多普勒超声心动图可测定二尖瓣反流的严重程度和评价心功能。

# 五、治疗

## （一）保守治疗

轻度二尖瓣关闭不全的患者，由于左心室代偿功能较强，可维持多年而无症状。慢性二尖瓣关闭不全的患者在发生心力衰竭之前，症状常不明显。以上患者均应适当地采用预防措施，限制剧烈活动，防止感染性心内膜炎，症状尚轻与左心功能不全的患者必要时应用强心药与利尿药治疗。

## （二）手术治疗

**1. 手术时机的选择**

因二尖瓣关闭不全的病因不同，临床上的表现不同，选择手术的适应证应区别对待。

（1）慢性二尖瓣关闭不全：这类患者主要见于风湿性病变，病情进展缓慢，有长期代偿期。有时患者虽然没有或仅有轻微的症状，但超声多普勒心动图检查，显示左心功能异常，心肌产生适应性离心性肥厚与扩大，左心室舒张末期容量和左心室质量增加。左心室肥厚的程度与左心室扩张相适应，所以左心室质量与舒张末期容量之比在正常范围之内。心肌收缩力的改变是影响病情发展的重要因素，术前收缩末期直径和射血分数，是判断手术效果的重要指标。收缩末期直径 <45 mm，射血分数 >60% 时，术后效果较好；收缩末期直径为45～52 mm，射血分数在50%～60%时，手术效果一般，而收缩末期直径 >52 mm，射血分数 <50%，术后心功能恢复较差。因此，目前对于手术持更为积极的态度，即重症二尖瓣关闭不全仅在强力活动出现症状的患者，但左心室收缩末期容量 >50 mL 且直径 >5 mm 也应手术。

（2）急性二尖瓣关闭不全：病因有感染性心内膜炎伴有瓣叶断裂，乳头肌局部缺血引起的功能不全，以及人工瓣膜急性障碍，引起前向射血量明显减少，左心房压突然升高，严重者引起急性肺水肿，常可导致患者短期内死亡。如经过药物治疗，病情保持稳定，手术宜在4～6周后进行；如病情持续恶化，则应争取早期手术。

**2. 手术方法**

主要有瓣膜成形术与瓣膜置换术两种。二尖瓣关闭不全可由多种疾病引起，造成二尖瓣不同结构的损害，其中包括瓣叶、瓣环、腱索及其乳头肌，不同病因所致的二尖瓣关闭不全，引起瓣膜结构的损害形式与严重程度差别较大。风湿性二尖瓣关闭不全在早期主要是瓣叶结构的炎性改变与纤维化，并伴有不同程度的瓣环扩大。这种情况应用瓣膜成形术可以矫正，如进一步发展引起瓣膜及其瓣下结构变形、钙化，腱索融合与短缩，应用瓣膜成形术难以奏效，则需做人造瓣膜置换术。二尖瓣脱垂则多为瓣膜的黏液退行性变化，随着黏液基质的进一步增多，引起瓣叶过剩与脱垂，而且腱索的张力增加可引起断裂。这类病变多可用瓣膜成形术矫正。这两种手术各有其优点与缺点，瓣膜置换术须终生服抗凝血药预防可能引起的血栓栓塞，瓣膜成形术有复发的可能。因此，选择上述两种手术方法，应视瓣膜损害的程度及修复的可能性而定。一般而论，风湿性二尖瓣关闭不全，修复成形术的可能性较小，而退行性病变修复成形术的可能性较大。

Carpentier 根据二尖瓣病理解剖的特征，提出了较为实用的临床病理分型。

Ⅰ型：瓣叶活动正常。产生关闭不全的原因为瓣环扩大或瓣叶穿孔。此种类型多见于二尖瓣退行性病变或感染性心内膜炎。

Ⅱ型：瓣叶脱垂。二尖瓣一个或两个瓣叶在收缩期超出瓣环平面 2 mm 以上。此种类型多见于退行性病变引起的腱索乳头肌延长或断裂。

Ⅲ型：瓣膜活动受限。瓣叶、腱索或乳头肌纤维化增厚，交界融合，因钙引起的瓣膜变形，此种类型多见于风湿性病变。

（1）二尖瓣修复成形术：基本方法是采用气管内插管麻醉，胸部正中切口，纵行切开心包，全身肝素化预防凝血。经升主动脉插入供血管；经右心房插入腔静脉插管，建立体外循环，并行血液降温，灌注心肌保护液。心脏停搏后，经左心房切口，显露二尖瓣做不同部位的成形手术。根据二尖瓣关闭不全的异常改变，把乳头劈开施行延长腱索折叠缩短手术；腱索转移纠正腱索断裂手术；脱垂瓣叶切除与对边缝合手术（前瓣叶只能切除游离缘的1/5，后瓣叶可比前瓣切除多些）；融合腱索劈开或开窗；以及应用成形环矫正瓣环扩大手术（图 7-3）。二尖瓣关闭不全往往是多种因素引起的，例如，二尖瓣脱垂的患者，既有腱索延长或断裂，又有瓣环扩大，因此瓣膜成形必须采用综合的方法，同时，矫正不同的损害，而达到恢复瓣膜关闭功能的目的。

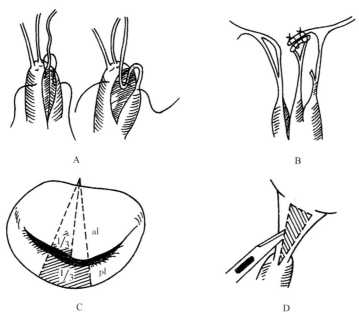

A　　　　　　　　　B

C　　　　　　　　　D

图 7-3

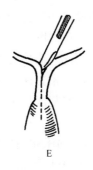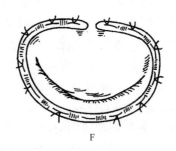

**图 7-3　二尖瓣关闭不全综合修复成形术示意图**

A. 乳头肌劈开延长腱索缩短术；B. 腱索转移术；C. 脱垂瓣叶切除术；D. 融合
腱索开窗术；E. 融合腱索劈开术；F. 成形环索环术

　　瓣膜修复成形术完成以后，必须向左心室内注水仔细观察瓣膜的活动，以防矫正手术不彻底遗留残存的关闭不全。施行瓣膜成形术时，患者麻醉后必须置放食管超声心动图探头，待手术完成心脏复搏后，应用超声多普勒心动图观察瓣膜的关闭状态。如遗留显著的关闭不全，应重新注射心脏停搏液，在心脏静止的状态下，切开左心房探查矫正的情况，如不能彻底矫正，应改用人造瓣膜置换术。

　　（2）二尖瓣置换术：二尖瓣病变尤其是风湿性病变，因瓣膜纤维化与钙化，引起瓣叶卷缩，腱索粘连融合，乳头肌增粗与缩短，使瓣膜难以修复，应施行瓣膜置换术。

　　麻醉手术切口与体外循环的基本方法与瓣膜修复成形术相同。经左房切口显露二尖瓣后，探查瓣膜病变，用瓣膜钳夹住二尖瓣前后叶提起，沿瓣叶根部距瓣环 2 mm 处环形切除瓣膜，如瓣下结构腱索与乳头肌病变较轻，可保留瓣叶腱索与乳头肌。瓣叶采用折叠缝合卷缩靠近瓣环，然后在瓣环上采用带垫片间断褥式缝合，依次缝在瓣环上，一般做间断褥式缝合 14～18 针，并排列固定在手术巾上。缝合完毕，用生理盐水冲洗左心室，清除残留的碎屑与细微的腱索。选用相适应型号的人造瓣膜固定在持瓣器上，把瓣膜缝线依次缝合在人造瓣膜缝环上，然后整理并提起缝线，把人造瓣膜送入二尖瓣口，拉紧缝线打结，并旋转人造瓣膜至正确的方位，依次缝合打结固定（图 7-4）。缝合完毕，检查人造瓣膜的启闭功能，然后缝合左房切口，待心脏自动或电击复搏后，逐渐体外循环血液复温，待心跳搏动有力，心跳、血压恢复正常后，停止体外循环，依次缝合心包与关闭胸腔各层切口。

　　实践与临床研究表明，保留二尖瓣瓣下结构，可维护左心室的收缩功能，避免左心室破裂。因此，对各种病因引起的二尖瓣与瓣下结构异常，在二尖瓣置换术时，应尽力保留腱索与乳头肌的完整性。近年来，临床实践应用的各种保留瓣下结构的方法，如保留前后瓣的腱索与乳头肌，或保留后瓣的瓣下结构，甚至因腱索损害严重无法保留的患者，采用人工腱索来维系左心室的收缩功能，均收到良好的效果。

　　随着两种瓣膜的发展，机械瓣膜与生物瓣膜的选择应用尚缺乏一致的意见。当前用于二尖瓣区的机械瓣膜为双叶瓣与开口 70° 的侧倾碟瓣。因其耐久性强，主要用于 60 岁以下的患者，但须终生抗凝治疗，因此，有发生与瓣膜有关的血栓栓塞和与抗凝有关的出血并发症的概率。异种生物瓣经过改进，有低压和防钙化处理异种猪瓣与牛心包瓣，增加了生物瓣膜的耐久性，主要用于 60 岁以上的老年患者。

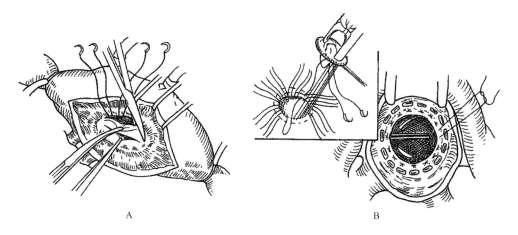

**图7-4 二尖瓣置换术示意图**

A. 剪除病变瓣膜；B. 缝合人造瓣膜

**3. 疗效评价**

二尖瓣关闭不全的患者施行瓣膜修复成形术的早期死亡率为1%~4%，施行二尖瓣置换术的早期死亡率为2%~7%。对术前心功能Ⅱ级，心脏指数>2.0 L/（min·m²），左心室舒张期压力<12 mmHg，左室射血分数和收缩末期容量正常的患者，手术效果较好。二尖瓣修复成形与瓣膜置换术后长期生存的患者，大部分临床症状和生活质量获得改善，左心室重量和舒张末期容量下降，心肌收缩功能改善。但术前明显左心功能不全的患者，术后症状与心功能改善不显著。二尖瓣关闭不全的病因对手术效果也有重要影响，继发于局部缺血性心脏病的患者，术后5年生存率约为40%，而风湿性二尖瓣关闭不全，5年生存率约为70%。

（王惠萍）

# 第三节　主动脉瓣狭窄与关闭不全

## 一、病理

后天性主动脉瓣病变多见于风湿性瓣膜病，由于交界处的瓣叶粘连与融合，引起瓣膜游离缘的回缩，并在表面与瓣口形成钙化结节，致使瓣口缩小与活动受限，因此，风湿性主动脉瓣膜病变通常是狭窄与关闭不全同时存在，常并发二尖瓣病变。

退行性钙化性主动脉瓣病变的发病率日益增加，成为老年性主动脉瓣狭窄最常见的原因，其钙质沉积于瓣膜的基底部，使瓣尖丧失活动能力，有时可并发一定程度的关闭不全。

主动脉瓣感染性心内膜炎可发生于异常或正常的瓣膜。由于瓣叶的损坏引起的穿孔，或赘生物影响正常瓣叶的闭合，外伤可引起升主动脉撕裂，使瓣叶交界处的支撑损伤，而引起主动脉脱垂。各种原因引起的升主动脉根部扩张或动脉瘤，可引起主动脉瓣关闭不全如退行性主动脉扩张、囊性中层坏死等，引起主动脉瓣环扩张或瓣叶继发性改变，引起主动脉瓣关闭不全的发病率逐年增多。

## 二、病理生理

成年人后天性主动脉瓣狭窄引起的左心室流出道梗阻为逐渐加重的过程，左心室的输出量因代偿性左心室肥厚来维持主动脉瓣增加的压力阶差。这类患者可多年不出现左心室输出量的减少，只有当压力阶差超过 50 mmHg 时，左心室舒张末期压力升高，左心室顺应性降低，引起心肌向心性肥厚。由于压力阶差增加，心输出量减少，促使血流从左心室反流至左心房，引起代偿性的二尖瓣关闭不全，引起肺动脉高压与右心室扩大。

主动脉瓣关闭不全时，左心室舒张末期容量增加，舒张末期室壁负荷增加，引起心肌离心性肥厚，左心室扩大。严重主动脉瓣关闭不全的患者，主动脉反流量进一步增加，射血分数下降，收缩末期容量增加，左室收缩功能发生代偿功能障碍。

与上述慢性主动脉瓣关闭不全时相反，急性主动脉瓣关闭不全时，因左心室没有适应调节负荷增加的病理生理过程，如感染性心内膜炎，主动脉夹层形成，或外伤所致的急性主动脉瓣关闭不全的患者，反流血量充盈于正常的左室腔内，短时间内难以承受来自反流和左心房的血流量，于是前向心输出量下降，左心室充盈陡然增加，引起左心室舒张期压力急剧升高，可引起急性左心衰竭。

## 三、临床表现

### （一）症状

成人主动脉瓣狭窄和（或）慢性关闭不全的患者，由于左心室逐渐增大代偿，患者有较长的潜伏期，可长期不出现症状。主动脉瓣狭窄患者的主要症状为心绞痛、晕厥与心力衰竭，心绞痛系因肥厚心肌需氧增加，以及因冠状动脉过度受压引起的氧供减少，少数患者是由于并发冠心病引起。晕厥最常见的原因是脑血流灌注降低。慢性主动脉瓣关闭不全的患者主要症状为劳力性呼吸困难，端坐呼吸，夜间阵发性呼吸困难。但急性主动脉瓣关闭不全患者的左心室对突然增加的容量负荷缺乏耐受，患者可突然发生心力衰竭，严重呼吸困难，甚至出现肺水肿与右心衰竭。

### （二）体征

主动脉瓣狭窄的患者在主动脉瓣区或胸骨左缘第 2、第 3 肋间可闻及 Ⅱ～Ⅳ级粗糙的收缩期喷射性杂音，并向颈动脉区传导，同时可扪及局限性收缩期震颤。主动脉瓣关闭不全的患者可于胸骨左缘第 3、第 4 肋间闻及舒张早期的泼水样杂音，又称奥斯汀·弗林特（Austin Flint）杂音。重度主动脉瓣关闭不全的患者还有周围血管征（水冲脉、枪击音与毛细血管搏动现象）。急性主动脉瓣关闭不全的患者有虚弱多汗，心动过速，外周血管剧烈收缩，发绀，有时发生肺水肿。

## 四、辅助检查

#### 1. 心电图检查

心电图表现有电轴左偏，左心室肥大，ST 段下移与 T 波倒置。有时可见左心室的传导障碍。左心室肥大劳损提示重度主动脉瓣关闭不全。

#### 2. X 线检查

主动脉瓣狭窄的患者，X 线检查显示心影正常或轻度扩大，左心室边缘与心尖呈钝圆状，同时显示主动脉瓣狭窄后扩张，有时显示主动脉钙化灶。慢性主动脉瓣关闭不全患者的左心室向下向左扩大，致使左心室长轴明显增长，升主动脉扩张较为明显，如为主动脉瘤样扩张，提示有主动脉根部疾病，如马方综合征囊性中层坏死或主动脉环扩张。

**3. 超声心动图检查**

经胸二维超声心动图可测定主动脉瓣狭窄的程度，多普勒超声心动图可计算左室—主动脉的压力阶差，诊断和测定主动脉瓣反流的程度。同时有助于鉴别主动脉瓣关闭不全的原因，可显示瓣膜增厚、瓣叶脱垂、赘生物或主动脉根部扩张。二维超声心动图可测定左心室舒张末期和收缩末期容量、短轴缩短率与射血分数，评价左心室的功能。

**4. 心导管检查**

逆行升主动脉造影和左心导管检查和造影，可评价主动脉瓣狭窄的严重程度，一般跨主动脉瓣压力阶差在 5 ~ 20 mmHg 为轻度狭窄；21 ~ 50 mmHg 为中度狭窄，>51 mmHg 为重度狭窄。逆行性升主动脉造影，可按反流量估计关闭不全的程度，如仅限于瓣下或呈喷柱样，属轻度关闭不全；造影剂充盈左心腔的 2/3 为中等关闭不全；若充盈全部左心腔，则为重度关闭不全。此外还可评价左心功能。

# 五、治疗

## （一）保守治疗

严重主动脉瓣狭窄的无症状患者应避免体力活动，并定期做多普勒超声心动图检查，注意左心功能变化。如心室容量增加或射血分数降低，则应给予洋地黄苷治疗。β 受体阻滞药可抑制心肌功能，诱发心力衰竭，主动脉瓣狭窄的患者应慎用。

轻度或中度无症状的主动脉瓣关闭不全的患者，心脏正常或轻度增大，一般不必治疗，但应定期做超声心动图随访，如左心储备功能受限，不应参加重度体力劳动；严重主动脉瓣关闭不全和左心室扩大的患者，即使没有症状，也应采用洋地黄苷治疗，目前对于这些患者主张手术治疗。

## （二）手术治疗

成人主动脉瓣病变，如主动脉瓣狭窄，虽然有介入导管扩张术的报道，但疗效不够确切，主动脉瓣修复成形术也没有取得长期的疗效。主动脉瓣关闭不全的患者，如果为器质性病变，修复成形术的长期疗效不够稳定。目前比较可靠的方法是瓣膜置换术。

关于手术适应证与手术时机的选择，目前尚有不同意见，总的趋势是主动脉瓣狭窄瓣口 <8.0 cm，即使症状轻微，也应进行手术。严重主动脉瓣关闭不全，左心功能损害的患者，即使症状轻微，也主张早期手术。其目的是避免心肌发生不可逆性损害，影响手术的早期与晚期效果。

**1. 主动脉瓣置换术**

采用气管内插管与全身麻醉，做胸骨正中切口，建立体外循环，并行血液降温至鼻咽温度 25 ~ 28 ℃，钳夹升动脉。经主动脉根部灌注心肌停搏液，如主动脉瓣关闭不全，为避免停搏液的反流，应在右冠状动脉开口上方 2 cm 的升主动脉做斜切口，从左、右冠状动脉开口分别灌注心脏停搏液，或经冠状静脉窦插管逆行灌注心脏停搏液使心脏停搏。显露与探查主动脉瓣病变，用瓣膜钳夹住病变瓣膜，于基底部距瓣环 2 mm 处环行切除病变瓣膜。如有钙化斑块不易切除，可用小刀片切除或小咬骨钳清除。彻底清除病变瓣膜病，用生理盐水冲洗左心腔，吸出有可能残留的碎屑。然后沿瓣环做带垫片间断褥式缝合，每个瓣窦基部缝合5~7针，共18~21针，选用适当型号的人造瓣膜，把缝瓣线的另一端缝在瓣膜缝环上，缝毕分三束拉紧缝线，将人造瓣膜推送至主动脉瓣环上，并拉紧缝线打结固定（图7-5）。最后检查左、右冠状动脉开口，确认没有阻塞后，应用聚丙烯线连续缝合升主动脉切口，开放主动脉阻断钳，恢复冠状动脉供血，并体外循环血液复温，待心脏电击或自动复搏后，停止体外循环。

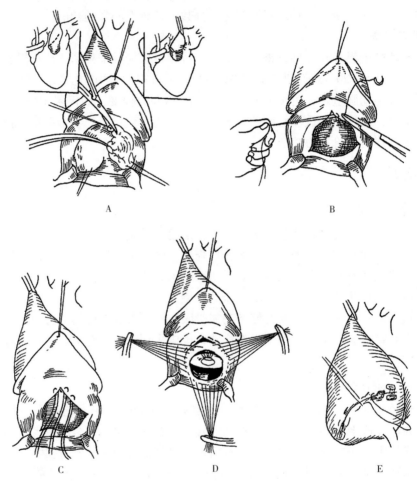

图7-5　主动脉瓣置换术示意图

A. 主动脉切开与切除病变瓣膜；B、C. 交界缝合法；D. 送瓣座环打结；E. 缝合升主动脉切口

**2. 带瓣人工血管移植术**

升主动脉病变并发主动脉瓣环扩张及关闭不全的患者须同时置换升主动脉与主动脉瓣的患者，纵行切开扩大的升主动脉，切除病变的主动脉瓣，应用复合带瓣人造血管的近端，与主动脉瓣环做间断带垫片褥式缝合，然后分离左、右冠状动脉与人造血管侧方对应处，做纽扣状缝合。远端人造血管做适当剪裁后，与升主动脉远端吻合（图7-6），此种手术方式又称 Bentall 手术。

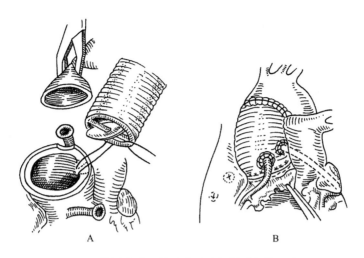

**图 7-6　带瓣人造血管升主动脉与瓣膜置换示意图**
A. 切除病变主动脉与瓣膜；B. 缝合带瓣管道与吻合冠状动脉开口

**3. 疗效评价**

主动脉瓣病变，包括狭窄和（或）关闭不全的患者，如术前无明显左心室衰竭的情况，早期手术死亡率为 2%～8%，70 岁以下的患者约为 1%。影响早期死亡的危险因素为心功能损害，并发多瓣膜病变，以及有明显左心衰竭或射血分数低下的患者，手术死亡率可达 10%～25%，术后远期生存的患者临床症状和血流动力学均有明显改善，左心收缩末期与舒张末期容量明显下降，5 年生存率约为 85%。

（杨锡龙）

# 第四节　三尖瓣狭窄与关闭不全

## 一、病理生理

后天性三尖瓣病变少见，三尖瓣狭窄通常为风湿性，而且单纯发病者罕见，多与左心瓣膜病合并存在，即风湿性二尖瓣病变并发三尖瓣病变；或二尖瓣、主动脉瓣并发三尖瓣病变，约占风湿性瓣膜病的 5%，因此，风湿性三尖瓣病变是联合瓣膜病的一个组成部分。风湿三尖瓣病变的病理改变较二尖瓣病理改变轻，瓣叶多为纤维化增厚，钙化者少见；交界融合多发生在前瓣与隔瓣和前瓣与后瓣的交界处，乳头肌病变轻微。这种病变多可做修复成形术。三尖瓣心内膜炎也较少见，近年来由于吸毒者增多，其发病率也有增高。此外，右心房肿瘤、类癌综合征或外伤均罕见。

三尖瓣关闭不全的最常见原因是左心瓣膜病变，特别是二尖瓣病变引起的左心房压与肺动脉压升高，引起右心室及三尖瓣环扩大所致的功能性关闭不全。

三尖瓣狭窄血流动力学的特点表现为右心房和右心室舒张压力阶差在运动与吸气时，因血流经瓣膜增多而增加，在呼气时因血流减少而降低。平均压力阶差超过 5 mmHg，就可以使右心房平均压升高，引起体循环静脉系统淤血，发生颈静脉怒张、腹腔积液和下肢水肿。

三尖瓣关闭不全与二尖瓣狭窄不同，可使右心室终末舒张容量增多，舒张充盈压升高，引起右心室扩大肥厚，肺动脉压上升，引起和加重肺动脉高压，进一步加重右心的负担，严重者必然导致右心衰竭。

## 二、临床表现

### （一）症状

三尖瓣狭窄的特征为低心输出量引起的乏力，患者常主诉腹胀、下肢水肿与颈静脉怒张。在无肺动脉高压时，三尖瓣关闭不全的患者一般能够耐受，但当肺动脉高压与三尖瓣关闭不全同时存在时，右心衰竭的表现明显。三尖瓣关闭不全如为二尖瓣病变引起，肺淤血的症状可减轻，患者有虚弱、乏力和其他低心输出量的表现。

### （二）体征

三尖瓣狭窄常并发二尖瓣狭窄，而且二者的体征类似，因此三尖瓣狭窄的体征常被掩盖。因此，对于二尖瓣狭窄的患者，无肺动脉高压和右心室扩大的表现，但有颈静脉怒张时，应怀疑三尖瓣狭窄的诊断，如于胸骨旁左缘第4肋间闻及舒张期杂音，应做进一步的检查。

三尖瓣关闭不全常为左心瓣膜病特别二尖瓣狭窄的晚期表现，有时出现恶病质、发绀与黄疸。当并发肺动脉高压时，于胸骨旁第4肋间可闻及收缩期吹风样杂音。

## 三、辅助检查

**1. 心电图检查**

三尖瓣狭窄心电图的特点是 P 波增高、增宽，但无左心室肥厚现象，此外右心房与右心室肥大的程度不成比时，应怀疑三尖瓣狭窄。由于大多数三尖瓣狭窄同时并发二尖瓣病变，心电图有两侧心房扩大的征象。三尖瓣关闭不全的患者有心房扩大，P 波高宽，右心室肥大伴劳损。

**2. X 线检查**

三尖瓣狭窄关键的 X 线表现为心脏阴影明显增大，右心房显著增大，右心室边缘明显外突，可延伸至上腔静脉与奇静脉扩大，并发的二尖瓣病变的肺血管改变有可能被掩盖。功能性三尖瓣关闭不全的患者右心房扩大明显。

**3. 超声心动图检查**

三尖瓣狭窄超声心动图的改变与二尖瓣狭窄的图像类似，表现为瓣叶增厚与运动受限，瓣口直径减少。三尖瓣关闭不全的患者右心房与右心室明显扩大，彩色超声于收缩期见三尖瓣反流，是评估三尖瓣关闭不全的较为敏感与可靠的方法。

## 四、治疗

风湿性三尖瓣狭窄的患者，几乎均为左心瓣膜病如二尖瓣病变甚至并发主动脉瓣膜病等联合瓣膜病变的形式出现。在外科处理时，如二尖瓣修复成形术或二尖瓣与主动脉瓣双瓣置换术后，应同时施行三尖瓣狭窄的手术处理。文献报道，并发三尖瓣狭窄患者的平均舒张压力阶差超过 5 mmHg 和三尖瓣口 <2.0 cm$^2$ 时，应同时进行三尖瓣狭窄的手术治疗。风湿性三尖瓣器质性病理改变一般比二尖瓣轻，因此施行交界切开扩大瓣口的面积，恢复瓣叶的活

动，同时为避免引起三尖瓣关闭不全，应加做瓣环成形术（图7-7）。只有三尖瓣损害严重，无法做修复成形术的患者，才考虑施行三尖瓣置换术。

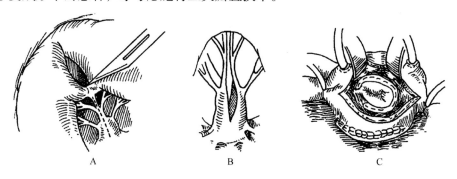

**图7-7 三尖瓣狭窄交界切开与瓣环固定术示意图**

A. 前瓣与隔瓣交界融合切开；B. 劈开融合的腱索与乳头肌；C. 置放成形环

一般无肺动脉高压的三尖瓣关闭不全，无须手术处理，患者可以耐受。因二尖瓣病变引起的肺动脉高压和右心室扩大，引起的继发性三尖瓣关闭不全，文献报道，轻度的关闭不全一般不需做手术治疗，在二尖瓣手术成功之后，肺血管压力也随之下降，关闭不全也可逐渐消失。但中度以上的功能性关闭不全，必须做瓣环成形术。手术方法有 De Vega 成形术和 Key 氏成形术（图7-8）。严重的三尖瓣关闭不全，可在 Key 氏成形术的基础上，加用成形环缩环手术。

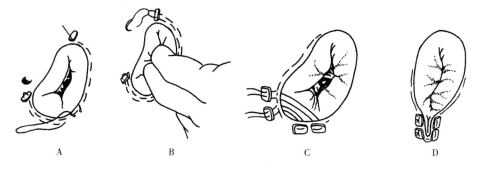

**图7-8 三尖瓣成形术示意图**

A、B. De Vega 成形术；C、D. Key 氏成形术

（杨锡龙）

# 第八章

# 肠道疾病

## 第一节　肠梗阻

肠梗阻是一种常见而且严重的疾病，在腹部外科中有其特殊性，由于它变化快，需要早期做出诊断、处理。延误诊治可使病情发展加重，甚至出现肠坏死、腹膜炎等严重的情况。

## 一、分类

肠梗阻的分类比较复杂，从不同角度着眼，可有不同的分类法。它们在临床工作中都有一定的指导作用，不仅在某种程度上能反映病变的严重程度，而且可作为治疗的选择依据，因而具有重要意义。

### （一）根据肠梗阻发生原因分类

#### 1. 机械性肠梗阻

多种原因引起的肠腔狭窄、腹膜粘连、绞窄性疝、肠套叠、肠扭转等，以致肠内容物因机械原因而不能通过者，称为机械性肠梗阻。

机械性肠梗阻的病因可归纳为以下 3 类。

（1）肠壁内的病变：这些病变通常是先天性的，是炎症、新生物或创伤引起。先天性肠扭转不良、梅克尔憩室炎症、克罗恩病、结核、放线菌病甚至嗜伊红细胞肉芽肿、原发性或继发性肿瘤等都可以产生梗阻。创伤后肠壁内血肿可以产生急性梗阻，也可以因缺血产生瘢痕而狭窄、梗阻。

（2）肠壁外的病变：肠粘连是常见的产生肠梗阻的肠壁外病变，在我国，疝也是产生肠梗阻的一个常见原因，其中以腹股沟疝最为多见，其他如股疝、脐疝以及一些少见的先天性疝如闭孔疝、坐骨孔疝也可发生肠梗阻。先天性环状胰腺、腹膜包裹、小肠扭转也都可发生梗阻。肠壁外的肿瘤、局部软组织肿瘤转移、腹腔炎性肿块、脓肿、肠系膜上动脉压迫综合征，均可引起肠梗阻。

（3）肠腔内的病变：相比之下，这一类病变较为少见，如寄生虫（蛔虫）、粗糙食物形成的粪石、发团、胆结石等在肠腔内堵塞导致肠梗阻。

#### 2. 动力性肠梗阻

又分为麻痹性肠梗阻与痉挛性肠梗阻两类，是由于神经抑制或毒素刺激以致肠壁肌肉运动紊乱所致。麻痹性肠梗阻较常见，多发生在腹腔手术后、腹部创伤或急性弥散性腹膜炎患者，由于严重的神经、体液与代谢（如低钾血症）改变所致。痉挛性肠梗阻较少见，是交感神经麻痹或副交感神经兴奋致肠管肌肉强烈痉挛收缩而使肠腔变得很细小，肠内容物也不能向下运行。可发生于急性肠炎、肠道功能紊乱或慢性铅中毒患者。

**3. 血运性肠梗阻**

也可归入动力性肠梗阻中，是因肠系膜血管有血栓形成或发生栓塞，致肠管的血运发生障碍，因而失去蠕动能力，肠腔本身并无狭窄或阻塞。

**4. 原因不明的假性肠梗阻**

假性肠梗阻与麻痹性肠梗阻不同，无明显的病因可查。它是一种慢性疾病，表现有反复发作肠梗阻的症状，有肠蠕动障碍、肠胀气，但十二指肠与结肠蠕动可能正常，患者有腹部绞痛、呕吐、腹胀、腹泻甚至脂肪泻，体检时可发现腹胀、肠鸣音减弱或正常，腹部 X 线片不显示有机械性肠梗阻时出现的肠胀气与气液平面。假性肠梗阻的治疗主要是非手术方法，仅有些因并发穿孔、坏死等而需要进行手术处理，重要的是认识这一类型肠梗阻，不误诊为其他类型肠梗阻，更不宜采取手术治疗。

不明原因的假性肠梗阻可能是一种家族性疾病，但不明了是肠平滑肌还是肠壁内神经丛有异常。近年来，有报道认为肠外营养是治疗这类患者的一种方法。

### （二）根据肠壁的血供有无障碍分类

分为单纯性和绞窄性肠梗阻。无血液循环障碍者为单纯性肠梗阻，如有血液循环障碍则为绞窄性肠梗阻。绞窄性肠梗阻因有血液循环障碍，其病理生理改变明显有别于单纯性肠梗阻，病情变化快，可以导致肠壁坏死、穿孔与继发腹膜炎，可发生严重的脓毒症，对全身的影响很大，如处理不及时，病死率很高。因此，单纯性肠梗阻与绞窄性肠梗阻的鉴别在临床上有重要的意义。

### （三）根据肠梗阻的程度分类

分为完全性肠梗阻和部分肠梗阻。完全性肠梗阻的病理生理改变与症状均较部分肠梗阻明显，需要及时、积极的处理。如果一段肠袢的两端均有梗阻，形成闭袢，称为闭袢性肠梗阻，虽属完全性肠梗阻，但因有其特殊性，局部肠袢呈高度膨胀，局部血液循环发生障碍，容易发生肠壁坏死、穿孔。结肠梗阻尤其是升结肠、横结肠肝曲部有梗阻也会出现闭袢性肠梗阻的症状，因回盲瓣为防止逆流而关闭。

### （四）根据肠梗阻的部位分类

分为高位、低位肠梗阻和小肠、结肠梗阻；也可根据发病的缓急分为急性和慢性肠梗阻。

上述肠梗阻的分类只表示某一特定病例在某一特定时间内的病变情况，而并不能说明病变的全部过程。任何一种肠梗阻的病理过程都不是一成不变的，而是在一定的条件下可能转化的。要重视早期诊断，适时给予合理治疗。

## 二、病理生理

肠梗阻可引起局部和全身性的病理和生理变化，急性肠梗阻随梗阻的类型及梗阻的程度而有不同改变。

### （一）全身性改变

**1. 水、电解质和酸碱失衡**

肠梗阻时，吸收功能发生障碍，胃肠道分泌的液体不能被吸收返回全身循环系统而积存在肠腔内。同时，肠梗阻时，肠壁继续有液体向肠腔内渗出，导致体液在第三间隙丢失。如为高位小肠梗阻，出现大量呕吐，更易出现脱水、电解质紊乱与酸碱失衡。

**2. 休克**

肠梗阻如未得到及时适当的治疗，大量失水、失电解质可引起低血容量休克。另外，由于肠梗阻引起肠黏膜屏障功能障碍，肠道内细菌、内毒素易位至肝门静脉和淋巴系统，继而有腹腔内感染或全身性感染，也可因肠壁坏死、穿孔而有腹膜炎与感染性休克。

**3. 脓毒血症**

肠梗阻时，肠内容物淤积，细菌繁殖，因而产生大量毒素，可直接透过肠壁进入腹腔，致使肠内细菌易位，引起腹腔内感染与脓毒症，在低位肠梗阻或结肠肠梗阻时更明显。

**4. 呼吸和心脏功能障碍**

肠腔膨胀时腹压增高，膈肌上升，腹式呼吸减弱，可以影响肺内气体交换，同时，有血容量不足、下腔静脉被压而致下肢静脉血回流量减少，均可使心输出量减少。腹腔内压力 $>20$ mmHg，可产生系列腹腔间室综合征，累及心、肺、肾与循环障碍。

### （二）局部改变

**1. 肠腔积气、积液**

在肠梗阻的情况下，梗阻以上的肠腔内将有明显的积气和积液，造成肠膨胀的现象；一般梗阻性质越急者肠内积气较多，梗阻时间越长者则肠内的积液较多。梗阻部以上肠腔积气来自：①吞咽的空气；②重碳酸根中和后产生的 $CO_2$；③细菌发酵后产生的有机气体。吞咽的空气是肠梗阻时重要的气体来源，它的含氮量高达 70%，而氮又是一种不被肠黏膜吸收的气体。

**2. 肠蠕动增加**

正常时肠管蠕动受自主神经系统、肠管本身的肌电活动和多肽类激素的调节。在发生肠梗阻时，各种刺激增强而使肠管活动增加。在高位肠梗阻肠蠕动频率较快，每 $3 \sim 5$ 分钟即可有 1 次，低位肠梗阻间隔时间较长，可 $10 \sim 15$ 分钟 1 次，但如梗阻长时间不解除，肠蠕动又可逐渐变弱甚至消失，出现肠麻痹。

**3. 肠壁充血水肿、通透性增加**

正常小肠腔内压力为 $0.27 \sim 0.53$ kPa，发生完全性肠梗阻时，梗阻近端压力可增至 $1.33 \sim 1.87$ kPa，强烈蠕动时可达 4 kPa 以上。在肠内压增加时，肠壁静脉回流受阻，毛细血管及淋巴管淤积，引起肠壁充血水肿，液体外渗。同时由于低氧，细胞能量代谢障碍，致使肠壁通透性增加，液体可自肠腔渗透至腹腔。在闭袢性肠梗阻，肠内压可增加至更高点，使小动脉血流受阻，引起点状坏死和穿孔。

## 三、临床表现

不同原因导致的肠梗阻各有其特殊的表现，但肠道有梗阻致肠内容物不能顺利通过时，某些临床表现是一致的，包括程度不同的腹痛、呕吐、腹胀和停止排便、排气等症状。

## （一）症状

### 1. 腹痛

肠道的正常蠕动受到阻挡而不能通过时，必致肠蠕动加剧而发生绞痛；因为肠蠕动有节律性，所以蠕动加剧时引起的绞痛也为阵发性。阵痛往往骤然来临，但开始时较轻，逐渐加重达高峰，持续 1~3 分钟后再逐渐减轻以至消失；间歇一定时间后绞痛又重新发作，一般是有增无减。

机械性肠梗阻时，肠绞痛经常存在。此外，患者还常自觉有"气块"在腹内窜动，到达一定部位受阻时腹痛最剧烈，至感觉气块能够通过并随后有少量气体自肛门排出时，则腹痛可以立即减轻或完全消失。此种"气块"的出现为肠梗阻患者所特有，更是慢性不完全性梗阻并有急性发作时所常见。如为绞窄性肠梗阻，因肠系膜的牵扯或肠曲的高度痉挛，其腹痛可为持续性并有阵发性加剧；发作突然，疼痛剧烈，阵发、频繁，但剧痛消失后一般仍有隐痛；至后期因腹腔内积存有渗脓，腹痛将为持续性，并有局部压痛。在麻痹性肠梗阻时，腹痛不是显著的症状。但在腹部高度膨胀时，患者也可有腹部胀满不适。

### 2. 呕吐

呕吐是肠梗阻的一个主要症状，但和其他急腹症患者的呕吐有所不同。在梗阻的早期，呕吐为反射性，呕吐物为发病前所进食物；以后呕吐则将按梗阻部位的高低而有所不同。高位的小肠梗阻可引起频繁呕吐，呕吐的容量甚多，主要为胃液、十二指肠液、胰液和胆汁。低位小肠梗阻除初期的反射性呕吐以外，可以有一段时间没有呕吐，而要等到肠腔膨胀显著，肠内充满积气和积液，至引起肠祥逆蠕动时才将肠内容物反流入胃，然后引起反逆性的呕吐；这时呕吐物往往先为胆性液体，然后即为具有臭味的棕黄性肠液，即"呕粪"症状。结肠梗阻时一般无明显呕吐症状，虽然患者腹胀得很厉害，但也往往很少呕吐，用胃管抽吸时胃内也多无积气、积液。

### 3. 腹胀

腹胀为肠梗阻患者出现较晚的一个症状，其程度与梗阻的部位有关。高位空肠梗阻时由于呕吐频繁，肠腔内积气、积液甚少，一般无明显腹胀感；低位小肠梗阻的腹胀主要见于腹中部或小腹部；而结肠梗阻则常为全腹胀，但以上腹部最为明显。麻痹性肠梗阻往往累及全部小肠，故其腹胀也是全腹性的。闭祥性肠梗阻时因受累的肠祥膨胀得最为明显，因此临床上常表现为不对称的腹胀，有时能扪到高度膨胀的肠祥，在确定诊断上有重大价值。

### 4. 停止排气、排便

停止排气、排便是完全性肠梗阻的主要症状。该症状将视梗阻的程度和部位而异；梗阻程度越完全者影响愈大，梗阻部位越低者，停止排便的情况也越显著。另外，在梗阻发生的早期，由于肠蠕动增加，梗阻部位以下肠内积存的气体或粪便可以排出，当早期开始腹痛时即可出现排气、排便现象，容易误认为肠道仍通畅，故在询问病史时，应了解在腹痛再次发作时是否仍有排气、排便。在肠套叠、肠系膜血管栓塞或血栓形成时，可自肛门排出血性黏液或果酱样粪便。

## （二）体征

在单纯性肠梗阻的早期，患者一般情况无明显变化，生命体征正常。除腹痛和呕吐外，其他症状并不严重。到了晚期，由于脱水和全身消耗，将表现为身体虚弱、脉搏微细、眼眶深陷、四肢冰冷、发绀等现象。如属绞窄性肠梗阻，在早期全身情况虽也无显著变化，但腹痛程度较单纯性肠梗阻重。随着病情进展，因肠壁坏死而有腹膜感染和毒素吸收，患者全身情况将迅速恶化。

腹部检查可观察到腹部有不同程度的腹胀，在腹壁较薄的患者，还可见到肠型及肠蠕动波，肠型及肠蠕动波多随腹痛的发作而出现，肠型是梗阻近端肠袢胀气后形成，有助于判断梗阻的部位。触诊时，单纯性肠梗阻的腹部虽胀气，但腹壁柔软，按之有如充气的球囊，有时在梗阻的部位可有轻度压痛，特别是腹壁切口部粘连引起的梗阻，压痛点较为明显。当梗阻上部肠管内积存的气体与液体较多时，稍加振动可听到振水声。腹部叩诊多呈鼓音。听诊时有高亢的蠕动音；此肠蠕动音在肠道有大量积气时呈高调的金属音；气体与液体同时存在时，则其音为鼓泡音，或呈气过水声。

绞窄性肠梗阻或单纯性肠梗阻的晚期，肠壁已有坏死、穿孔，腹腔内已有感染、炎症时，表现为腹膜炎的体征，腹部膨胀，有时可叩出移动性浊音，腹壁有压痛，肠鸣音微弱或消失。因此，在临床观察中，体征的改变应与临床症状相结合，警惕腹膜炎的发生。

## 四、诊断

在肠梗阻的诊断过程中，需要解决一系列的问题：①是否有肠梗阻存在；②梗阻是单纯性还是绞窄性；③梗阻是机械性还是动力性；④梗阻部位是在高位、低位小肠，还是结肠；⑤梗阻是急性、完全性的，还是慢性、部分性的；⑥引起梗阻的可能原因是什么。

### 1. 是否有肠梗阻存在

这是一个根本性问题。但解决这个问题并无捷径，要和其他疾病的诊断步骤一样，从询问病史和体格检查入手，详细分析其临床表现，再结合实验室检查和 X 线检查，方能获得正确答案。

### 2. 梗阻是单纯性还是绞窄性

在肠梗阻的诊断初步确立以后，首先应确定梗阻的病理性质是单纯性还是绞窄性。从治疗角度看，绞窄性肠梗阻必须手术，且应尽早手术；而单纯性肠梗阻即使是机械性的，有时也可不必手术，即使需要手术也可以在一定时期的准备治疗或非手术治疗（包括胃肠减压和输液等）以后，再行手术。

绞窄性肠梗阻与单纯性肠梗阻比较有以下特点：①腹痛发作急骤，起始即甚剧烈，无静止期；②呕吐出现较早，频繁发作，可有血性呕吐物；③除晚期的肠系膜血管栓塞性肠梗阻外，其他的绞窄性梗阻腹胀一般不甚显著，即使存在也常为不对称性；④患者常有明显的腹膜刺激征，表现为腹壁的压痛和强直；⑤腹腔穿刺时常可抽得血性浆液；⑥早期即出现休克，经抗休克治疗改善不显著；⑦腹部 X 线摄片可显示有孤立扩大的肠袢；⑧绞窄性肠梗阻用各种非手术治疗如输液及胃肠减压等措施大多无效。

### 3. 梗阻是机械性还是动力性

对肠梗阻除了首先要鉴别它是单纯性还是绞窄性以外，几乎同等重要的是须确定其究竟为机械性还是麻痹性（或痉挛性），因为机械性肠梗阻多数需要手术治疗，而麻痹性（或痉挛性）肠梗阻通常仅适用非手术疗法。机械性肠梗阻是常见的肠梗阻类型，具有典型的腹痛、呕吐、肠鸣音增强、腹胀等症状，与麻痹性肠梗阻有明显的区别；麻痹性肠梗阻表现为腹部持续腹胀，但无腹痛，肠鸣音微弱或消失，且多与腹腔感染、外伤、腹膜后感染、血肿、腹部手术、肠道炎症、脊髓损伤等有关。虽然机械性肠梗阻的晚期因腹腔炎症而出现与动力性肠梗阻相似的症状，但在发作的早期其症状较为明显。腹部 X 线摄片对鉴别这两种肠梗阻甚有价值，动力性肠梗阻全腹、小肠与结肠均有明显充气。体征与 X 线摄片能准确分辨这两类肠梗阻。

**4. 梗阻部位是在高位小肠、低位小肠还是结肠**

不同部位的梗阻往往须采用不同的治疗方法，故辨认梗阻部位在临床上也很重要。可依据以下情况进行判定：临床上高位小肠梗阻有剧烈的呕吐而腹胀不明显，腹部绞痛的程度也比较缓和；低位小肠梗阻呕吐的次数较少，但可能有吐粪现象，腹胀一般比较显著，而腹部绞痛的程度也较严重；结肠梗阻的原因多为肿瘤或乙状结肠扭转，在治疗方法上有别于小肠梗阻，及早明确是否为结肠梗阻有利于制订治疗计划。结肠梗阻以腹胀为主要症状，腹痛、呕吐、肠鸣音亢进均不及小肠梗阻明显。体检时可发现腹部有不对称的膨隆，借助腹部 X 线摄片上出现充气扩张的一段结肠袢，可考虑为结肠梗阻。钡剂灌肠检查或结肠镜检查可进一步明确诊断。

**5. 梗阻是急性、完全性的，还是慢性、部分性的**

肠道完全梗阻者的临床表现呈急性，不完全梗阻者多属慢性，二者的区别可从临床症状方面进行，并可以肠曲膨胀的大小作为梗阻程度的一种标准，其诊断比较正确，但也非绝对可靠。

**6. 引起梗阻的可能原因是什么**

解决了以上几个问题以后，基本上可确定处理的方针，如能对梗阻原因有正确的诊断，则对于决定手术的方式有进一步的帮助。病因诊断可根据以下 3 方面进行判断。

（1）病史：了解详细的病史有助于病因诊断，腹部手术史提示有粘连性肠梗阻的可能；腹股沟疝可引起绞窄性肠梗阻；腹部外伤可致麻痹性肠梗阻；慢性腹痛伴有低热并突发肠梗阻可能是腹内慢性炎症如结核所致；近期有大便习惯改变，继而出现结肠梗阻症状的老年患者应考虑肿瘤；饱餐后运动或体力劳动出现梗阻应考虑肠扭转；心血管疾病如心房纤颤、瓣膜置换后应考虑肠系膜血管栓塞等。

（2）临床表现：腹部检查提示有腹膜刺激症状者，应考虑为腹腔内炎症改变或是绞窄性肠梗阻。腹部有手术或外伤瘢痕应考虑腹腔内有粘连性肠梗阻。直肠指诊触及肠腔内肿块，观察是否有粪便，直肠膀胱陷凹有无肿块，指套上是否有血液。腹部触及肿块，在老年人应考虑是否为肿瘤、肠扭转，在幼儿右侧腹部有肿块应考虑是否为肠套叠，具有明显压痛的肿块多提示为炎性病变或绞窄的肠袢。

（3）影像学检查：B 超检查虽简便，但因肠袢胀气，影响诊断的效果。CT 检查的准确性虽优于 B 超，但仅能诊断明显的实质性肿块或肠腔外有积液。腹部 X 线摄片除能诊断是结肠、小肠，完全性与部分性梗阻外，有时也能提示病因，如乙状结肠扭转时，钡灌肠检查可出现钡剂中止处呈鸟嘴或鹰嘴状。蛔虫性肠梗阻可在充气的肠腔中出现蛔虫体影。结肠内显示有粪块，结合病史提示粪便梗阻。

## 五、治疗

急性肠梗阻的治疗包括非手术治疗和手术治疗，治疗方法的选择根据梗阻的原因、性质、部位以及全身情况和病情严重程度而定。不论采用何种治疗方法均应首先纠正梗阻带来的水、电解质与酸碱平衡紊乱，改善患者的全身情况。手术大体可归纳为下述 4 种。

## （一）解决引起梗阻的原因

如粘连松解术、肠切开取出异物、肠套叠或肠扭转复位术等。

## （二）肠切除术及肠吻合术

如肠管因肿瘤、炎症性狭窄等，或局部肠袢已经失活坏死，则应做肠切除术及肠吻合术。

对于绞窄性肠梗阻，应争取在肠坏死以前解除梗阻，恢复肠管血液循环，正确判断肠管的生机十分重要。如在解除梗阻原因后有下列表现，则说明肠管已无生机：①肠壁已呈黑色并塌陷；②肠壁已失去张力和蠕动能力，肠管呈麻痹、扩大，对刺激无收缩反应；③相应的肠系膜终末小动脉无搏动。

如有可疑，可用等渗盐水纱布热敷，或用 0.5% 普鲁卡因溶液做肠系膜根部封闭等。倘若观察 10~30 min，仍无好转，说明肠已坏死，应做肠切除术。若肠管生机一时难以肯定，特别当病变肠管过长，切除后会导致短肠综合征的危险，则可将其回纳入腹腔，缝合腹壁，于 18~24 h 再次行剖腹探查术。但在此期间内必须严密观察，一旦病情恶化，应随时行再次剖腹探查术。

## （三）肠短路吻合

当梗阻病灶不可能解除，如肿瘤向周围组织广泛侵犯，或是粘连广泛难以剥离，而梗阻部位上、下端肠袢的生机良好时，可以考虑在梗阻部位上、下肠袢之间做短路吻合以解除梗阻现象；这种短路手术可以作为治疗肠梗阻的一种永久性手术，也可以视为第二期病灶切除术前的准备手术。但应注意旷置的肠管尤其是梗阻部的近端肠管不宜过长，以免引起盲袢综合征。

## （四）肠造口术或肠外置术

肠造口术对单纯性的机械性肠梗阻有时仍不失为一种有效的外科疗法。不顾患者的一般情况及病变的局部性质，企图在任何情况下努力解除梗阻的病因并重建肠管的连续性，其结果往往造成病变肠袢穿破，故应予以避免。病变如在高位小肠，特别是梗阻属完全性时，因造口后肠液丧失极为严重，不宜行肠造口术；即使小肠上部已发生坏死，也不宜将肠袢外置，最好行一期切除吻合术。

肠梗阻部位的病变复杂或患者的情况差，不允许行复杂的手术，可在膨胀的肠管上，即在梗阻部的近端肠管做肠造口术以减压，解除因肠管高度膨胀而带来的生理紊乱。小肠可采用插管造口的方法，造口的部位应尽量选择梗阻附近（上端）的膨胀大肠袢；肠造口术成功的关键是细致的操作，应努力防止腹腔被肠内容物污染。术后应注意保持导管通畅，必要时可用温盐水冲洗。一般在造口后 1~2 周，导管即自行松脱；此时导管即可拔去，而所遗瘘管大都能迅速愈合。

结肠则宜做外置造口，结肠内有粪便，插管造口常不能达到有效的减压目的，因远端有梗阻，结肠造口应采用双口术式。有时，当有梗阻病变的肠袢已游离或肠袢已有坏死，但患者的情况差，不能耐受切除吻合术，可将该段肠袢外置，关腹。立即或待患者情况复苏后再在腹腔外切除坏死或病变的肠袢，远、近两切除端固定在腹壁上，近端插管减压、引流，以后再行二期手术，重建肠管的连续性。

（刘庆霞）

# 第二节　肠扭转

肠扭转是一段肠管甚至几乎全部小肠及其系膜沿系膜轴顺时针方向或逆时针方向扭转360°～720°，因此，既有肠管的梗阻，又有肠系膜血管的扭折不通，血液循环中断。受其供应的肠管将迅速发生坏死、穿孔和腹膜炎，肠扭转是肠梗阻中病情凶险、发展迅速的一类。如未能得到及时处理，将有较高（10%～33%）的病死率。

## 一、病因

肠扭转可分为原发性与继发性两类。原发性肠扭转的肠管并无解剖上的异常，病因尚不清楚，可能是饱餐后，肠腔内有较多未消化的内容物，当体位改变，有明显的运动时，小肠因有重量下垂而不能随之同步旋转造成。继发性肠扭转是由于先天性或后天获得的解剖上的改变，出现一固定点形成肠袢扭转的轴心。但是，扭转的产生常是下列3个因素同时存在。

**1. 解剖因素**

如手术后粘连、梅克尔憩室、乙状结肠冗长、先天性中肠旋转不良、游离盲肠等都是发生肠扭转的解剖因素。

**2. 物理因素**

在上述解剖因素的基础上，肠袢本身有一定的重量，如饱餐后，特别是有较多不易消化的食物涌入肠腔内；肠腔有较多的蛔虫团；肠管有较大的肿瘤；在乙状结肠内存积着大量干涸的粪便等，都是造成肠扭转的潜在因素。

**3. 动力因素**

强烈的蠕动或体位的突然改变，使肠袢产生了不同步的运动，使已有轴心固定位置，且有一定重量的肠袢发生扭转。

## 二、临床表现与诊断

肠扭转是闭袢型肠梗阻加绞窄性肠梗阻，发病急且发展迅速。起病时腹痛剧烈，腹胀明显，早期即可出现休克，症状继续发展，逐渐加重，且无间歇期，肠扭转的好发部位是小肠、乙状结肠和盲肠。不同部位的肠扭转临床表现也有不同。

小肠扭转可发生在任何年龄，多数是顺时针方向扭转。小肠扭转在临床上主要表现为一种急性机械性梗阻，腹部绞痛很剧烈，多位于脐周围或小腹部，为持续性疼痛而有阵发性加剧；由于肠系膜的牵扭，腰背部也可能感到疼痛。如扭转累及全部小肠，则呕吐可能很剧烈而腹胀反而不显著；如扭转仅累及一个肠袢，则该袢可有高度膨胀且局限于一处，有时可扣及稍有压痛的肿块。叩诊呈鼓音，但有时可叩得移动性浊音。腹膜刺激症状时常存在，至晚期常出现休克。

乙状结肠扭转多见于乙状结肠冗长的老年人。患者多有便秘的习惯，或以往曾有多次腹痛、经排便排气后腹痛消失的病史。乙状结肠扭转一般可分3类：急性、短期的急性复发性、慢性非典型性。呈急性发作的患者，腹部有剧痛，呕吐，按诊有压痛、肌紧张，显示扭转重，肠管充血、缺血明显，如不及时处理可发生肠坏死。慢性患者有腹部持续胀痛，逐渐隆起，患者有下腹坠痛感但无排气、排便。左腹部明显膨胀，可见肠型，叩诊呈鼓音，压痛及肌紧张均不明显。X 线摄片可见巨大双腔充气的肠袢，且有液平面，这一类乙状结肠扭转较为常见，且可反复发作。

盲肠扭转较少见，多发生在盲肠可移动的患者，常有饮食过多、用力过度以及腹内粘连等诱因，尤其是腹腔手术常为诱发盲肠扭转的直接原因。可分为急性与亚急性两型。盲肠急性扭转不常见，起病急，有剧痛及呕吐，右下腹可触及肿块，有压痛，可产生盲肠坏死、穿孔。亚急型起病稍缓，患者主诉右下腹部绞痛，腹部很快隆起，不对称，上腹部可触及一弹性包块。X 线摄片可见巨大的充气肠袢，伴有多个肠充气液平面。

当疑有乙状结肠或盲肠扭转，而尚无腹膜炎症状时，可考虑应用钡剂灌肠以明确诊断。结肠出现阻塞，尖端呈鸟嘴样或锥形，可明确为乙状结肠扭转。盲肠扭转则显示钡剂在横结肠或肝区处受阻。

## 三、治疗

肠扭转是一种较严重的机械性肠梗阻，常在短期内发生肠绞窄、坏死，病死率较高。死亡的主要原因为就诊过晚或治疗延误，所以应及时进行手术治疗。早期手术可降低病死率，减少小肠扭转坏死大量切除后的短肠综合征的发生，后者将给患者终身的健康带来影响。

### （一）扭转复位术

将扭转的肠袢按其扭转的相反方向回转复位。复位后应细致观察血液循环恢复的情况，如肠系膜血液循环恢复良好，肠管未失去生机，则还需要解决预防复发的问题，如为移动性盲肠引起的盲肠扭转，可将其固定于侧腹壁；过长的乙状结肠可将其平行折叠，固定于降结肠内侧，也可行二期手术将过长的乙状结肠切除。小肠扭转复位后，少有再扭转者，不需做固定手术。

早期乙状结肠扭转，可在乙状结肠镜明视下，将肛管通过扭转部进行减压，并将肛管保留 2~3 d。但这些非手术疗法必须在严密的观察下进行，一旦怀疑有肠绞窄，就必须及时改行手术治疗。

### （二）肠切除术

肠切除术适用于已有肠坏死的病例，小肠应做一期切除吻合。乙状结肠一般切除坏死肠段后将断端做肠造口术，以后再二期手术做肠吻合术。对保留的有疑问小肠应在 24 h 后行再次观察手术，切除坏死的肠段。切除坏死的乙状结肠、盲肠，切除端应明确有良好的生活力。可以做一期吻合，也可以做外置造口，然后做二期手术。

（刘庆霞）

# 第三节　克罗恩病

克罗恩病可以侵及从食管至肛门整个消化道，但以末端回肠、结肠及肛门较为常见。1932 年，Crohn 报道本病为回肠末端的炎症性病变，称为局限性回肠炎，以后该病称为克罗恩病（CD）。克罗恩病在欧美国家报道较多，其发病率约为溃疡性结肠炎的 50%，在女性中发生率较高。与溃疡性结肠炎一样，克罗恩病的发病机制不明，可能与心理因素、感染因素、免疫因素等有关。

# 一、病因

## 1. 感染因素

克罗恩病患者的特征性非干酪化肉芽肿导致细菌学研究以寻找致病的感染因素，但迄今未能肯定引起 CD 的致病因素。各种病毒和细菌病原体曾被认为可传播克罗恩病，仅两种分枝杆菌基本符合要求，副结核分枝杆菌可引起反刍动物肉芽肿性回肠炎，用 DNA 探针方法在少数 CD 患者小肠组织中发现鸟分枝杆菌，移植至其他动物可发生回肠炎，但抗结核治疗无效。由于研究技术的限制，尚不能得出肯定的结论。麻疹病毒在克罗恩病的发病中可能起作用，瑞典的流行病学研究发现，在 30 岁前发生克罗恩病的患者与出生后至 3 个月内感染过麻疹的人群之间有相关性。

## 2. 免疫机制

克罗恩病有免疫障碍，但仍未清楚它在疾病的发病机制中起什么作用，是原因还是结果，或偶发症状。研究发现，克罗恩病患者的体液免疫和细胞免疫均有异常。半数以上患者血中可检测到抗结肠抗体和循环免疫复合体（CIC），补体 C2、C4 升高。利用免疫酶标法在病变组织中能发现抗原抗体复合物和补体 C3。克罗恩病患者出现的关节痛，也与 CIC 沉积于局部而引起的损害有关。组织培养时，患者的淋巴细胞具有毒性，能杀伤正常结肠上皮细胞；切除病变肠段后细胞毒作用将随之消失。克罗恩病肠壁固有层有丰富的 $CD25^+$ 细胞，其中 58%~88% 为 $CD3^+$、$CD4^+$ 和 $CD8^+$，提示这些细胞为 T 细胞。患者末梢血中 T 细胞经微生物抗原刺激后可产生增殖反应而引起慢性炎症。这种反应最初由 IL-1 诱导，但在病情活动期则难以测到，并发现血清对 $IL-1\alpha$ 和 $IL-1\beta$ 的诱导活化作用受到明显抑制。

将克罗恩病肠固有层淋巴细胞进行培养，发现有自发性诱导干扰素 γ（IFN-γ）的释放，这种局部释放的 IFN-γ 有助于肠道局部发生免疫反应，包括增加上皮细胞组织相容性抗原 II 的表达。电镜下克罗恩病回肠上皮含有吞噬溶酶体和薄层脂质，这些物质可成为抗原的刺激物，对免疫反应可能有辅助作用。巨噬细胞也有协同 T 细胞和抗体介导的细胞毒作用，攻击靶细胞而损害组织，白细胞移动抑制试验呈异常反应，说明有细胞介导的迟发超敏现象；结核菌素试验反应低下；二硝基氯苯试验常为阴性，均支持细胞免疫功能低下。有学者认为克罗恩病属于自身免疫性疾病。P 物质和 VIP 是神经性炎症的强效介质，同时也是免疫功能调节物，当肠道含有大量此激素时就具有高度免疫反应性，可能在克罗恩病病理生理中起作用。

## 3. 遗传因素

近年来十分重视遗传因素在克罗恩病发病中的作用。根据单卵性和双卵性双胎的调查，双生子共患克罗恩病者较共患溃疡性结肠炎者多。犹太人较黑种人患病率高，具有阳性家族史者达 10% 以上。当然，家庭成员中同患本病时尚不能排除相同环境、饮食和生活方式对发病的影响。有学者认为，本病患者染色体有不稳定现象。研究表明，当同时患强直性脊柱炎和溃疡性结肠炎时，HLA-B27、HLA-B44 显著增加，进一步研究证实 HLA-B44 与克罗恩病有关。总之，医学遗传学的研究有待深入进行。

## 4. 吸烟

吸烟者较非吸烟者易患克罗恩病。Timmer 等多因素分析发现，克罗恩病的复发与吸烟有关，提示烟草中可能含有某种物质能诱发克罗恩病，机制尚不清楚。

## 二、病理

### 1. 病变部位

克罗恩病为一种非特异性炎症，最常累及回肠末段，并常蔓延波及盲肠，有时累及结肠和直肠，孤立性局限性结肠炎较少见，据统计只占3%。

### 2. 大体和组织特点

克罗恩病常呈节段性分布，病变肠段全层发生水肿，淋巴管扩张，淋巴细胞、单核细胞和中性粒细胞浸润及纤维组织增生，累及结肠的病例80%以上出现裂缝状溃疡。由类上皮细胞、多核巨细胞形成的肉芽肿可分布在肠壁各层，但多见于黏膜下层，往往需多处取材切片才易查见。近年来，有利用肛门活检以诊断克罗恩病，特别是在瘘管及肛裂的附近，以期发现肉芽肿性改变，这可提供小肠及大肠克罗恩病的初步诊断依据。在结肠克罗恩病时，75%的病例有肛门病变，甚至有时出现在肠道症状之前。病变累及直肠时，可形成由直肠隐窝到直肠周围脂肪组织的瘘管，也可形成肛周脓肿和瘘管。直肠出血在结肠的局限性肠炎，比回肠或回、结肠的局限性肠炎多见。少数结肠克罗恩病可并发结肠癌。

## 三、临床表现

本病临床表现复杂多样，与肠内病变部位、范围、严重程度、病程长短以及有无并发症有关。多数人在青年期发病，起病缓慢隐袭。早期常无症状，易被忽视。从发现症状到确诊平均1~3年，病程数月至数年以上。活动期和缓解期持续时间长短不一，常相互交替出现，反复发作中呈渐进性进展。少数患者急性起病，伴有高热、毒血症状和急腹症等表现，整个病程短促，腹部症状明显，多有严重并发。偶有以肛周脓肿、瘘管形成或关节痛等肠外表现为首发症状者，腹部症状反而不明显。本病主要有下列表现。

### 1. 腹泻

70%~90%的患者有腹泻，小肠广泛病变可致水样便或脂肪便。一般无脓血或黏液，如无直肠受累多无里急后重感。肠内炎症、肠道功能紊乱和肠道吸收不良是腹泻的主要原因，少数由于瘘管形成造成的肠道短路。

### 2. 腹痛

50%~90%的患者有不同程度的腹痛。腹痛可在排便或排气后缓解。因胃肠反射可引发餐后腹痛，为避免腹痛，有的患者不愿进食。

### 3. 发热

活动性肠道炎症及组织破坏后毒素的吸收等均能引起发热。一般为中度热或低热，常间歇出现。急性重症病例或伴有化脓性病灶时，多可出现高热、寒战等毒血症状。

### 4. 营养缺乏

广泛病变所致肠道吸收面积减少、频繁腹泻、摄食减少等可导致不同程度的营养障碍，表现为贫血、消瘦、低蛋白血症、维生素缺乏及电解质紊乱等。钙质缺乏可出现骨质疏松，躯干、四肢疼痛。青少年发病者因营养不良而出现发育迟缓，成熟期后移。妊娠期发病对母婴均产生不良影响，易发生死胎、流产、早产、胎儿畸形等。

### 5. 腹块

约1/3病例出现硬块，大小不一，与病变部位有关，以右下腹和脐周多见。

**6. 肛周表现**

部分克罗恩病患者可以并发肛周表现，特别是对于有结肠病变的克罗恩病患者，50% 患者可并发肛周病变。肛周病变包括肛周皮肤病变如糜烂、浸软、溃疡、肛门狭窄、肛门脓肿及肛瘘，严重者可以发生直肠阴道瘘。

克罗恩病肛门部的脓肿和肛瘘病情复杂，容易复发，处理比较困难，特别是当肛门部脓肿和肛瘘作为克罗恩病的首发症状时，诊断常较为困难。

## 四、辅助检查

**1. 影像学检查**

X 线钡剂检查呈现增生性和破坏性病变的混合。主要表现为肠壁增厚和肠腔狭窄（"细线征"），初起时纵形溃疡较浅，以后变为深的和潜行的溃疡，深的横形裂口呈鹅卵石状。

**2. 内镜检查**

内镜检查有助于发现微小和各期病变，如黏膜充血、水肿、溃疡、肠腔狭窄、肠袋改变、假息肉形成以及卵石状黏膜像。有时肠黏膜外观正常，但黏膜活检或可发现黏膜下微小肉芽肿。经口做小肠黏膜活检对确诊十二指肠和高位空肠克罗恩病有重要意义，内镜检查时必须做黏膜活检，有助于明确诊断。内镜检查对了解瘘管、肠管狭窄的性状和长度，较 X 线检查逊色。

**3. 病理检查**

病理检查对克罗恩病的确诊有重要意义，可见裂隙状溃疡，溃疡可以穿透整个肠壁，结节病样肉芽肿、固有膜底部和黏膜下层淋巴细胞聚集，而隐窝结构正常，杯状细胞不减少，固有膜中量炎症细胞浸润及黏膜下层增宽。

## 五、诊断

### （一）临床标准

具备 1 为临床可疑；若同时具备 1 和 2 或 3，临床可诊断为本病。

**1. 临床表现**

反复发作的右下腹或脐周疼痛，可伴有呕吐、腹泻或便秘；阿弗他口炎偶见；有时腹部可出现相应部位的肿块。可伴有肠梗阻、瘘管、腹腔或肛周脓肿等并发症。可伴有或不伴有系统性症状，如发热、多关节炎、虹膜睫状体炎、皮肤病变、硬化性胆管炎、淀粉样变、营养不良、发育阻滞等。

**2. X 线钡剂造影**

有胃肠道的炎性病变，如裂隙状溃疡、卵石征、假息肉、单发或多发性狭窄、瘘管形成等，病变呈节段性分布。CT 可见肠壁增厚，盆腔或腹腔脓肿。

**3. 内镜检查**

可见跳跃式分布的纵行或匐行性溃疡，周围黏膜正常或增生呈鹅卵石样，或病变活检有非干酪坏死性肉芽肿或大量淋巴细胞聚集。

### （二）世界卫生组织（WHO）推荐诊断要点

世界卫生组织（WHO）结合克罗恩病的临床、X 线、内镜和病理表现，推荐了 6 个诊断要点（表8-1）。

表 8-1　WHO 推荐的克罗恩病诊断要点

| 项目 | 临床表现 | X 线 | 内镜 | 活检 | 切除标本 |
|---|---|---|---|---|---|
| 非连续性或节段性病变 | | + | + | | + |
| 铺路石样表现或纵行溃疡 | | + | + | | + |
| 全壁性炎症病变 | +（腹块） | +（狭窄） | +（狭窄） | | + |
| 非干酪性肉芽肿 | | | | + | + |
| 裂沟、瘘管 | + | + | | | + |
| 肛门部病变 | + | | | + | + |

# 六、鉴别诊断

除与上述溃疡性结肠炎的所有疾病鉴别外，尚须与肠道淋巴瘤、肠结核及肠型贝赫切特综合征（白塞病，Behcet）等疾病鉴别。

**1. 肠道淋巴瘤**

本病常以腹痛、腹泻、发热与腹部肿块为主要临床表现。最初的症状常为腹痛，多位于上腹部或脐周。体重下降，疲劳感更为明显，更易发生肠梗阻。症状多为持续性，恶化较快。腹部肿块硬，边界清楚，一般无压痛。浅表淋巴结和肺门淋巴结肿大。多数病例肝、脾明显增大。X 线检查或 CT 检查可发现肠腔肿物。小肠活检有助于诊断。

**2. 肠结核**

肠结核与克罗恩病不易鉴别，X 线表现也很相似。在其他部位如肺部或生殖系统有结核病灶者，多为肠结核。结肠镜检查及活检有助鉴别，如仍不能鉴别，可试用抗结核治疗。如疗效不明显，常需开腹探查，经病理检查才能诊断。病理检查中，结核病可发现干酪性肉芽肿，而克罗恩病则为非干酪性肉芽肿。

**3. 肠型贝赫切特综合征**

本病主要累及结肠时可有腹痛、腹泻及脓血便，全身表现有发热、乏力、关节痛，肠镜检查可见肠黏膜溃疡或隆起性病变，易与炎症性肠病混淆。但本病通常有阿弗他口炎、外生殖器疱疹与溃疡、眼部病变及皮肤损害等。

# 七、治疗

目的是控制急性发作，维持缓解。治疗原则可参照溃疡性结肠炎，但通常药物疗效稍差，疗程更长。由于克罗恩病的严重度和活动性的确定不如溃疡性结肠炎明确，病变部位和范围差异也较大，因此，在决定治疗方案时应根据疾病严重程度（轻度、中度、重度）、病期（活动期、缓解期）及病变范围不同，掌握分级、分期、分段治疗的原则。

克罗恩病的基本治疗是内科治疗，外科手术主要用于致命性并发症，并应尽量推迟手术时间、缩小手术范围，术后需维持治疗。

克罗恩病手术的目的仅仅是解除症状。外科治疗是处理病变导致的各种并发症，而不能改变其基本病变进程。患者往往需要进行多次手术，因此保留肠管十分重要。

## （一）手术指征

### 1. 急诊手术指征

急性肠梗阻者；并发中毒性巨结肠，保守治疗无效者；腹腔脓肿患者；急性肠穿孔、肠内外瘘、严重肠出血，保守治疗无效者；顽固性感染患者。

### 2. 择期手术指征

内科治疗效果不佳，仍有肠梗阻而持续腹痛者，或一般情况未见改善者；儿童期发病，影响发育者；狭窄者；有明显全身并发症（如关节炎、肝损害、脓皮病、虹膜睫状体炎）经内科治疗无效者；有癌变者。

## （二）手术方式

包括肠切除术、狭窄成形术和病变旷置术。对于绝大多数患者，肠切除仍是解除症状的首选方法。如病变广泛，大量肠切除可能造成短肠综合征者，则应采取狭窄成形术，由于狭窄成形时病变肠管没有切除，因此不适用于病变出血或并发感染的患者。对于十二指肠克罗恩病，应采用胃空肠吻合，避免切除十二指肠。此外，尚须采用适当术式处理腹腔脓肿及肛瘘。

（崔珍珍）

# 第九章

# 阑尾炎

## 第一节　急性阑尾炎

急性阑尾炎是腹部外科最常见的疾病之一，是外科急腹症中最常见的疾病，其发病率约为1：1 000。各年龄段（不满1岁至90岁，甚至90岁以上）人群及妊娠期妇女均可发病，但以青年最为多见。阑尾切除术也是外科最常施行的一种手术。急性阑尾炎临床表现变化较多，需要与许多腹腔内外疾病相鉴别。早期明确诊断，及时治疗，可使患者在短期内恢复健康。若延误诊治，则可能出现严重后果，因此对本病的处理须予以重视。

### 一、病因

阑尾管腔较细且系膜短，常使阑尾扭曲，内容物排出不畅，阑尾管腔内本来就有许多微生物，远侧又是盲端，很容易发生感染。一般认为急性阑尾炎是由下列几种因素综合而发生的。

**1. 梗阻**

梗阻为急性阑尾炎发病最常见的基本因素，常见的梗阻原因如下。

（1）粪石和粪块等。

（2）寄生虫，如蛔虫堵塞。

（3）阑尾系膜过短，造成阑尾扭曲，引起部分梗阻。

（4）阑尾壁的改变，以往发生过急性阑尾炎后，肠壁可以纤维化，使阑尾腔变小，也可减弱阑尾的蠕动功能。

**2. 细菌感染**

阑尾炎的发生也可能是细菌直接感染的结果。细菌可通过直接侵入、经由血运或邻接感染等方式侵入阑尾壁，从而形成阑尾的感染和炎症。

**3. 其他**

与急性阑尾炎发病有关的因素还有饮食习惯、遗传因素和胃肠道功能障碍等。阑尾先天性畸形，如阑尾过长、过度扭曲、管腔细小、血供不佳等都是易于发生急性炎症的条件。胃肠道功能障碍（如腹泻、便秘等）引起内脏神经反射，导致阑尾肌肉和血管痉挛，当超过正常强度时，可致阑尾管腔狭窄、血供障碍、黏膜受损，细菌入侵而致急性炎症。

## 二、病理

根据急性阑尾炎的临床过程和病理解剖学变化，可将其分为 4 种病理类型，这些病理类型可能是急性阑尾炎在其病变发展过程中不同阶段的表现，也可能是不同的病因和发病原理产生的直接结果。

**1. 急性单纯性阑尾炎**

阑尾轻度肿胀，浆膜表面充血。阑尾壁各层组织间均有炎症细胞浸润，以黏膜和黏膜下层为最著；黏膜上可能出现小的溃疡和出血点，阑尾腔内可能有少量渗出液，临床症状和全身反应也较轻，如能及时处理，其感染可以消退，炎症完全吸收，阑尾也可恢复正常。

**2. 急性化脓性阑尾炎**

阑尾明显肿胀，壁内有大量炎症细胞浸润，可形成大量大小不一的微小脓肿；浆膜高度充血并有较多脓性渗出物，作为肌体炎症防御、局限化的一种表现，常有大网膜下移、包绕部分或全部阑尾。此类阑尾炎的阑尾已有不同程度的组织破坏，即使经保守治疗恢复，阑尾壁仍可留有瘢痕挛缩，致阑尾腔狭窄，因此，日后炎症可反复发作。

**3. 坏疽性及穿孔性阑尾炎**

这是一种重型的阑尾炎。根据阑尾血运阻断的部位，坏死范围可仅限于阑尾的一部分或累及整个阑尾。阑尾管壁坏死或部分坏死，呈暗紫色或黑色。阑尾腔内积脓，且压力升高，阑尾壁血液循环障碍。穿孔部位多存阑尾根部和尖端。穿孔如未被包裹，感染继续扩散，则可引起急性弥漫性腹膜炎。

**4. 阑尾周围脓肿**

急性阑尾炎化脓坏疽或穿孔，如果此过程进展较慢，大网膜可移至右下腹部，将阑尾包裹并形成粘连，形成炎性肿块或阑尾周围脓肿。

阑尾穿孔并发弥漫性腹膜炎最为严重，常见于坏疽穿孔性阑尾炎，婴幼儿大网膜过短、妊娠期的子宫妨碍大网膜下移，故易于在阑尾穿孔后出现弥漫性腹膜炎。由于阑尾炎症严重，进展迅速，局部大网膜或肠袢粘连尚不足以局限之，故一旦穿孔，感染很快蔓及全腹腔。患者有全身性感染、中毒和脱水等现象，有全腹性的腹壁强直和触痛，并有肠麻痹的腹胀、呕吐等症状。如不经适当治疗，病死率很高；即使经过积极治疗后全身性感染获得控制，也常因发生盆腔脓肿、膈下脓肿或多发性腹腔脓肿等并发症而需多次手术引流，甚至遗下腹腔窦道、肠瘘、粘连性肠梗阻等并发症而使病情复杂、病期迁延。

## 三、临床表现

急性阑尾炎不论其病因如何，也不论其病理变化为单纯性、化脓性或坏疽性，在阑尾未穿孔、坏死或并有局部脓肿以前，临床表现大致相似。多数急性阑尾炎有较典型的症状和体征。

### （一）症状

一般表现在 3 个方面。

**1. 腹痛不适**

腹痛不适是急性阑尾炎最常见的症状，约有 98% 急性阑尾炎患者以此为首发症状。典型的急性阑尾炎腹痛开始时多在上腹部或脐周围，有时为阵发性，并常有轻度恶心或呕吐；

一般持续 6~36 h（通常约 12 h）。当阑尾炎症涉及壁腹膜时，腹痛变为持续性并转移至右下腹部，疼痛加剧，不少患者伴有呕吐、发热等全身症状。此种转移性右下腹痛是急性阑尾炎的典型症状，70% 以上的患者具有此症状。该症状在临床诊断上有重要意义。但也应该指出：不少患者的腹痛可能开始时即在右下腹，不一定有转移性腹痛，这可能与阑尾炎病理过程不同有关。没有明显管腔梗阻而直接发生的阑尾感染，腹痛可能一开始就是右下腹炎性持续性疼痛。异位阑尾炎在临床上虽同样也可有初期梗阻性、后期炎症性腹痛，但其最后腹痛所在部位因阑尾部位不同而异。

腹痛的轻重程度与阑尾炎的严重性之间并无直接关系。虽然腹痛的突然减轻一般显示阑尾腔的梗阻已解除或炎症在消退，但有时因阑尾腔内压过大或组织缺血坏死，神经末梢失去感受和传导能力，腹痛也可减轻。有时阑尾穿孔以后，由于腔内压随之减低，自觉的腹痛也可突然消失。因此，腹痛减轻必须伴有体征消失，方可视为是病情好转的证据。

**2. 胃肠道症状**

恶心、呕吐、便秘、腹泻等胃肠道症状是急性阑尾炎患者所常有的。呕吐是急性阑尾炎常见的症状，当阑尾管腔梗阻及炎症程度较重时更为突出。呕吐与发病前有无进食有关。阑尾炎发生于空腹时，往往仅有恶心；饱食后发生者多有呕吐；偶然于病程晚期有恶心、呕吐者，则多由腹膜炎所致。食欲缺乏，不思饮食，则更为患者常见的现象。

当阑尾感染扩散至全腹时，恶心、呕吐可加重。其他胃肠道症状如食欲缺乏、便秘、腹泻等也偶可出现，腹泻多由于阑尾炎症扩散至盆腔内形成脓肿，刺激直肠而引起肠功能亢进，此时患者常有排便不畅、排便次数增多、里急后重及便中带黏液等症状。

**3. 全身反应**

急性阑尾炎患者的全身症状一般并不显著。当阑尾化脓坏疽并有扩散性腹腔内感染时，可以出现明显的全身症状，如寒战、高热、反应迟钝或烦躁不安；当弥漫性腹膜炎严重时，可同时出现血容量不足与脓毒症表现，甚至有心、肺、肝、肾等生命器官功能障碍。

## （二）体征

急性阑尾炎的体征在诊断上较自觉症状更具重要性。它的表现决定于阑尾的部位、位置的深浅和炎症的程度，常见的体征如下。

**1. 患者体位**

不少患者来诊时常见弯腰行走，且往往以双手按在右下腹部。在床上平卧时其右髋关节常呈屈曲位。

**2. 压痛和反跳痛**

最主要和典型的是右下腹压痛，其存在是诊断阑尾炎的重要依据，典型的压痛较局限，位于麦氏点（阑尾点）或其附近。无并发症的阑尾炎其压痛点比较局限，有时可以用一个手指在腹壁找到最明显压痛点；待出现腹膜炎时，压痛范围可变大，甚至全腹压痛，但压痛最剧点仍在阑尾部位。压痛点具有重大诊断价值，即使患者自觉腹痛尚在上腹部或脐周围，体检时往往已能发现在右下腹有明显的压痛点，常借此可获得早期诊断。

年老体弱、反应差的患者炎症有时即使很重，但压痛可能比较轻微，或必须深压才痛。压痛表明阑尾炎症的存在和其所在的部位，较转移性腹痛更具诊断意义。

反跳痛具有重要的诊断意义，体检时将压在局部的手突然松开，患者感到剧烈疼痛，更重于压痛。这是腹膜受到刺激的反应，可以更肯定局部炎症的存在。阑尾部位压痛与反跳痛的同时存在对诊断阑尾炎比单个存在更有价值。

**3. 右下腹肌紧张和强直**

肌紧张是腹壁对炎症刺激的反应性痉挛，强直则是一种持续性不由自主的保护性腹肌收缩，都见于阑尾炎症已超出浆膜并侵及周围脏器或组织时。检查腹肌有无紧张和强直要求动作轻柔，患者情绪平静，以避免引起腹肌过度反应或痉挛，导致不正确结论。

**4. 疼痛试验**

有些急性阑尾炎患者以下几种疼痛试验可能呈阳性，其主要原理是处于深部但有炎症的阑尾黏附于腰大肌或闭孔肌，在进行以下试验时，局部受到明显刺激而出现疼痛。①结肠充气试验（Rovsing 征），深压患者左下腹部降结肠处，患者感到阑尾部位疼痛；②腰大肌试验，患者左侧卧，右腿伸直并过度后伸时阑尾部位出现疼痛；③闭孔内肌试验，患者屈右髋右膝并内旋时感到阑尾部位疼痛；④直肠内触痛，直肠指检时按压右前壁患者有疼痛感。

## 四、辅助检查

急性阑尾炎患者的血常规、尿常规检查有一定重要性。约90%的患者有白细胞计数增多，是临床诊断的重要依据，一般为（10～15）×10$^9$/L。随着炎症加重，白细胞可以增多，甚至可为20×10$^9$/L以上。但年老体弱或免疫功能受抑制的患者，白细胞不一定增多，甚至反而减少。白细胞增多常伴有核左移。急性阑尾炎患者的尿液检查一般无特殊改变，但为排除类似阑尾炎症状的泌尿系统疾病，如输尿管结石，常规检查尿液仍有必要。

## 五、诊断

多数急性阑尾炎的诊断以转移性右下腹痛或右下腹痛、阑尾部位压痛和白细胞增多为决定性依据。典型的急性阑尾炎（约占80%）均有上述症状、体征，易于据此做出诊断。对于临床表现不典型的患者，尚需考虑借助其他一些诊断手段，以做出进一步诊断。

## 六、鉴别诊断

典型的急性阑尾炎一般诊断并不困难，但在部分病例，由于临床表现并不典型，诊断相当困难，有时甚至诊断错误，以致采用错误的治疗方法或延误治疗，产生严重并发症，甚至死亡。要与急性阑尾炎相鉴别的疾病很多，常见的为以下3类。

### （一）内科疾病

临床上，不少内科疾病具有急腹症的临床表现，常被误诊为急性阑尾炎而施行不必要的手术探查，将无病变的阑尾切除，甚至危及患者生命，故诊断时必须慎重。常见的需要与急性阑尾炎鉴别的内科疾病有以下几种。

**1. 急性胃肠炎**

一般急性胃肠炎患者发病前常有饮食不慎或食物不洁史。症状虽以腹痛、呕吐、腹泻为主，但通常以呕吐或腹泻较为突出，有时在腹痛之前即已有吐泻。急性阑尾炎患者即使有吐泻，一般也不严重，且多发生在腹痛以后。急性胃肠炎的腹痛有时虽很剧烈，但其范围较广，部位较不固定，更无转移至右下腹的特点。

**2. 急性肠系膜淋巴结炎**

多见于儿童，往往发生于上呼吸道感染之后。患者过去大多有同样腹痛史，且常在上呼吸道感染后发作。起病初期于腹痛开始前后往往即有高热，此与一般急性阑尾炎不同；腹痛初起时即位于右下腹，而无急性阑尾炎的典型腹痛转移史。其腹部触痛的范围较急性阑尾炎广，部位较阑尾的位置高，并较靠近内侧。腹壁强直不甚明显，反跳痛也不显著。Rovsing征和直肠指检都是阴性。

**3. 梅克尔憩室炎**

梅克尔憩室炎往往无转移性腹痛，局部压痛点也在阑尾点的内侧，多见于儿童，由于1/3梅克尔憩室中有胃黏膜存在，患者可有黑粪史。梅克尔憩室炎穿孔时成为外科疾病。临床上如诊断为急性阑尾炎而手术中发现阑尾正常者，应即检查末段回肠至少100 cm，以视有无梅克尔憩室炎，免致遗漏而造成严重后果。

**4. 局限性回肠炎**

典型局限性回肠炎不难与急性阑尾炎相区别。但不典型急性发作时，右下腹痛、压痛及白细胞增多与急性阑尾炎相似，必须通过细致临床观察，发现局限性回肠炎所致的部分肠梗阻的症状与体征（如阵发绞痛和可触及条状肿胀肠襻），方能鉴别。

**5. 心胸疾病**

如右侧胸膜炎、右下肺炎和心包炎等均可有反射性右侧腹痛，甚至右侧腹肌反射性紧张等，但这些疾病以呼吸、循环系统功能改变为主，一般没有典型急性阑尾炎的转移性右下腹痛和压痛。

**6. 其他**

如过敏性紫癜、铅中毒等，均可有腹痛，但腹软无压痛。详细的病史、体检和辅助检查可予以鉴别。

## （二）外科疾病

**1. 胃十二指肠溃疡急性穿孔**

此为常见急腹症，发病突然，临床表现可与急性阑尾炎相似。溃疡病穿孔患者多数有慢性溃疡史，穿孔大多发生在溃疡病的急性发作期。溃疡穿孔引起的腹痛，虽起于上腹部并可累及右下腹，但一般迅速累及全腹，不像急性阑尾炎有局限于右下腹的趋势。腹痛发作极为突然，程度也很剧烈，常可导致患者休克。体检时右下腹虽有明显压痛，但上腹部溃疡穿孔部位一般仍为压痛最显著地方；腹肌的强直现象也特别显著，常呈"板样"强直。腹内因有游离气体存在，肝浊音界多有缩小或消失现象；X线透视如能确定膈下有积气，有助于诊断。

**2. 急性胆囊炎**

总体上急性胆囊炎的症状与体征以右上腹为主，常可扪及肿大和有压痛的胆囊，Murphy征阳性，辅以B超不难鉴别。

**3. 右侧输尿管结石**

有时表现与阑尾炎相似。但输尿管结石以腰部酸痛或绞痛为主，可有向会阴部放射痛，右肾区叩击痛（＋），肉眼或镜检尿液有大量红细胞，B超检查和肾、输尿管及膀胱平片（KUB）可确诊。

## （三）妇科疾病

**1. 右侧异位妊娠破裂**

这是育龄妇女最易与急性阑尾炎相混淆的疾病，尤其是未婚怀孕女性，诊断时更要细致。异位妊娠患者常有月经过期或近期不规则史，在腹痛发生以前，可有阴道不规则的出血史。其腹痛的发作极为突然，开始即在下腹部，并常伴有会阴部坠痛感。全身无炎症反应，但有不同程度的出血性休克症状。妇科检查常能发现阴道内有血液，子宫颈柔软而有明显触痛，一侧附件有肿大且具压痛；如阴道后穹隆或腹腔穿刺抽出新鲜不凝固血液，同时妊娠试验阳性可以确诊。

**2. 右侧卵巢囊肿扭转**

可突然出现右下腹痛，囊肿绞窄坏死可刺激腹膜而致局部压痛，与急性阑尾炎相似。但急性扭转时疼痛剧烈而突然，坏死囊肿引起的局部压痛位置偏低，有时可扪及肿大的囊肿，都与阑尾炎不同，妇科双合诊或 B 超检查等可明确诊断。

**3. 其他**

如急性盆腔炎、右侧附件炎、右侧卵巢滤泡或黄体破裂等，可通过病史、月经史、妇科检查、B 超检查、后穹隆或腹腔穿刺等做出正确诊断。

## 七、治疗

手术切除是治疗急性阑尾炎的主要方法，但阑尾炎症的病理变化比较复杂，非手术治疗仍有其价值。

非手术治疗的内容和方法有卧床、禁食、静脉补充水电解质和热量，同时应用有效抗生素，以及对症处理（如镇静、止痛、止吐）等。

绝大多数急性阑尾炎诊断明确后应采用手术治疗，以去除病灶、促进患者迅速恢复。但是急性阑尾炎的病理变化和患者条件常有不同，因此也要根据具体情况，对不同时期、不同阶段的患者采用不同的手术方式分别处理。

（崔珍珍）

# 第二节　慢性阑尾炎

## 一、病因

慢性阑尾炎包括下列两种情况：①反复发作的轻度或亚急性阑尾炎；②阑尾周围因过去的急性炎症而遗留的慢性病变，由此而产生的临床表现很常见。

## 二、病理

慢性阑尾炎的阑尾壁一般有纤维化增生肥厚，阑尾粗短坚韧，表面灰白色，可以自行蜷曲，四周可有大量纤维粘连，管腔内存有粪石或其他异物；阑尾系膜也可增厚、缩短和变硬；有时由于阑尾壁纤维化而致管腔狭窄，甚至闭塞。远端管腔内可充盈黏液，形成黏液囊肿。

## 三、临床表现

**1. 反复发作的亚急性阑尾炎**

患者过去大多有过一次较典型的急性阑尾炎发作史，此后平时多无明显症状，却常有间歇性的发作，但以后的发作往往不如初次剧烈，多表现为亚急性阑尾炎的症状。患者在亚急性阑尾炎发作时最主要的症状是右下腹疼痛，而腹痛转移的情况往往不明显。体检常可发现右下腹有较明显的压痛。多次发作后，右下腹偶可扪及索状的阑尾，质硬伴压痛。

**2. 经常发作的慢性阑尾绞痛**

这类患者过去多无典型急性发作史，右下腹有经常性的或反复发作的疼痛。疼痛的程度不同，可以是较轻但明显的绞痛，也可以是持续性的隐痛或不适。此种慢性阑尾绞痛，多因阑尾腔内有粪石、异物等所致的慢性梗阻存在之故，偶尔也可能是过去的急性发作或其他病变引起了阑尾腔慢性狭窄的结果。

## 四、诊断与鉴别诊断

反复发作性阑尾炎曾有急性阑尾炎发作史，以后症状、体征也比较明显，诊断并不困难。无急性阑尾炎发作史的慢性阑尾炎，不易确诊。胃肠钡剂 X 线检查对诊断有较大帮助。最典型的发现是阑尾狭窄变细、不规则，或扭曲、间断充盈，甚至固定，显影的阑尾处可有明显压痛。有时阑尾不充盈或仅部分充盈，局部有压痛，也可考虑为慢性阑尾炎的表现。此外，如阑尾充盈虽然正常，但排空时间延迟至 48 h 以上，也可作为诊断参考。

总之，慢性阑尾炎的临床表现如为右下腹疼痛和压痛以及胃肠道功能紊乱等，并不具有诊断上的特征，X 线钡剂检查也不易得出肯定结论，故慢性阑尾炎的诊断在很大程度上需借助于排除阑尾以外的疾患。必须对患者进行详细的病史询问、全面的体格检查和必要的化验检查，如疑有其他脏器病变时尚应做进一步的特种检查，方能避免误诊。

## 五、治疗

慢性阑尾炎诊断明确者，仍以手术切除阑尾为宜。手术既可作为治疗手段，也可作为最后明确诊断的措施。

如手术发现阑尾增生变厚，系膜缩短变硬，阑尾扭曲，四围严重粘连，则可证实术前慢性阑尾炎的诊断。若阑尾外观正常，应尽可能检查附近器官（盲肠、末段回肠、小肠系膜、右侧输卵管等），必要时还可以另做一右旁正中切口，以探查胃、十二指肠和胆囊、胆道等有无其他疾病，并做相应的处理。因此，对术前诊断不明确者，以右侧旁正中切口为宜，以便发现异常时做进一步探查。

（支小毅）

# 第三节　特殊情况的急性阑尾炎

## 一、小儿急性阑尾炎

小儿急性阑尾炎是小儿外科常见的急腹症。小儿阑尾腔相对较大而壁较薄，肌层组织和大网膜均未发育成熟，一旦感染，发展速度快，极易坏疽穿孔，且不易局限，发生弥漫性腹膜炎的可能性很大；儿童的腹膜吸收力较强，一旦形成腹膜炎，中毒现象较为严重，而机体抵抗力则较弱，易因水、电解质和酸碱平衡失调而有严重的生理紊乱，故病死率甚高。一般为 2%~3%，是成人的 10 倍。

### （一）诊断

小儿急性阑尾炎发展快，穿孔率高，需要及早诊断。一般来说，腹痛是小儿急性阑尾炎的主要症状，但小儿不会表达，家长和医生均易疏忽。婴幼儿发病开始时常哭闹不安，有时仅面色苍白和身体蜷缩，极易漏诊。胃肠道症状如恶心、呕吐、腹胀、腹泻等也易被误诊为胃肠炎。高热可以较早出现，可达 39 ℃以上，同时可有精神萎靡、寒战、惊厥及中毒性休克等表现。体检时，腹部触痛和腹肌紧张是最重要体征。临床上如疑有急性阑尾炎可能，而多次体检均发现右下腹有明显触痛，应视为急性阑尾炎。小儿急性阑尾炎时，白细胞数往往明显升高，平均在 $15 \times 10^9$/L 以上，甚至更高，对诊断和鉴别诊断均有参考价值。

### （二）治疗

资料显示，小儿急性阑尾炎早期手术病死率 <1%，而延误后手术病死率升高 10 倍以上；小儿急性阑尾炎与成人患者在治疗上稍有差别。由于儿童的病情发展较快，故一般不主张用非手术疗法（包括各种中医疗法）。未穿孔者可无手术死亡，即使穿孔并发腹膜炎，早期手术的病死率也明显低于延迟手术的病死率。因此，小儿急性阑尾炎治疗的重点在于及时手术，应采取积极的手术治疗，以免延误时机而致阑尾穿孔，引发腹膜炎和休克而危及生命。

## 二、妊娠期急性阑尾炎

孕妇急性阑尾炎的发病率约为 0.1%，中期妊娠的发病率有所提高，可能与胎儿生长速度快有关。妊娠期阑尾的位置差异较大，大网膜不易覆盖，炎症易于扩散，对孕妇和胎儿均有较大危险。

### （一）临床表现

妊娠早期急性阑尾炎与一般阑尾炎相似。随着妊娠的发展，子宫逐渐增大，阑尾逐渐向外上移位，此时如发生急性阑尾炎，其腹痛与局部压痛的位置也有所改变，开始时向上偏移，以后逐渐向右侧或外侧偏移。至妊娠 8 个月时，阑尾可位于髂嵴上 2 cm，盲肠和阑尾逐渐为子宫所遮盖，增大的子宫将腹前壁向前推移而与炎症阑尾分开，故局部可无明显阳性体征。右腰部疼痛可能重于腹痛，压痛点也由右下腹转至右腰部或右侧腹部，局部反跳痛和腹肌紧张可能消失。但阑尾炎症严重时可刺激引起子宫收缩增加。

### （二）诊断

妊娠早期急性阑尾炎具有较典型的临床表现而易于诊断。中期以后，随着子宫的增大，临床表现逐渐变为不典型，此时应根据妊娠期阑尾位置改变的规律，初步确定阑尾的位置，然后与腹痛和压痛点对照，从而做出是否为妊娠期并发急性阑尾炎的诊断。妊娠后期急性阑尾炎的压痛点转移至右腰部或右侧腹部，患者左侧卧位时子宫偏后部可扪到较明显的压痛，对诊断有重要意义。

### （三）治疗

治疗以早期阑尾切除术为主。妊娠后期的腹腔感染难以控制，更应早期手术。围手术期应加用黄体酮。手术切口须偏高，操作要轻柔，以减少对子宫的刺激。尽量不用腹腔引流。为防胎儿畸形，妊娠早期急性阑尾炎应用抗生素应有所选择，炎症轻者可不用，确实需要使用者应选择对胎儿无害的抗菌药物。加强术后护理。临产期的急性阑尾炎如并发阑尾穿孔或全身感染症状严重，可考虑经腹剖宫产术，同时切除病变阑尾。

## 三、老年急性阑尾炎

老年人急性阑尾炎发病率不高，但并发症较多，病死率较高。老年人急性阑尾炎情况比较严重的原因主要是老年人阑尾壁常萎缩变薄，淋巴滤泡逐渐退化消失，阑尾腔变细，阑尾血管多有硬化；再因炎症而栓塞。故阑尾如有感染则发展很快，坏疽、穿孔均较早，穿孔率也较高；老年人大网膜多有萎缩，防御功能反应较弱，致急性炎症扩散较易而局限化的机会较少。另外，老年人常并发有明显的循环、呼吸、内分泌和肝肾功能障碍，故病死率较高。

### （一）诊断

老年患者临床表现与年轻患者大致相似，然而又常有下列特殊情况：老年人反应弱，症状和体征多较轻，往往与阑尾实际的病变程度不符；老年人腹痛症状多逐渐出现，也缺乏典型的转移性右下腹痛，且不很重。老年人阑尾点压痛和腹肌紧张也不如年轻人明显。有时即使急性阑尾炎病理发展已很严重，如发生穿孔和腹膜炎，但因老年人反应能力差，临床表现可能并不严重，病情常被忽视，这一点应注意。

### （二）治疗

急性阑尾炎的一般治疗原则也适用于老年患者。必须手术时，年龄本身并非手术治疗的禁忌证。由于老年人阑尾病变的程度常较临床表现为重，故凡症状已较明显者，及时手术切除阑尾更为必要。重要的是注意围手术期管理，控制并存疾病产生的影响，使老年人安全度过围手术期。

（支小毅）

# 第十章

# 结直肠疾病

## 第一节 结肠损伤

结肠损伤是腹部钝性损伤及穿透性损伤所致的较常见的空腔脏器损伤，也可因医源性损伤如钡剂灌肠、结肠镜检查、电切除肠息肉所引起的结肠穿孔等。其临床特点为：有外伤史、腹痛、腹胀、恶心、呕吐、腹部压痛、反跳痛及肌紧张，可有全身中毒症状。结肠损伤发病率仅次于小肠，居腹腔脏器伤的第 2 位，占全腹损伤的 30%，其中开放式结肠损伤发生率为 95% 左右，闭合性损伤发生率为 5% 左右。据统计，结肠损伤以横结肠、降结肠、乙状结肠损伤最多见。单纯结肠损伤的病死率为 4%~10%，而在合并其他脏器损伤时，其并发症和病死率均增加 4 倍。本病属中医"腹痛"范畴。

第一次世界大战以前，结肠损伤的病死率几乎是 100%。第一次世界大战中，大多采用缝合关闭结肠损伤，病死率高达 60%~77%。在第二次世界大战中，损伤肠襻外置及近端结肠造瘘的常规应用大大降低了病死率，但仍达 37%。近年来，随着外科手术技术的进步，抗生素及抗休克措施的改进，以及结肠损伤诊治技术的提高，结肠损伤的病死率已降至 10% 以下。

## 一、病因

结肠损伤的病因大致分为以下几类。

**1. 火器伤**

多为枪弹伤和炸伤，以枪弹伤居多而弹片伤较少见，并发身体其他部位的损伤也很多见，是结肠损伤的主要原因。

**2. 利器伤**

常有锐器的直接刺伤、切伤和割伤，各种交通事故，以及摔伤、打击伤、挤压伤和撞击伤等。

**3. 医源性损伤**

比较少见，常见原因如下。

（1）腹部手术损伤结肠血液循环或直接损伤结肠，或手术中腹腔引流不当，如引流物过硬或时间过久。此外，行脾切除或其他与胃肠道无关的手术而发生肠穿孔。

（2）在行乙状结肠镜、结肠镜等检查及息肉电凝切除和灌肠时，偶可发生结肠损伤。

另外，钡剂灌肠所致医源性结肠损伤也有报道。

（3）其他：如用腐蚀药物（高浓度苯酚等）灌肠、肛门插入异物而致破裂、内脏手术或移植损伤等均有报道。

结肠损伤的伤情与致伤条件、损伤物的性质、受伤时患者的体位及确诊的时间有关。结肠内容物不具有强烈的化学刺激性，低位结肠内容物较干，因此结肠破裂后早期反应轻，腹膜刺激征不明显，尤其是腹膜后损伤，临床表现不明显，致早期诊断困难。结肠系膜或伴较大血管损伤可发生大出血，甚至休克，此时以失血性表现为主。结肠损伤常伴腹内其他脏器损伤，如肾、小肠、胰腺及肝等，由于消化液的刺激可影响结肠裂口的愈合。结肠破裂晚期由于粪便污染所致的严重感染，可发生严重的腹膜炎，使患者出现全身中毒症状，甚至败血症及感染性休克等，常可因此危及生命。

## 二、临床表现

结肠损伤后的症状、体征与以下因素有关：①是否有开放性伤口；②损伤的部位；③就诊的时间早晚；④并发症的伤情。

### （一）症状

（1）腹痛：严重程度视损伤的性质不同和并发伤的情况而定。由钝性腹部外伤所致的结肠损伤，可有25%左右在早期无明显腹痛症状；若结肠破裂，则有进行性加重的持续性腹痛。

（2）腹胀、恶心、呕吐。

（3）可有便血史。

（4）严重者会出现全身性感染中毒性休克。

### （二）体征

穿透性损伤可见明显的伤口；非穿透性损伤虽没有明显伤口，但有腹式呼吸减弱，全腹弥漫性腹痛，伴有反跳痛和腹肌紧张等体征。有时可以出现肝浊音界缩小或消失，随着腹膜刺激征的症状逐步加重，常出现明显的腹胀和肠鸣音减弱或消失，以及移动性浊音。直肠指诊有血迹。

## 三、辅助检查

### 1. X 线检查

结肠损伤后，部分患者腹部 X 线检查可发现膈下游离气体，火器性盲肠伤引起者还能显示腹腔内金属异物残留，对诊断有参考价值。因此，对疑有结肠损伤而又诊断不明确的患者，应首先行 X 线检查，以观察是否有膈下游离气体和腹腔内金属异物的存在。

### 2. 诊断性腹腔穿刺

当腹腔内存在 200 mL 以上的积液时，经穿刺能吸出腹腔液做检查，阳性率较高。但应注意，腹腔穿刺液出现阴性结果时，也不可轻易排除结肠损伤的可能。

### 3. 直肠指诊

远端结肠损伤在进行直肠指诊中通常指套有血迹，即使未有血染，也不能排除结肠损伤存在的可能性。

**4. 导尿**

借此可以排除泌尿性损伤，具有十分重要的鉴别诊断价值。

**5. 腹腔灌洗术**

对腹部钝性伤疑有结肠损伤时，采用腹腔灌洗术灵敏度可高达95%以上。

**6. 腹腔镜检查**

不仅可以了解损伤部位，还可以观察损伤程度。

**7. 剖腹探查术**

对伤情较复杂严重而诊断难以确定的患者，若经细致观察分析后仍不能确诊结肠损伤的，应及早行剖腹探查术以免误诊或漏诊。同时，对腹部伤在剖腹探查的同时不要忽略结肠的系统探查，方能提高结肠损伤的早期诊断处理率。

## 四、鉴别诊断

**1. 小肠损伤**

症状、体征与结肠损伤均相似。腹腔诊断性穿刺和灌洗液中可抽到食物纤维、胆汁；CT检查显示小肠壁缺损、肠周围积液和小肠壁血肿可作为诊断小肠损伤的金标准。

**2. 十二指肠损伤**

早期疼痛较轻，全身情况稳定，体格检查阳性体征少。钡餐检查造影剂从肠腔外溢，十二指肠黏膜呈"弹簧样"，根据X线征象可诊断为十二指肠损伤。

**3. 直肠损伤**

有损伤的病因，同时出现下腹剧痛，并可弥漫至上腹部，而且有腹肌紧张、压痛、反跳痛，叩诊有肝浊音区缩小或消失，并在较晚期出现低血压、高热、寒战、腹胀。行腹腔穿刺，可有肠内容物、血液抽出。

## 五、治疗

结肠损伤应及时进行手术探查和治疗。手术时间越早，个体越年轻，全身情况越好，腹腔污染及腹膜炎越轻者，效果越好，否则越差。损伤后2~4 h施行手术，效果最佳；手术每延迟4 h，死亡率将提高15%。手术方法有以下几种。

### （一）一期修复术

**1. 适应证**

手术前患者血压大于80/60 mmHg（10.7/8.0 kPa）；肠穿孔较小，外溢肠内容物很少，腹腔粪便污染局限于结肠破裂周围；创伤至手术时间少于8 h；失血量少于1 000 mL;结肠损伤肠壁血运良好，不需要切除，肠壁能一期关闭腹部创伤。

**2. 禁忌证**

结肠中度、重度损伤。

**3. 操作要点**

连续硬膜外阻滞或全身麻醉。手术时患者取平卧位，用碘酊、乙醇消毒皮肤，铺无菌手术单，在上腹至耻骨的正中做切口，游离损伤段结肠，分离结肠系膜，吻合结肠断端，充分冲洗腹腔，并吸尽腹腔内冲洗液，关腹。注意引流置于吻合或修补处的附近，不可与吻合口直接接触。术后胃肠持续减压至肛门自动排气。

## （二）损伤肠段外置术

### 1. 适应证

游离段肠袢局部清创后做无张力缝合并提出腹腔外；缝合后疑有不安全因素应外置造瘘的某些病例，如血浆蛋白过低、老年人或感染严重；短距离两处以上损伤；损伤部结肠的远端不存在第 2 处损伤；术后无法接受良好治疗和无法留治观察者。

### 2. 禁忌证

轻度结肠损伤。

### 3. 操作要点

连续硬膜外阻滞或全身麻醉。手术时患者取仰卧位。按一期修复术的方法将损伤肠段修复。通过戳创伤口将修复的损伤肠段引到腹壁外，腹壁创口不可太小，以防止狭窄，一般 5～7 cm 为宜。在系膜上无血管区戳 1～2 个小孔，两个小孔间距离为 4～5 cm，置 1 根或 2 根两端套有橡皮管的玻璃棒以支撑结肠不使回缩。注意外置肠袢应保持湿润，以防止发生浆膜炎而裂漏。观察 7～10 d，如修补缝合部已愈合，则还纳腹腔，否则可在床边直接改为外置造瘘术。

## （三）肠管外置术

### 1. 适应证

患者全身情况很差，如严重休克；腹腔污染严重；肠管损伤严重者。

### 2. 禁忌证

轻度结肠损伤。

### 3. 操作要点

连续硬膜外阻滞或全身麻醉。手术时患者取仰卧位。将损伤肠管拖出置于腹壁外，待患者情况好转，再次手术处理及放回损伤的肠管。

## （四）结肠造口闭合术

### 1. 适应证

结肠造口后 2～3 周，钡剂灌肠或结肠镜证实远段结肠梗阻已解除者。

### 2. 禁忌证

患者全身状况不好，局部有炎症或结肠远端未通畅者。

### 3. 操作要点

连续硬膜外阻滞。手术时患者取仰卧位。用聚维酮碘纱布堵塞造瘘口，在黏膜与皮肤交界线外 3～4 cm，沿结肠造口周围一圈切开皮肤。提起造口边缘，沿切口向深部分离，显露结肠浆膜层，将结肠浆膜与周围皮下脂肪分离，直达前鞘筋膜。显露前鞘筋膜缘，剪除其周围 1～2 cm 的皮下脂肪，然后分离结肠壁与前鞘筋膜缘，直至腹腔。进入腹腔，即可用示指深入，轻轻分开横结肠附近粘连，然后在示指保护下将结肠与前腹壁完全分离。游离出造口肠袢 5～6 cm，切除造口皮肤缘，一般需修剪 3～4 cm 造口缘的正常结肠壁，仔细检查肠壁有无损伤。若缝合的肠壁有明显张力，需扩大切口，充分游离横结肠，甚至需游离结肠肝曲，然后切除造口肠袢，分两层做端端吻合。回纳已缝闭或吻合的肠袢，用抗生素溶液冲洗伤口，再逐层缝合腹膜及后鞘、腹直肌前鞘。由于一期缝合皮肤容易发生伤口污染，故可视伤口污染情况，皮下置引流条缝合皮肤，或用纱布松散地填塞皮下，待肉芽生长后做二期缝合。术后持续胃肠减压 1~2 d，术后 3~4 d 开始流质饮食，术后 1 周内禁止灌肠。

## （五）其他疗法

用于术前、术中及术后针对革兰阳性菌和厌氧菌引起的与感染相关的并发症的治疗。世界卫生组织（WHO）推荐应用"金三联"，即甲硝唑、庆大霉素、氨苄西林三者交替静脉给药。但并不反对使用其他新型抗生素，应做到合理使用，鼓励做药物敏感试验。此外，可在加强局部处理的情况下，适当应用全身较少使用的抗生素做局部应用。

（刘欢欢）

# 第二节 直肠、肛管损伤

直肠、肛管损伤多由外伤引起，有时只是腹膜外损伤，重者可损及腹腔内，常有其他内脏损伤或骨折，并发症多，可造成肛门、肛管和直肠狭窄及肛门失禁。其临床特点为：①直肠内容物为成形粪便，细菌含量较多，一旦直肠、肛管损伤，极易感染，对患者危害大；②直肠下端周围组织间隙多，内充有较多的疏松脂肪组织，血运差，易感染，且极易向周围组织扩散，常伴有其他组织器官的损伤；③因发病率低，临床医生诊治此类损伤的经验不足，易于误诊或漏诊。直肠、肛管损伤较结肠损伤少见，平时其发生率占腹部外伤的 0.5%~5.5%，战时为 10% 左右。如果诊断和治疗不及时，死亡率达 5.7%~16.7%。

## 一、病因

直肠、肛管损伤的病因大致分为以下几类。

**1. 火器伤**

弹头、弹片及各种飞行器，多见于战时，经直肠周围组织穿入肠腔，常并发其他损伤。

**2. 穿刺伤**

各种尖锐金属利器，战时多见于刀刺伤，平时多见于斗殴、凶杀、抢劫等治安事故。意外事故如高处跌落、坐于尖锐硬物上，直接刺入膀胱直肠。还可见于骨盆骨折，可刺伤直肠并容易损伤尿道、膀胱和阴道。农村还可见牛角顶伤。

**3. 钝性暴力伤**

当腹部突然受到挤压时，肠道内的气体可能挤入直肠而引起肠壁破损。举重、排便以及分娩时用力过猛，有时会造成直肠破裂。矿井或隧道塌方、建筑物倒塌、车祸等钝性暴力打击，可广泛撕裂肛门皮肤、肛管、肛门括约肌和直肠。

**4. 异物损伤**

吞下的尖锐异物，如鸡（鱼）骨、义齿、铁钉、别针、牙签等，或由肛门插入的异物，如啤酒瓶、木棒、手电筒、大玻璃杯等，可直接损伤肠管；由肛门灌入腐蚀性物质也可损伤肛管直肠。

**5. 医源性损伤**

内镜插镜或息肉电切时引起，或钡剂灌肠时因患者肠壁套叠受压过久，再加上压力过大，可致穿孔。盆腔内手术如膀胱全切除术，会阴部手术如后尿道修补术，以及阴道内和骶尾部手术操作不当均可引起误伤直肠或肛管。内痔或直肠脱垂注射，由于注射部位不当，注射药量过大或误用药物，可造成化学性损伤。测肛门温度时，体温表断裂割伤肛门。

**6. 放射性损伤或烧伤**

直肠盆腔的恶性肿瘤长期行放射治疗，可有肠黏膜及周围组织的损伤、坏死，引起放射性直肠炎。肛管及肛周烧伤后造成肛管及肛门口部狭窄，而产生排便障碍。

直肠、肛管损伤的病理改变，视病理损害的部位、程度、范围、时间及有无并发伤等而定。仅伤及浆膜层或黏膜而无全层破裂者，一般不会产生严重后果；若伴有大血管、骶前静脉丛损伤，可致大出血，以致发生失血性休克，甚至死亡。腹膜内直肠破裂可致弥漫性腹膜炎，腹膜外直肠破裂可致严重的盆腔蜂窝织炎，直肠后壁和侧壁损伤可引起直肠后间隙感染。这些损伤所致的感染，可造成严重的毒血症、败血症，甚至发生中毒性休克致死。肛管损伤可因括约肌本身的损伤、感染、瘢痕挛缩及括约肌功能障碍等而发生肛门失禁或肛门狭窄，还可形成损伤瘘或窦道。

## 二、临床表现

### （一）症状

**1. 腹痛**

腹痛为直肠、肛管损伤最常见的症状。腹膜内损伤有下腹疼痛，以后有腹膜炎症状和体征；腹膜外损伤疼痛不如腹膜内损伤严重，一般无腹膜炎症状。如有骨盆骨折、膀胱和尿道破裂，耻骨部可有疼痛。

**2. 肛门流血**

直肠或肛管损伤常引起肛门流出血性液体，此为诊断直肠或肛管损伤的一个重要标志。有时伴有肛门坠胀。

**3. 严重感染的征象**

腹膜内直肠破裂可致弥漫性腹膜炎，腹膜外直肠破裂可致严重的盆腔蜂窝织炎，直肠后壁和侧壁损伤可引起直肠后间隙感染。这些损伤所致的感染可造成严重的毒血症、败血症，甚至发生中毒性休克致死。

### （二）体征

（1）腹膜刺激征：腹膜内直肠损伤可见腹部有明显的压痛、反跳痛、腹肌紧张，肝浊音界缩小或消失，肠鸣音减弱。

（2）直肠指诊时疼痛，指套上常染有血迹，或于直肠下段可触及裂口。肛管或直肠下段损伤时，直肠指诊可发现损伤部位、伤口大小及数量。当损伤部位置较高时，指诊不能达到而指套染血是一明确的指征，直肠指诊还可判断肛门括约肌的损伤情况，为治疗提供参考。

（3）腹腔穿刺到血性液体或粪臭味浑浊渗出液。

## 三、辅助检查

**1. X 线检查**

有时可见膈下游离气体或腹膜后气肿。骨盆 X 线摄片、骨盆骨折的错位情况，有助于判断直肠损伤的诊断。如为非穿透伤，可经 X 线确定金属异物的位置，也可粗略估计伤道的走向。当疑有直肠、肛管损伤时，禁止做灌肠检查，以免加速感染扩散。

**2. 超声、CT 扫描或腹膜腔冲洗**

有助于内脏损伤的诊断。但要注意的是，只有在腹腔内有足够的血和（或）液体时，才能发现损伤，且有赖于操作者的经验。血流动力学稳定的患者首选影像学检查，腹腔内游离液体是肠道损伤时 CT 最常见的影像学改变，直肠内灌注造影剂对于明确肠道断裂（不连续）、造影剂外溢等提示直肠损伤是必要的。

**3. 肛门直肠镜检查**

因不需要特殊的准备，检查方便，对于怀疑的患者可首先进行检查。如直肠指诊为阴性，又疑有直肠损伤，可行直肠镜检查；但应在病情允许时进行，不能作为常规应用。直肠镜检查可见直肠伤口或证明腔内积血，可根据伤情决定在检查室还是在手术室进行。

**4. 结肠镜检查**

如高度怀疑肛管直肠损伤，特别是直肠损伤存在，但未发现明确证据的，可考虑行结肠镜检查。但是注意不要灌肠，以防加重腹腔感染。进镜时尽量少注气，动作需轻柔，以防扩大直肠裂口。一旦明确诊断，立即退镜，不可试图插镜至回盲部。

**5. 直肠腔内超声**

直肠腔内超声不仅可以发现直肠后的血肿和脓肿，还可发现直肠、肛管损伤时肛门括约肌损伤的长度、部位，利于术中探查。

## 四、鉴别诊断

直肠损伤，若为腹内部分，易与结肠损伤相混淆；盆腔部分易与患者原有的周围炎相混淆，同时应注意有无并发膀胱及尿道损伤。根据既往史、损伤史及手术探查一般可以鉴别。

## 五、治疗

### （一）外治法

肛门直肠损伤后，伤口可用复方紫草油纱条或油纱条换药引流。若伤口肉腐脓多，换药时可掺以渴龙奔江丹，待腐去新生。创面肉芽鲜嫩，则用生肌散或生肌玉红膏换药收口。伤口周围红肿、炎症明显，可用金黄散外敷。肛内可注入熊珍膏或放入熊珍栓，以清热解毒、生肌止痛。

### （二）手术疗法

除腹膜内直肠针尖状的小穿透伤可行保守治疗外，直肠、肛管损伤原则上应尽早采取手术治疗。手术越早，腹腔内及直肠周围组织感染程度则越轻，预后越好。当伴有创伤失血性休克时，应先行抗休克治疗以挽救患者生命，然后尽早手术。按部位的不同，可分为 3 种情况。

**1. 腹膜内直肠损伤**

有肠道准备的内镜检查、肠内息肉电切时损伤和术中误伤直肠等，可立即缝合伤口并盆腔引流，而战伤、直肠广泛伤及位置低、时间长和感染严重的直肠损伤，都应在损伤的近侧（乙状结肠）做去功能性结肠造瘘，远侧肠道大量盐水冲洗并彻底清除粪便后关闭远端。直肠破裂处在剪去坏死组织后缝合，并置盆腔引流。待患者伤口愈合后，再择期手术，端端吻合关闭肠瘘。

**2. 腹膜外直肠损伤**

即腹膜反折以下直肠损伤。仍应于近侧乙状结肠处做去功能性结肠造瘘，远侧冲洗后关闭残端。若破口在腹膜反折线附近，可游离直肠周围，显露直肠破口进行缝合或定位缝合，然后将盆腔腹膜缝于破口近侧直肠，使裂口位于腹膜外，并在腹膜外裂口附近放置负压引流。破孔小而位置低且污染不重者可不修补。低位直肠损伤经腹腔不易修补者，在经上述腹腔处理后再关闭腹腔；然后改为侧卧位，骶尾部消毒铺巾后，在尾骨上做纵切口，游离切除尾骨，切开直肠周围的筋膜，止血后进入骶骨前凹和直肠周围间隙，清除血肿中的血块、异物和骨折片，反复清洗后将直肠裂口缝合或定位缝合，骶骨前放置香烟卷式引流，由切口引出并缝合部分伤口。待裂口及伤口均愈合后再二期关闭结肠造瘘口。

**3. 肛门和肛管的损伤**

若仅有较表浅的肛门和肛管损伤，可不做造瘘，但应彻底清创，尽可能地保存健康组织，对内外括约肌更应妥善保存和修补；黏膜和周围组织应予缝合，而皮肤可不缝合或部分缝合，以利引流。若损伤严重、伤口过大，甚至有少量组织缺损，则应做乙状结肠去功能造瘘，远侧彻底冲洗后关闭残端，随后关腹腔。然后转到会阴，修复直肠、肛管的黏膜、括约肌、皮下组织和皮肤并做引流。若组织缺损较多，应尽可能将周围组织转移到缺损区以补充缺损组织，尽可能地保留直肠、肛管的完整，残余括约肌应尽可能修复或做定位缝合，以利将来的功能恢复。只有广泛性的组织缺损和坏死的毁伤性损伤，才可考虑做会阴切除和永久性的腹壁人工肛门。

## （三）其他疗法

**1. 抗感染与全身支持治疗**

大肠内的粪便中有大量细菌，可造成伤口的严重感染，故术前、术中及术后及时大剂量联合应用抗生素十分必要。选用抗生素时须兼顾抗需氧菌及抗厌氧菌，同时术中和术后可进行分泌物培养和药物过敏试验，以便及时调整使用抗生素。严重的创伤、出血，术后进食和消耗，以及术后创口的大量液体渗出等，均可致患者的内环境失衡及营养、能量的不足，故应及时注意纠正水、电解质失衡，少量多次输血、血浆或白蛋白等，有条件者还应进行全静脉内营养支持。

**2. 术后全肠内营养（TEN）**

可经小肠造瘘或经口给予，据患者具体情况，选用不同的要素合剂，如复方要素合剂、加营素、活力康、复方营养要素等。其中含有多种氨基酸、糖、脂肪、维生素、微量元素，比例搭配合理，各种成分均为元素状态，容易吸收、利用，含渣滓量少，用后排便很少，特别适合肠道疾病患者采用，使用简便，并发症少，容易监测。

**3. 引流处理**

放入腹内的引流以采用硅胶管为宜，如引流通畅、患者无发热，可于术后 3 ~ 5 d 拔掉；如有感染，可每天用 0.1% 甲硝唑溶液冲洗，直至感染控制再拔掉引流管。会阴部的引流，术后可安置负压袋，3 ~ 5 d 后即可拔除。

（刘欢欢）

# 第三节 结肠癌

结肠从盲肠开始至乙状结肠末端，在这一范围内的肿瘤，统称结肠癌。通常包括盲肠癌、右半结肠癌、横结肠癌、左半结肠癌、乙状结肠癌。结肠癌是消化道中常见的恶性肿瘤。结肠的部位不同，其解剖生理特性也有所不同。

## 一、结肠的特点

**1. 右半结肠的特点**

（1）盲肠及升结肠的蠕动较小，较密，粪便在右半结肠呈稀糊状。

（2）肠壁较薄，肠腔较大，故右半结肠发生梗死的比例较小，约17.4%。

（3）血液循环与淋巴组织丰富，吸收能力强，因而全身中毒症状较其他部位大肠癌、肛管癌明显严重。

**2. 左半结肠的特点**

（1）粪便由糊状变成半固体或固体状。

（2）肠腔较右半结肠狭窄，故而发生肠梗阻。

（3）距离肛门近。

## 二、临床表现

结肠癌主要有下列几组症状。

### （一）排便习惯与粪便形状的改变

这常为最早出现的症状。改变了平时正常的排便时间与次数，多表现为排便次数增加、腹泻、便秘，粪便中带血、脓或黏液。

**1. 血便**

结肠癌血便主要是由于炎症、血运障碍与机械刺激等因素引起，导致癌灶表面黏膜发生糜烂、溃破，甚至癌灶本身破裂出血。几乎所有患者均主诉血便。在癌肿局部出血的早期，出血量较少，肉眼不易发现，仅大便隐血试验为阳性。出血量大时，血便则肉眼可见。直肠肛管癌出血属下消化道出血，血便呈暗红色或鲜红色；位于右半结肠或更靠近回盲部的癌灶，出血在肠腔内停留时间较长，也可排出黑便或柏油便，常被患者忽视，因时间较长，故表现出慢性贫血状态，全身乏力与消瘦。出血量的多少与癌肿大小不成正比，血便亦非癌肿所特有，应与许多疾病鉴别，如肠结核、克罗恩病、溃疡性结肠炎、痔疮、肛瘘等。

**2. 黏液血便或脓血便**

由于大肠肛管癌所处的特殊部位与环境恶化，几乎所有患者粪便中都混有脓液与黏液，形成黏液血便与脓血便。尤其绒毛状腺癌分泌大量黏液，有明显的黏液便。溃疡型大肠癌由于溃疡常伴有继发感染，故常出现脓血便或黏液便。右半结肠癌所分泌的黏液，由于肠蠕动细弱而频繁，使黏液与糊状粪便均匀混合，肉眼难以发现；而左半结肠癌粪便基本成形，黏液与粪便不相混合，易被发现。

**3. 排便习惯改变**

结肠癌患者往往改变了既往的排便习惯，表现出便秘、便稀、排便次数较多，以及里急后重感。排便习惯的改变主要是由于癌肿本身对肠道的刺激，以及癌肿继发感染，局部渗出或黏液的分泌增多，而引起肠道功能紊乱。临床上主要表现出便稀或便秘，有时便稀与便秘交替出现。一般是便稀出现在前，便秘出现在后，因便秘大多是急性或慢性肠梗阻引起的较晚期表现。上述表现以左半结肠以下部位肿瘤患者居多，越靠近大肠远端的症状越明显，尤其是便稀与大便次数增多，有时一天可达数十次并伴有里急后重与排便不尽的感觉。

## （二）腹痛

腹痛是早期症状之一，发生率为 60% ~ 81% 。常为定位不确切的持续性隐痛，或仅为腹部不适或腹胀感。出现肠梗阻时，腹痛加重或为阵发性绞痛。腹痛主要是由于：①癌灶局部侵犯，尤其达黏膜下层及肌层时，疼痛的程度与频率随癌灶侵犯范围的扩大而加深；②腹痛可因癌灶刺激肠道而引起；③癌肿透过肠壁引起周围炎症，以及与腹膜或周围脏器粘连造成牵引痛；④癌肿引起肠梗阻时发生阵发性腹痛；⑤癌肿引起肠穿孔时发生急性腹膜炎而出现腹膜刺激征。

## （三）腹部肿块

腹部肿块多为癌肿本身，有时可能为梗阻近侧肠腔内的积粪。肿块大多坚硬，呈结节状。如为横结肠和乙状结肠癌，可有一定活动度。而癌灶在升结肠、结肠肝曲或脾曲时，则肿块的活动度较小。癌肿穿透并发感染时，肿块固定且有明显压痛。腹部包块是结肠癌的主要表现之一，其发生率在右半结肠癌中占就诊患者的 79%，在左半结肠癌中占就诊患者的 20% ~ 40% 。

## （四）肠梗阻症状

肠梗阻症状一般属结肠癌的晚期症状，多表现为慢性低位不完全性肠梗阻，主要症状是腹胀和便秘，腹部胀痛或阵发性绞痛。当发生完全梗阻时，症状加剧。左侧结肠癌发生的概率较右侧结肠癌高，甚至有时以急性完全性肠梗阻为首先出现的症状。因此，当患者尤其是老年人出现阵发性腹痛、腹胀、排便排气停止、呕吐、肠鸣音亢进等下消化道梗阻的临床表现时，应考虑结肠癌的可能性。

## （五）急性弥漫性腹膜炎

一般属于结肠癌的晚期并发症，结肠癌并发肠穿孔而致急性弥漫性腹膜炎者占结肠癌患者的 6% 左右。在肠穿孔发生前常伴有不同程度的低位肠梗阻，在此基础上患者突然出现腹部剧痛、发热、腹部压痛与反跳痛等腹膜刺激征，并发全身中毒症状者，应考虑结肠癌并发急性肠穿孔的可能。

## （六）全身症状

由于慢性失血、癌肿溃烂、感染、毒素吸收等，患者可出现贫血、消瘦、乏力、低热等恶病质症状。

## （七）其他症状

病情晚期可出现肝大、黄疸、水肿、腹水、直肠前陷窝肿块、锁骨上淋巴结肿大及恶病质等。由于癌肿的病理类型和部位不同，临床表现也有区别。一般右侧结肠癌以全身症状、贫血、腹部肿块为主要表现，左侧结肠癌则以肠梗阻、便秘、腹泻、便血等症状为显著特征。

## 三、诊断

结肠癌早期症状多不明显，易被忽视。凡中年以上有下列表现而又原因不明者，应警惕结肠癌的可能。

（1）近期内出现排便习惯改变或持续性腹部不适、隐痛或腹胀。

（2）粪便带血、脓或黏液。

（3）进行性贫血和体重减轻、乏力等。

（4）腹部肿块。

对可疑患者应采取下列措施进一步检查。对怀疑为乙状结肠癌时，可用乙状结肠镜检查，其他部位的结肠癌可行 X 线钡剂灌肠或气钡双重对比造影检查，以及纤维结肠镜检查，不难明确诊断。

B 超和 CT 扫描检查对了解腹部肿块和肿大淋巴结，发现肝内有无转移等均有帮助。约 60% 的结肠癌患者血清癌胚抗原（CEA）值高于正常，但特异性不高，对手术后判断预后和有无复发有一定帮助。

## 四、治疗

结肠癌的治疗原则是早期发现、切除为主、综合疗法。

### （一）结肠癌根治性手术

它的切除范围须包括癌肿所在的肠袢及其系膜和区域淋巴结。

**1. 右半结肠切除术**

适用于盲肠、升结肠、结肠肝曲的癌肿。对于盲肠和升结肠癌，切除范围包括右半横结肠、升结肠、盲肠，以及长 15 ~ 20 cm 的回肠末段，做回肠与横结肠端端或端侧吻合。对于结肠肝曲的癌肿，除切除上述范围外，还需切除横结肠和胃网膜右动脉组的淋巴结。

**2. 横结肠切除术**

适用于横结肠癌。切除范围包括肝曲和脾曲的整个横结肠，以及胃结肠韧带的淋巴结组（图 10-1），行升结肠和降结肠端端吻合。倘若因两端张力大而不能吻合，对偏右侧的横结肠癌可切除升结肠、盲肠，然后做回肠与降结肠吻合；对偏左侧的横结肠癌，则可切除降结肠，行升结肠、乙状结肠吻合术。

**3. 左半结肠切除术**

适用于结肠脾曲和降结肠癌。切除范围包括横结肠左半部、降结肠，并根据降结肠癌位置的高低切除部分或全部乙状结肠（图 10-2），做结肠间或结肠与直肠端端吻合术。

**4. 乙状结肠癌的根治切除术**

要根据乙状结肠的长短和癌肿所在的部位，分别采用切除整个乙状结肠和全部降结肠，或切除整个乙状结肠、部分降结肠和部分直肠（图 10-3），做结肠直肠吻合术。

在结肠癌手术切除的具体操作中，首先要将肿瘤所在的肠管远近端用纱布条扎紧，以防止癌细胞在肠腔内扩散、种植，随即结扎相应的血管，以防止癌细胞血行转移，然后进行肠管切除。

结肠手术的术前准备十分重要，常用的是口服肠道抗生素、泻药以及多次灌肠的方法。

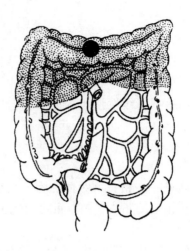

图 10-1　横结肠切除术的切除范围

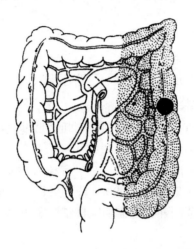

图 10-2　左半结肠切除术的切除范围

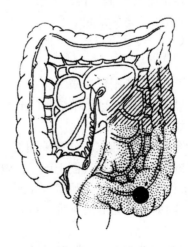

图 10-3　乙状结肠癌的根治切除术的切除范围

外科手术切除一直是治疗结肠癌的主要手段，虽然现代外科手术有长足发展，尽管手术切除率及根治性切除率不断提高，但部分患者就诊时失去彻底治愈的机会，即使能施行根治性切除，其中还会有部分患者复发或转移。单纯依靠外科手术提高治愈率已相当困难，因此广大医务人员已开始探索综合治疗，多学科合作治疗结肠癌是治疗癌肿的趋势。

## （二）化学治疗

结肠癌围手术期辅助化学治疗（简称化疗），目前十分受重视，每种化疗药物有不同的用药方案，如丝裂霉素＋氟尿嘧啶（MF）方案、西氮芥＋氟尿嘧啶（MeF）方案、氟达拉宾＋泼尼松（FP）方案、西氮芥＋长春新碱＋氟尿嘧啶（MCF）方案、氟尿嘧啶＋多柔比星＋丝裂霉素（FAM）方案等。每种化疗药物均有毒性反应，要严格掌握指征，期待对结肠癌更有效、毒性反应更低的药物出现。

## （三）免疫治疗

免疫治疗包括防御、平衡、监视三大功能。肿瘤免疫是人体免疫系统对肿瘤的识别、排除、耐受等性能的总称。机体抗肿瘤的免疫效应机制十分复杂，包括体液免疫及细胞免疫：①抗体的抗瘤效应，对防止肿瘤转移有一定作用；②T 细胞的抗瘤作用，直接杀伤肿瘤细胞；③自然杀伤细胞（NK）的抗瘤作用具有抗肿瘤效应，具有吞噬而杀灭体内癌细胞的功能；④吞噬细胞抗瘤作用；⑤细胞因子的抗瘤作用，它包括白介素（IL）、干扰素（IFN）、肿瘤坏死因子（TNF）与抗人巨噬细胞活化因子（MAF）等，这些因子可杀伤肿瘤细胞。

肿瘤的免疫治疗就是采用各种方法，包括主动的或被动的，特异性的或非特异性的方法，还有过继免疫、基因治疗等，用以提高人体免疫系统的功能，调动人体免疫防御系统，以及调动人体免疫监视系统的作用，以达到遏制肿瘤生长，破坏或削减肿瘤细胞的目的。

免疫治疗肿瘤将是今后综合治疗肿瘤中一种不可缺少的新方法。但在临床研究与应用中仍存在许多问题，有待进一步研究解决。

## （四）中医中药治疗

中医依据辨证施治的原则，正确处理整体与局部的辨证关系，按轻重缓急灵活变通，常采用不同的治疗方法，如清热解毒、活血化瘀、扶正固本、以毒攻毒、软坚散结、化痰利湿等。中药在结肠癌的治疗中有许多特色：①某些中药确有抑癌作用，但作用弱而缓和；②能改善症状，提高生存质量；③药物本身不良反应较轻；④能辅助或增强其他治疗方法（化疗、放疗等）的作用。总之，中医中药是中医学的宝库，在不断开发和提高，在肿瘤的防治工作中起到很大作用。

## （五）其他疗法

### 1. 放射治疗

放射治疗（简称放疗）是用电离辐射（X 射线、γ 射线、电子线或中子线等）治疗恶性肿瘤的方法。在结肠癌的治疗中较少采用，只作为手术综合治疗的一种辅助方法。

### 2. 生物治疗

生物治疗在肿瘤治疗中有一定作用，对体内以临床形式存在的肿瘤细胞可起到杀伤作用。

### 3. 其他的加热治疗

冷冻治疗、激光治疗等在结肠癌的治疗中已开始运用。

（杨　栋）

# 第四节　直肠癌

直肠是大肠癌的好发部位，直肠癌的发病率高。直肠癌患者年龄多在 40 岁以上，但 40 岁以下也不少见。男、女比例为（2~3）:1。癌肿多在直肠下 2/3 部位，通过直肠指诊可扪及。提高直肠癌手术根治率和延长生存期的关键是早期诊断和早期的合理治疗。直肠癌发病原因不甚清楚，可能与高脂肪、高蛋白、低纤维素饮食、腺瘤癌变、炎症性肠病、血吸虫病虫卵在直肠黏膜沉积等因素有关。

## 一、临床表现

### （一）症状

直肠癌早期可无症状，随着癌灶逐渐增大，可产生一系列症状。

**1. 便血**

便血是直肠癌最常见的症状，但常被患者忽视。便血多为红色或暗红色，混有粪便的黏液血便或脓血便，有时伴有血块、坏死组织。上述症状是癌肿增殖后血运发生障碍、组织坏死糜烂、溃破感染、溃疡形成的后果。

**2. 大便习惯改变**

由于肿块及其产生的分泌物的刺激，患者可产生便意频繁、排便不尽感、里急后重等症状，但排出物多是黏液脓血状物。最初这些"假性腹泻"现象多发生在清晨起床不久，称为晨起腹泻。以后次数逐渐增多，甚至晚间不能入睡，改变了往日大便习惯。

**3. 肠道狭窄及梗阻现象**

癌肿绕肠壁周径浸润，使肠腔狭窄，尤其在直肠乙状结肠交界处，多为狭窄型硬癌，极易引起梗阻现象。直肠壶腹部癌，因多是溃疡型，并且壶腹部较宽阔，一般 1~2 年才引起狭窄梗阻，常表现为便条变细、排便困难、便秘、腹部不适、腹胀及疼痛。由于粪便堆积，在梗阻上段乙状结肠部位，有时在左下腹部，均可扪及条索状肿块。

**4. 肛门疼痛及肛门失禁**

直肠下段癌如浸润肛管部可引起局部疼痛；如累及肛管括约肌，则可引起肛门失禁，脓血便经常流出，污染内裤；癌肿感染或转移，可引起腹股沟淋巴结增大。

**5. 其他**

直肠癌晚期如浸润其他脏器及组织，可引起该处出现病变症状。侵犯骶神经丛，可使骶部及会阴部疼痛，类似坐骨神经疼痛；侵犯膀胱、前列腺，可引起膀胱炎、尿道炎、膀胱直肠瘘、尿道直肠瘘；女性可引起阴道直肠瘘，阴道部排出粪便及黏液脓血；肝转移后可出现肝大、黄疸、腹水等症状；全身症状可有贫血等恶病质现象；有时还可出现急性肠梗阻、下消化道大出血及穿孔后引起弥漫性腹膜炎等症状。

### （二）体位

直肠指诊是直肠癌的首要诊断方法，约 90% 的直肠癌可经指检检出。在手指可探及的范围内如能触到直肠肿块，应注意肿块的大小、形状、质地、活动度、位置、与肛缘的距离长短、侵犯肠管壁周径等。

## 二、辅助检查

**1. 直肠镜或乙状结肠镜检查**

直肠指诊后应做直肠镜检查，在直视下协助诊断，观察肿块的形态、上下缘以及与肛门缘的距离长短，并取肿块组织做病理切片检查，以确定肿块性质及其分化程度。位于直肠中、上段的癌肿，手指无法触及，采用乙状结肠镜检查是一种较好的方法。

**2. 钡剂灌肠**

可对直肠癌进行定位、筛选。

**3. 腔内 B 超检查**

用腔内探头可检测癌肿浸润肠壁的深度及有无侵犯邻近脏器；内镜超声也逐步在临床应用，可在术前对直肠癌的局部浸润程度进行评估。

**4. CT 检查**

可以了解直肠癌盆腔内扩散情况，有无侵犯膀胱、子宫及盆壁，是术前常用的检查方法。腹部 CT 也可扫描有无肝转移癌。

**5. 肿瘤标志物**

目前公认的对于大肠癌诊断和术后监测有意义的肿瘤标志物是癌胚抗原（CEA）。但 CEA 作为早期结、直肠癌的诊断方法尚缺乏价值，其主要用于预测直肠癌的预后和监测其有无复发。

**6. 其他**

低位直肠癌伴有腹股沟淋巴结肿大时，应行淋巴结活检。癌肿位于直肠前壁的女性患者应做阴道检查及双合诊检查。男性患者有泌尿系统症状时应行膀胱镜检查。

## 三、治疗

### （一）腹腔镜直肠手术

1991 年，Fowler Franclin 和 Jacobs 完成世界上首例腹腔镜结肠手术，开创了腹部外科手术的新时代。但在结肠癌腹腔镜发展和直肠癌腹腔镜技术发展历程上也有不同，直肠癌腔镜技术应用相对滞后。对该技术的顾虑来源于手术的安全性和效果，而规范化操作是该技术顺利开展的前提。

全直肠系膜切除术（TME）是英国的 Heald 等于 1982 年提出的，又称直肠周围系膜全切除（CCME）。TME 主要适用于无远处转移的直肠中下部 $T_1 \sim T_3$ 期直肠肿瘤，且癌肿未侵犯脏层筋膜，大多数适合低位前切除者，基本上均可采用 TME。

腹腔镜 TME（LTME）手术野可在电视屏幕上放大 6 倍，在清晰的视野下用超声刀锐性剪开组织，出血少。视角自由是腹腔镜手术特有的技术优势，开腹手术常规只有自上而下的垂直视角，在处理中、低位直肠癌时存在一定困难；而在腹腔镜手术中，镜头可以从任意角度近距离观察术野，使术者可以清楚看见所处理的组织层次。在锐性分离骶前筋膜和直肠深筋膜之间的疏松结缔组织间隙时，判断和入路选择更为准确。利用腹腔镜特有的可抵达狭窄的骨盆并放大局部视野的光学特点，用超声刀直视下锐性分离骶前间隙，可使直肠深筋膜完整，较开腹手术解剖层次清晰，能更有效地避免损伤盆腔内的邻近组织。同时可以游离切断直肠系膜达肿瘤下端 5 cm 以上，在距肿瘤下端 2 cm 以上使直肠纵肌显露。在剔除肠系膜根部动脉、静脉血管周围的脂肪及结缔组织时，清晰的视野使肠系膜根部动脉、静脉血管骨骼化更加准确。

**1. 适应证**

腹腔镜直肠癌的手术适应证与开腹手术类似，肥胖、肿瘤体积较大和盆腔狭小等情况下，腹腔镜手术适应证的把握受术者技术水平等因素影响，此时应综合分析，以取得最佳根治效果、避免术中并发症和减少手术创伤等为原则。腹腔镜直肠癌手术中转率在 6.1% ~ 12%，控制中转率的关键是掌握适应证。

**2. 禁忌证**

（1）伴有不能耐受长时间气腹的疾病：如严重的心肺疾患及感染。腹腔镜下结直肠手术，手术空间靠气腹建立，手术野的显露要依靠调整体位，依靠重力作用使内脏垂于病变或操作部对侧，从而显露手术区域。腹腔镜直肠手术往往游离范围广，常需在手术过程中变换体位方能切除肠段。体位过度调整，加上持续的气腹压力，会使腔静脉回流阻力增大，膈肌上抬，心肺活动受限，导致血流动力学改变。

（2）凝血功能障碍：患凝血功能障碍性疾病时，无论是开腹手术还是腹腔镜手术，都可能导致术中难以控制的出血。腹腔镜手术对出血尤为敏感，极少的出血都可使视野亮度降低，解剖层次不清，术野模糊。所以，对于常见凝血功能障碍，尽可能于术前予以纠正，以降低手术风险。

（3）腹腔镜技术受限的情况：常见的有病理性肥胖、腹内广泛粘连、并发肠梗阻、妊娠等。不少腹腔镜技术受限的禁忌证是相对概念，病理性肥胖很难有确切的界定，将肥胖纳入禁忌证是因为肥胖患者腹腔镜手术空间显露受限，解剖层次不清，一些重要结构标志的辨认困难，对操作者的技能及专业分析综合能力要求高。腹内广泛粘连导致腹腔镜手术困难，不能用常规方法一次性建立气腹获得操作空间，应选择远离原手术切口的区域以开放式建立气腹，分离腹内粘连，获得手术操作空间。所以，肥胖患者、腹内广泛粘连的腹腔镜手术，需要操作者具备丰富的腹腔镜操作技术和经验，以及扎实的专业功底。

（4）晚期肿瘤侵及邻近组织和器官：晚期肿瘤已侵及邻近器官，如侵及输尿管、膀胱、小肠和十二指肠等，手术已失去根治意义。手术因涉及邻近器官的切除甚至重建，所以难度很大，一般不主张在腔镜下实施。但随着腔镜技术的成熟及器械的日益精进，腔镜下多脏器联合切除已成为可能。

**3. 腹腔镜直肠癌手术种类**

（1）腹腔镜前切除术：适用于肿瘤根治性切除后齿状线上尚存 1 ~ 3 cm 直肠者，由于套管针位置相对固定，腔镜下切割缝合器角度限制等，腹腔镜下低位前切除术较开放手术难度增加。

（2）腹腔镜腹会阴切除、乙状结肠腹壁造口术：适用于肿瘤下缘距离肛缘 5 cm 以下的低位直肠癌。与迈尔斯（Miles）手术相比，不使用机械化缝合器，腹壁仅有肠造口和 3 个小切口，优势明显，且费用低。

（3）腹腔镜肛管切除结肠肛管吻合术：适用于癌下缘距肛缘 3 ~ 5 cm 的极低位直肠癌甚至部分早中期直肠肛管癌，即肿瘤位于齿状线上 2 ~ 4 cm 处。

在腹腔镜直肠癌手术强调个体化手术方式的重要性。影响各种手术方式选择的首先是肿瘤的位置、大小和组织学类型，其次是盆腔大小、肥胖程度和术者技术水平等。总体而言，腹腔镜直肠癌手术保存肛门括约肌手术比率较低，可能与病例选择、腹腔镜下吻合的费用高和技术难度较大等有关。

**4. 腹腔镜直肠癌手术器械**

常规设备包括高清晰度摄像与显示系统、全自动高流量气腹机、冲洗吸引装置、录像和图像储存设备。

腹腔镜常规手术器械主要包括气腹针、5～12 mm 套管穿刺针、分离钳、无损伤肠道抓钳和持钳、剪刀、持针器、血管夹和施夹器、牵开器和腹腔镜拉钩、标本袋等。

特殊设备包括超声刀、结扎高能束电刀、双极电凝器、各种型号的肠道切割缝合器和圆形吻合器。

**5. 手术基本原则**

（1）手术切除范围与开腹手术相同：直肠远切端至少 2 cm，连同原发灶、肠系膜及区域淋巴结一并切除；中下段直肠部位手术遵循 TME 原则。

（2）无瘤操作原则：先在血管根部结扎动、静脉，同时清扫淋巴结，然后分离切除标本。术中操作轻柔，应用锐性分离，少用钝性分离，尽量不直接接触肿瘤，以防止癌细胞扩散和局部种植。在根治癌瘤基础上，尽可能保留功能（特别是肛门括约肌功能）。

（3）肿瘤定位：由于腹腔镜手术缺少手的触觉，某些病灶不易发现，故术前 CT、术中肠镜或超声定位等检查可帮助定位。

（4）中转开腹手术：在腹腔镜手术过程中，确实因出于患者安全考虑而须行开腹手术者，或术中发现肿瘤在腹腔镜下不能切除或肿瘤切缘不充分者，应及时中转开腹手术。

（5）注意保护切口：取出标本时应注意保护切口，防止切口的肿瘤细胞种植。

**6. 手术方式**

（1）全腹腔镜直肠手术：肠段的切除和吻合均在腹腔镜完成，技术要求非常高，手术时间较长。目前临床应用很少。

（2）腹腔镜辅助直肠手术：肠段的切除或吻合通过腹壁小切口辅助完成，是目前应用最多的手术方式。

（3）手助腹腔镜直肠手术：在腹腔镜手术操作过程中，通过腹壁小切口将手伸入腹腔进行辅助操作完成手术。

**7. 术前准备**

（1）术前检查：应了解肝脏等远处转移情况和后腹膜、肠系膜淋巴结情况。

（2）控制可影响手术的有关疾患，如高血压、冠心病、糖尿病、呼吸功能障碍、肝肾疾病等。

（3）纠正贫血、低蛋白血症和水、电解质及酸碱代谢失衡，改善患者营养状态。

（4）进行必要的肠道准备和阴道准备。

**8. 术后观察与处理**

（1）密切观察患者的生命体征、引流物的性质和数量。

（2）维持水、电解质及酸碱代谢平衡，给予抗生素防治感染。

（3）持续胃肠减压至肠道功能恢复，肛门排气后可给予流质饮食，逐渐过渡到低渣常规饮食。

（4）术后抗癌综合治疗，根据肿瘤性质制订方案，给予化疗、放疗和免疫疗法。

**9. 手术方法**

（1）全腹腔镜直肠癌切除吻合术（LAR）：适用于直肠中、上段癌。

1）体位：气管插管静吸复合全身麻醉。患者取头低足高 30°的膀胱截石位，左半身下垫沙袋使身体右倾。

2）医生站位：腹腔镜直肠癌手术通常需要 3 名医生，即主刀医生、第一助手、第二助手。腔镜台车放置于患者足侧偏左，主刀医生与扶镜手站于患者右侧。

3）套管放置：脐孔或脐上行 10 mm 戳孔用于安置 30°斜面镜头；右下腹行 12 mm 戳孔作为主操作孔；左、右脐旁腹直肌外缘行 5 mm 戳孔安置器械；如术中不用结扎带牵引结肠，则左下腹可加打一个 5 mm 孔；右肋缘下锁骨中线可以置入 5 mm 孔，帮助结肠脾曲分离。

4）探查：入腹后探查肝脏、盆腔、网膜、腹膜、腹水情况，因缺乏开腹手术的手感，较小肿瘤部位的定位可以通过内镜下注射亚甲蓝定位来完成，也可以通过术中超声定位来明确肿瘤部位。

5）暴露：大网膜和远端横结肠放于左膈下，空肠向右上牵引放于右横结肠之下，远端回结肠放于右下腹盲肠处，子宫可以缝线固定于前腹壁，直肠前壁分离时可以使用特制的可弯曲牵引器从耻骨上将套管置入，非常有效。

6）乙状结肠分离：分离乙状结肠系膜的右侧，分离过程中应注意两侧输尿管的位置及走向，解剖暴露肠系膜下动脉和静脉，清扫血管根部淋巴结，切断肠系膜下动脉或直肠上动脉及其伴行静脉。但有时应注意保留结肠左动脉，以避免吻合口血供不足而产生吻合口瘘。在处理肠系膜下动脉（IMA）及清扫腹主动脉周围淋巴结时，不要损伤肠系膜下丛神经（交感神经）。

7）上段直肠分离：直肠剥离成功的关键是打开直肠深筋膜和骶骨前筋膜间的骶骨前区域，接着进行侧面和前方的剥离。骶骨前区的剥离开始于骶骨前，朝尾部剥离，要达到好的暴露目的，应将直肠往前往上牵引，并维持乙状结肠处于往上往左下象限位置，这样可以很容易剥离到第 4 尾椎，在这里两层筋膜良好融合，Waldeyer 筋膜源于此。直肠外侧剥离在直肠周围筋膜和骨盆外侧壁筋膜间进行，在左、右侧延续乙状结肠系膜底部腹膜切口，往尾侧分离直至直肠膀胱陷凹，再往下剥离至直肠外侧韧带上方。沿着直肠深筋膜与盆壁筋膜的间隙行锐性分离，低位直肠肿瘤的骶前分离应至尾骨尖部。后方和侧方的分离注意避免下腹神经损伤。直肠前剥离在腹膜会阴筋膜（迪氏筋膜）前面或后面进行。

8）下段直肠分离：后方剥离，Waldeyer 筋膜被打开后，向尾部分离，使用超声刀切断骶尾韧带，外侧韧带分离，先右后左。使用超声刀处理韧带内的血管，也可以使用钛夹来处理，注意保护盆腔的自主神经。在切开直肠膀胱陷凹后，前方在男性可以看到精囊和前列腺，女性可以看到阴道后壁，在此间分离避免损伤神经，最后将直肠游离至肿瘤下方至少3 cm处。

9）标本移除及吻合：在肿瘤下方 3 cm 处用腹腔镜切割缝合器切断直肠。在下腹做相应大小的小切口，用塑料袋保护好切口，将带肿瘤的近端直肠乙状结肠拉出腹腔外，切除肠段。将圆形吻合器抵钉座放入近端结肠，重新建立气腹，使用吻合器在腹腔镜直视下做乙状结肠与直肠端端吻合。吻合口必须没有张力。

10）对于过度肥胖、盆腔狭小、手术野暴露不理想和手术操作有困难的患者，可以改用手助腹腔镜直肠前切除术。

（11）冲洗盆腔后，吻合口附近放置引流管。

（2）腹腔镜腹会阴直肠癌切除术（APR）：适用于直肠下段及肛管癌和某些无条件保留肛门的直肠中段癌患者。患者体位和套管穿刺针放置、结直肠分离与直肠前切除术相同。按无菌技术要求在腹腔内用线形切割器或体外直接切断乙状结肠，在左下腹适当位置做腹壁造口。会阴组手术方式同开腹手术。

**10. 并发症及处置**

腹腔镜直肠癌术后并发症除腹腔镜手术特有的并发症（皮下气肿、穿刺并发的血管和胃肠道损伤、气体栓塞等）外，与开腹手术基本相同。并发症主要包括：①吻合口漏；②骶前出血；③肠粘连，肠梗阻；④切口感染；⑤排尿障碍和性功能障碍；⑥排便困难或便频；⑦人工造口并发症。

对于各种并发症，重在预防，依靠腹腔镜手术特有的视野清晰优点，手术多可以在正确的解剖间隙中进行。同样腔镜下各重要神经的辨认较肉眼下更加清晰，血管和神经损伤的机会较开腹手术要小。另外，肠道的吻合遵循"空、送、通"的原则，肠瘘多可以避免。当然手术成功更重要的是依赖操作医生的技能熟练及操作步骤的规范化。

## （二）直肠癌局部切除术

现代结直肠外科的发展和对直肠癌的病理及生物学特性认识的深入，为直肠癌的治疗提供了各种经腹腔的根治手术条件。尽管如此，在早期直肠癌淋巴结转移率低于10%，对侵及黏膜或黏膜下层的中、下段直肠癌行局部切除术，仍可取得较好的治疗效果。直肠癌局部切除术已经逐渐被大家接受和认可。目前有许多手术方法可供选择以局部切除直肠癌。

局部切除术后复发率及5年生存率与术前病例的选择密切相关，普遍认为低风险直肠癌（仅侵犯黏膜层，组织高、中分化，良好的生物学特性，无淋巴和血管侵犯）因其淋巴结转移率低于5%，是局部切除的绝对适应证。而 $T_2$ 期直肠癌如果经超声和CT证实无淋巴结转移，如行局部切除并结合手术前后放化疗，仍可取得比较满意的效果。特别是对高龄或有严重全身性疾病，估计不能耐受根治性手术的患者，局部切除结合辅助放化疗是优先考虑的选择。

直肠癌局部切除方法主要有经肛门切除术和经肛门内镜微创手术两种。

**1. 经肛门切除术**

经肛门局部切除术临床最常见。首先将直肠牵开器放入肛管，黏膜下的直肠腺瘤要先在肿瘤的下方及周围注射肾上腺素溶液，从而达到减少出血的目的，切除时肉眼观察到的肿瘤与切缘之间应留有正常的黏膜组织。切除后缺损的部位可以间断缝合，也可以开放，对于较大的肿瘤要逐步调整直肠牵开器，直到完整切除肿瘤。直肠癌患者，采用全层切除的方法，切缘应不小于10 mm，从肛缘到直肠12 cm。肿瘤大小从绕肠壁一周到小的肿瘤都可以经肛门局部切除。该手术死亡率为0%～2%，并发的发生率是5%～25%。由于手术视野和操作范围受到限制，再加上术后肿瘤复发率较高，该手术方式最后没有广泛推广。

**2. 经肛门内镜微创手术（TEM）**

近几年开展经肛门内镜微创外科手术，是针对直肠肿瘤的局部切除而设计的。它解决了因牵引器或直肠镜暴露不好的问题，其特点是视野非常清楚，对病变有一定的放大效果，可以更近距离地看清楚肿瘤并完整地将其切除。目前对直肠癌的姑息性局部切除是没有争议的，而早期直肠癌做根治性的局部切除术尚有争议。

采用 TEM 方法可以减少手术创伤，减少手术失血，缩短手术时间，最大限度地保留括约肌功能，避免回肠造瘘，缩短住院时间。目前已开发电切、电凝、注水、吸引四合一的多功能器械，它减少了术者使用器械的数量，也降低了术中器械之间的相互影响，从而加快了手术速度，降低了手术难度。另外，还有一些缝合的新技术及机械手的使用都为降低手术难度带来了福音。

### （三）直肠癌冷冻治疗

冷冻治疗是利用-196 ℃液氮使癌组织发生凝固性坏死，继而脱落，达到切除的目的。实验表明，冷冻后直肠癌细胞膜及核膜破裂，胞质和核质外流，染色质积聚成块，线粒体肿大变形，内质网结构被破坏，胞内核内出现空泡，证明冷冻能破坏癌细胞。动物实验证明，冷冻不但能破坏癌细胞，而且复温后的残余肿瘤组织能够产生免疫物质，抑制肿瘤生长。对于不愿手术或不宜手术的直肠癌患者，冷冻治疗是一种安全、有效的手术方式。

**1. 适应证**

（1）选择性冷冻：①肿瘤上缘距肛缘 8 cm 以内；②大小不超过肠壁的 1/2 周径，且不固定；③病例为高分化腺瘤；④出现上述情况，且患者有严重心、肺、肝、肾功能不全而不宜手术者；⑤患者拒绝手术或做人工肛门者。

（2）姑息性冷冻：①瘤体上缘距肛缘 8 cm 以上；②病变范围已超过肠壁 1/2 周径，且固定；③曾手术，肿瘤不能切除或已做人工肛门者；④术前已有远处转移，不能手术；⑤术后会阴部或吻合口肿瘤复发。

**2. 相对禁忌证**

妊娠期直肠癌，溃疡型直肠癌且侵及阴道，伴有严重高血压者。

**3. 并发症**

常见的并发症有继发大出血、直肠穿孔、直肠狭窄。

### （四）症状直肠癌高能聚焦超声治疗

高能聚焦超声（HIFU）是近年来兴起的微创性治疗良、恶性实质性肿瘤的新技术，越来越受到人们的关注。高能超声体外聚焦热疗区别于以往的 41～45 ℃高温治疗，这种治疗采用超声聚焦技术，发挥了超声波定向性好、脂肪不过热、能量分布有规律的优点，并可在体内焦点达到 70～110 ℃超高温，使肿瘤组织发生熔解、凝固或变性坏死。它像手术、放疗一样是一种局部治疗，但无明显不良反应，并使患者避免了手术疼痛、麻醉、失血、肠瘘等风险。热疗时不烧伤皮肤，不会造成内脏穿孔、出血等并发症，也无免疫抑制作用，这些都是手术和放疗无法相比的。

### （五）直肠癌微波治疗

内镜微波治疗是内镜和微波技术相结合的一种高新技术，微波治疗肿瘤的基本原则是生物组织被微波辐射后即吸收微波能，导致该区组织细胞内的极性分子频频摩擦而将微波能转变为热能，其可以产生 43.5～45 ℃热度，高热可抑制肿瘤细胞脱氧核糖核酸（DNA）、核糖核酸（RNA）和蛋白质的合成，并使细胞溶酶体的活性升高，从而加速对细胞的破坏，尤其是对放射线抗拒的 S 期细胞有效。有实验表明，微波热与放射治疗联合应用，能增强肿瘤细胞对放射线的敏感度，提高肿瘤杀伤力。

近几十年的临床研究说明，内镜微波治疗腔道内肿瘤有独特作用。对于不愿意手术的老年直肠癌患者，可使他们免受手术及带人工肛门的痛苦，提高生存质量。该方法无出血、穿孔等并发症，安全可靠，值得临床上选择性推广应用。

### （六）直肠癌激光治疗

目前利用激光技术治疗恶性肿瘤已广泛应用于临床，国内上海、江苏、山东等地在解决直肠癌梗阻方面做了一定工作。多以钇铝石榴石（YAG）激光打开通路来解决梗阻，YAG激光波长 10.6 μm，其能量密度极高，可在几毫秒甚至更短的时间内将局部组织温度升高 $200 \sim 1\,000\ ℃$，使组织迅速凝固、炭化成气体，激光照射所产生的高温还可以封闭创面周围的微小血管和淋巴管，起到阻止癌转移的作用。YAG 激光可无选择性地杀灭癌组织和正常组织，因此有报道其肠穿孔率达 50%。

激光动力学技术解决了这一难点，它可以选择性杀死癌细胞而正常组织不会受到损害；但氩离子激光对组织的穿透深度仅为 $0.5 \sim 1.0\ cm$，在治疗一些晚期或较大瘤体时会很难达到理想效果。也有学者将不同波长的激光联合应用，取得了较理想的临床效果。

### （七）直肠癌化疗方法

#### 1. 辅助化疗

目前，结直肠癌辅助化疗是肿瘤临床研究最活跃的领域之一，它由早期探索到目前的成熟发展经历了半个多世纪。最近，以氟尿嘧啶为基础的联合治疗方案已被肯定。氟尿嘧啶加亚叶酸钙（CF）的方案已被确定为 Dukes B 期和 Dukes C 期患者术后标准辅助治疗方案。几种有效的新药如草酸铂（L-OHP）、伊立替康（CPT-11）、卡培他滨和羟喜树碱（HCPT）单用有效，与氟尿嘧啶 + CF 联合应用效果明显。

#### 2. 新辅助化疗

对于可手术根治性切除的结直肠癌病例，虽然有证据显示术后化疗对治疗有益，但目前还无法就统一术前化疗有相似作用方面达成共识。随着一些新的化疗药物运用于临床，也许这种状况会有一些改观。

目前术前化疗方式的选择包括药物类型、剂量、强度等方面因素，尚需进一步深入分析其优缺点。尤其需要注意的是，治疗的个体选择，强调治疗的个体性，这样才能取得更好的疗效，减少不良反应。

#### 3. 术中化疗

术中化疗方案的选择备受外科医生重视，原因是结直肠癌最容易发生肝转移、腹腔种植和吻合口复发。这与术中微小播散有关。如能术中应用抗癌药物将微小病灶或脱落癌细胞杀灭，则可防止或减少术后转移和复发。术中化疗不会延长手术时间，也不影响术后恢复。术中化疗所花时间少，目前所用的方法不良反应不大。因此，许多外科医生倾向于术中辅助化疗。目前，术中化疗方法主要有肠腔化疗、腹腔（温热）化疗和门静脉灌注化疗。

（1）肠腔化疗：目前尚无任何一种药物被证实在肠腔化疗中有效，包括再辅助和新辅助治疗中证实有效的氟尿嘧啶，有待进一步观察肠腔化疗药物的疗效，或采用联合化疗，或应用更有效的新药。

（2）腹腔（温热）化疗：对防治腹腔转移复发有一定作用，特别是对胃肠癌侵犯浆膜和腹膜播散有效；但该方法需特殊仪器进行灌注、测温和控温，要延长手术时间，对浸润腹膜下较深的肿瘤行腹腔化疗后仍有腹膜复发。因此，推广此项疗法尚需进一步多中心随机试验、开发浸透性好的抗癌药、改进仪器设备和缩短术中灌注时间等。

（3）门静脉灌注化疗：瑞士癌症临床研究组报道，术后门静脉灌注氟尿嘧啶的无瘤生存率显著高于对照组，复发率降低21%。但也有不同意见，Beart 等报道224例 Dukes B 期和 Dukes C 期结直肠癌术后随机试验结果，全部病例随访1~9.5年（平均5.5年），试验组和对照组的无瘤生存率和复发率无显著性差异。目前关于门静脉灌注化疗尚无有说服力的临床试验支持数据。

**4. 术前血管介入化疗**

临床上，直肠癌常于手术后经静脉化疗，由于全身不良反应大，用药剂量受限，化疗药降低了机体的抵抗力。术前经动脉灌注化疗栓塞，使药物进入病灶选择性强，局部浓度增高，能充分发挥药物的抗癌作用，同时也降低了药物的全身性不良反应。由于化疗药物刺激肿瘤供血动脉并且对其栓塞，肿瘤自身血管痉挛、收缩，血供减少而逐渐萎缩；血管灌注化疗药物还可使肿瘤组织周围水肿，刺激局部癌周组织大量细胞浸润及纤维组织增生，可强化肿瘤的抑制作用，防止癌细胞的扩散和转移。

**5. 术后介入化疗**

晚期大肠癌常有肝转移，或者手术后一段时间发生肝转移（肠系膜血管向门静脉引流所致），文献报道发生率为10%~25%。所以运用化疗药物治疗直肠癌时，也应进行肝动脉化疗，预防肝内转移，以提高生存期。

## （八）直肠癌放疗方法

随着社会的进步，科学技术水平的提高，人们对生活质量的要求也在提高，更多直肠癌患者要求保肛。局部复发是直肠癌治疗失败的原因，如何防止局部复发一直是临床主要课题。由此，单靠手术治疗难以满足这样的要求，只能谋求多学科综合治疗。其中放疗的临床意义重大。

**1. 辅助性放疗**

（1）术前放疗（新辅助放疗）：术前放疗的优点主要是减少手术时肿瘤接种，降低肿瘤分期，提高手术切除和保肛的可能性。直肠癌照射的范围包括相应淋巴结引流区和直肠病变上下界以外一定区域。术前放疗能加强局部控制并能降低分期。研究显示，新辅助放疗后低位直肠癌的保肛率可由40%左右提高到60%左右。目前普遍认为，结合新辅助放疗方案，直肠癌男性患者中癌肿距肛缘5~6 cm、女性患者中癌肿距肛缘4~5 cm 处，均可安全行保肛手术。

（2）术后放疗：主要优点是根据病理检查结果准确选择需要放疗的患者和准确定位，避免不必放疗者（$T_{is}$~$T_2$）术后过度治疗。缺点是手术造成肿瘤床低氧或缺氧，有可能延误手术切口的愈合。术后放疗主要不良反应是皮炎、腹泻、膀胱炎和肠炎等。

（3）术中放疗：术前、术后放疗常因剂量大引起并发症，而术中放疗（IORT）可以最有效地发挥肿瘤特异效应，补充体外放疗的剂量不足，IORT 的生物效应是体外照射的2~3倍。IORT 通常采用剂量为10~20 Gy。IORT 保持了分割照射的优点，定位准确，大大降低了边缘复发的危险性，增强了局部控制力。

（4）术后放化疗：为强化放疗效果，防止远处转移，进一步争取提高生存率，术后除放疗外，可实施联合化疗。美国癌症研究所的共识会推荐对 $T_3 \sim T_4$ 或淋巴结转移的直肠癌做术后放化疗。

**2. 直肠癌三维适形放疗（3D-CRT）和调强放疗（IMRT）**

3D-CRT 和 IMRT 技术可使直肠肿瘤受到更精确照射，盆腔正常组织得到更好保护。盆腔多组淋巴结可出现转移病变，决定了 3D-CRT 和 IMRT 照射时靶区形状的不规则性，用常规的放疗方法难以使所有靶区达到治疗剂量同时保护正常组织。3D-CRT 是通过共面或非共面多野或多弧照射，使放射剂量分布区在三维方向上与肿瘤靶区高度一致，在肿瘤靶区受到高剂量照射的同时，最大限度地保护周围正常组织，为增大肿瘤区域放射治疗剂量、提高肿瘤局部控制率、缩短治疗疗程奠定了放射物理学基础。

由于 3D-CRT 减少了正常组织的照射量，由其引起的放疗反应大大降低，放射性肠炎发生率低，放疗的不良反应如白细胞减少和放射性膀胱炎症状大大减少或可以避免。

## （九）直肠癌分子靶向治疗及免疫治疗

**1. 分子靶向治疗**

分子靶向治疗是以肿瘤细胞过度表达的某些标志性分子为靶点，选择具有针对性的阻断剂，能有效干预受该标志性分子调控并与肿瘤发生密切相关的信号传导通路，从而达到抑制肿瘤生长、延缓进展及转移的效果，成为治疗肿瘤的一个新途径。

**2. 免疫治疗**

直肠癌治疗方法除手术、化疗、放疗外，免疫治疗也是治疗直肠癌很有前景的治疗方法。其中主动免疫治疗通过疫苗激发宿主主动的抗肿瘤特异性免疫反应，从而破坏肿瘤细胞，也可产生与抗肿瘤相关抗原的免疫记忆，在研究中备受关注。

## （十）直肠癌支架治疗

多年来，直肠癌伴有梗阻的急诊方法为癌姑息切除术或结肠造瘘术，但手术死亡率高达 15%~20%。而肠内支架置入术在解除梗阻的同时，对患者打击小，无重大并发症，死亡率低，且可为患者提供适宜的手术机会。

对于不能手术的直肠癌梗阻，仅能保守治疗；而行结肠造瘘术会给患者带来极大不便。临床实践表明，直肠支架的植入能迅速解除肠梗阻，使能够手术的患者做好充分彻底的肠道准备及其他术前准备，改善全身状况，减少术后并发症。直肠支架的应用为急性恶性直肠梗阻提供了更为有效的方法。但是仍有些问题有待解决，如费用昂贵、技术问题，应较好地确定狭窄部位的近侧端，降低支架移位的发生率。

对已行手术治疗但局部复发狭窄的患者，以往采用结肠造瘘术。但此方法会给患者术后生活带来许多不便。当前采用的直肠内支架置入，术后患者梗阻症状解除满意，排便通畅，提高了生存质量，为进一步放化疗提供了机会，使患者生存期延长。

肠内支架治疗直肠梗阻，无论是解决术前梗阻还是解决患者复发病灶的梗阻，均为一种新的治疗方法。此方法对患者打击小，可提高患者的生活质量，有着广阔的应用前景。

（杨 栋）

# 第十一章

# 血管损伤

## 第一节　四肢血管损伤

四肢血管损伤是常见的严重创伤之一，约占整个血管损伤的 70%，下肢损伤多于上肢。四肢血管损伤如不及时处理，致残率极高，尤其是腘动脉的损伤。近年来，对血管修复重建术的改良和提高，可使致残率降低 10%～15%，但是对于并发骨损伤和神经损伤的患者，有20%～50% 的病例仍无法恢复其长期功能。

### 一、病因和病理生理

损伤因素和损伤机制直接影响到患者的预后，因此，掌握损伤机制对外科医生合理诊断和治疗血管损伤疾病尤其重要。穿透性损伤包括枪弹伤和刀刺伤，火器伤常并发有骨骼和肌肉组织的广泛损伤，有研究表明，枪口的子弹速度和血管壁在显微镜下的损伤程度、长度呈正相关。钝性损伤主要由交通事故和坠落伤引起，且常因并发骨折、脱位和神经肌肉的挤压而使其预后差。

### 二、诊断

对于有典型病史和明确临床体征的患者，诊断并不困难，但是大多数四肢血管损伤患者的临床体征不明确，确诊还要依靠进一步的辅助检查。由于血管造影的高度敏感性和特异性，使其作为四肢血管损伤的常规筛选检查和确诊的必备手段被广泛使用。随着人们对微创、无创观念的进一步加深以及无创性检查技术日益受到重视，人们对四肢血管损伤的诊断观点正在转变。目前大多数观点认为其诊断程序基本如下。

**1. 少数有明确临床表现的患者**

如搏动性外出血、进行性扩大性血肿、远端肢体搏动消失以及肢体存在缺血表现，诊断明确，可直接手术探查，必要时行术中造影以明确损伤部位及程度。这种情况下行诊断性造影检查可能会因延时治疗而造成不可逆的组织缺血坏死。

**2. 大多数无阳性体征而存在潜在性四肢血管损伤可能的患者**

可进一步行以下辅助检查以明确诊断。

（1）动脉血管造影：临床资料表明，对锐器伤和钝性伤的患者，如果其肢体搏动正常且踝肱指数（ABI）≥1.00，则无须行动脉血管造影；对于远端搏动减弱或消失或 ABI 小于

1.00 的患者，诊断性血管造影检查则有重要价值。

（2）彩色血流多普勒超声（CFD）：CFD 用于四肢血管损伤的诊断日益受到人们的重视。虽然 CFD 不能检出所有病例，但可发现需要外科治疗的大损伤，且节省了患者的费用。

## 三、治疗

对于一些次要的非阻塞性的动脉损伤是否需要手术治疗，还存在一些争议，一般认为以下情况可采取非手术疗法：①低速性损伤；②动脉壁的小破口（<5 mm）；③黏附性或顺流性内膜片的存在；④远端循环保持完整；⑤非活动性出血。对于这些损伤，可进行观察和随访，Knudson 建议用 CFD 取代动脉造影进行随访。

### （一）介入治疗

彩超定位下经皮穿刺注射凝血酶：随着血管腔内介入技术的不断发展，与之相关的医源性血管损伤的发生率也在逐年提高。有报道，在所有导管穿刺操作中，医源性股动脉假性动脉瘤的发生率为 1%~7%。对于这些浅表的假性动脉瘤或动静脉瘘，传统的治疗方法是彩超定位下压迫或外科手术修复。与之相比，经皮穿刺，局部注射凝血酶不失为一种简单、安全、有效并且价格低的新方法。具体实施步骤是：①彩色多普勒超声精确定位瘤腔位置；②将凝血酶制剂配比成 1 000 U/mL 浓度常温保存，经皮穿刺针选 21~22 号；③实践证明，首次注射剂量 0.8 mL，其成功率 83.8%。24 h 后复查彩超如仍有血流，可再次重复同样操作。

### （二）手术处理

四肢血管损伤的手术处理应把握以下环节。

**1. 切口选择与显露**

切口应与肢体长轴平行，并由损伤部位向远、近端延伸。根据损伤部位不同和便于远、近端血管的暴露和控制，可采取不同的手术径路。髂外动脉近端的暴露，采取腹膜外径路较为理想，术者可延伸腹部切口经过腹股沟韧带或另做一腹股沟韧带以上 2 cm 且平行于腹直肌鞘外侧缘的切口。膝上动脉的损伤可采取大腿中部切口，膝下部切口则可取小腿部切口，而直接位于膝后的穿透伤可采取膝后切口。

**2. 远、近端动脉控制**

应先于损伤部位动脉血管的暴露。当近端血管由于损伤暴露有困难时，可从远端动脉腔内放置扩张球囊以阻塞近端动脉。

**3. 损伤血管及其远、近端血管的处理**

为了便于血管修复，应尽量清除坏死组织，并保证远、近端血流的通畅。当用 Forgaty 导管取除远、近端血栓时，注意防止气囊过度扩张致使血管内膜损害或诱发痉挛。对于并发骨折、复合性软组织损伤或并发有生命威胁的损伤而使肢体严重缺血或血管重建延迟时，应采用暂时的腔内转流术。

**4. 手术方式**

（1）血管结扎术：前臂单一的血管损伤可采用血管结扎术，但当桡动脉或尺动脉中的一支曾经受损或已被结扎致使掌部血管弓血流不完全时，应采用血管修补术。对于腘动脉以下血管的单一阻塞性损伤不会导致肢体缺血，也可采用血管结扎术。

（2）血管修补术：其方法包括侧壁修补、补片缝合、端端缝合、血管间置术及血管旁路术。其中血管间置术可以采用自体静脉或 ePTFE，对膝上部血管吻合，采用自体静脉或 ePTFE 区别不大，其远期通畅率均较满意；而膝部以下的血管吻合，采用 ePTFE 则常导致失败。钝性损伤的移植失败率较锐性损伤高，前者为 35%，后者为 1.2%。因此，一般情况下应采用自体静脉，当患者情况不稳定需加快完成对血管的修补或自体静脉与受损动脉的管径相差较大时，可采用 ePTFE 人造血管。

**5. 术后治疗**

完成血管重建后，应于术中完成动脉造影或多普勒扫描以检查血流通畅程度。术后适当的抗凝或祛聚治疗是必需的，同时采用血管扩张剂如妥拉唑啉将有助于解除血管痉挛。

缺血再灌注损伤是决定术后预后的重要因素，应引起重视。有研究表明，在缺血再灌注前用肝素预处理有较好的效果，其作用机制是防止同侧血管血栓形成。此外，应用甘露醇及糖皮质激素对改善缺血再灌注损伤症状也有帮助。

## 四、预后

各部位的血管损伤中，以腘动脉损伤的预后较差。近年来，血管外科技术的发展使其钝性损伤截肢率从 23% 下降到 6%，锐性损伤则从 21% 下降到 0%。能提高患肢存活率的有利因素包括：①系统（肝素化）抗凝；②及时的动脉的侧壁修补或端端吻合术；③术后第一个 24 h 明显的足背动脉搏动。

相反，严重的软组织损伤、深部组织感染、术前缺血则是影响患肢存活的不利因素。Melton 等曾报道用肢体挤压严重度评分（MESS）作为判断预后的指标，认为 MESS 大于 8 分则须行截肢术，但其可靠性不高。目前认为，对并发广泛骨、软组织和神经损伤的患者，主张早期行截肢术。另外，对血流动力学不稳定的患者，复杂的血管修补术将影响患者的生存率，也主张早期行截肢术。

（聂胜峰）

# 第二节　颈部血管损伤

颈部血管损伤占主干血管损伤的 5%～10%，病死率为 11%～21%，约 90% 为穿透伤所致。颈部血管损伤不但引起休克，更重要的是损伤直接影响到脑的血供，因而受到外科医生的重视。

## 一、颈部血管损伤区域的划分

1969 年，Monson 将颈部的血管损伤划分为 3 个区域：颈一区为胸骨切迹到锁骨头上 1 cm，主要血管有无名动脉、左右锁骨下动脉及伴随静脉，此区血管手术显露较困难，血管损伤修复也较复杂，常因大出血未能有效控制，危及患者生命；颈二区为锁骨头上 1 cm 到下颌角，主要血管有颈总动脉及伴随静脉，颈部的血管损伤多发生在此区内，其诊断和治疗相对较容易；颈三区为下颌角到颅底，主要有颈外动脉、颅外动脉及伴随静脉，此区血管损伤常伴颅脑外伤，特别是颈内动脉的暴露和修复，均很困难。这些分区沿用至今，对临床诊断和治疗仍有价值。

## 二、病因和病理生理

颈部血管损伤主要由开放性损伤、钝性损伤及医源性损伤引起。其中开放性损伤约占90%，主要由枪弹伤和刀刺伤引起，多见于颈二区的颈总动脉、颈内动脉；钝性损伤则常由交通事故引起，多累及颈内静脉、椎动脉和颈外动脉。医源性损伤较少见，可由中心静脉导管穿刺等引起。

穿透伤因管壁撕裂、横断造成广泛的组织破坏和管壁缺损。钝性损伤使局部管壁受到不同方向影响，常造成明显的管壁破裂。有时血管表面并无明显损伤，但管腔可因牵引力作用而引起内部损伤，进而发生内膜瓣状脱落使管腔阻塞，管壁内膜损伤导致血小板聚集形成血栓。颈总动脉、颈内动脉损伤可致脑部缺血，出现神经系统症状，提示预后不良。大的开放性损伤有气体栓塞、血栓形成的危险，钝性损伤起病隐匿，数小时后可因血栓形成而出现脑卒中和脑梗死的神经系统表现。未经治疗的大血管损伤或只做填塞止血者，后期可发生创伤性动脉瘤或动静脉瘘，创伤性动脉瘤可逐渐增大，压迫邻近器官如食管、气道、甲状腺和神经，若突然破裂，可导致严重后果。

## 三、诊断

（1）对于有颈部损伤病史，有明确相关体征的患者，应立即行手术探查，无须行诊断性辅助检查。这些体征包括：①损伤部位搏动性出血；②进行性扩大性血肿致气管压迫及移位；③颈动脉搏动消失伴神经系统症状；④休克。

（2）对临床体征无特异性或怀疑颈部血管损伤者，如果出现以下症状，应行动脉造影或彩色多普勒扫描进一步确诊：①搏动性伤口出血病史；②稳定性血肿；③脑神经损伤；④颈动脉鞘附近开放性损伤；⑤颈前三角非搏动性小血肿等。

（3）颈动脉造影是诊断颈部血管损伤的重要方法，可提示血管破裂、管腔狭窄及血管完全中断的征象。对于颈一区和颈三区患者，如病情稳定，大多数应行动脉造影，根据造影结果决定处理方法。而对颈二区损伤患者，有的学者认为应强制行手术探查，无须造影，有的学者则认为应根据常规动脉造影结果有选择性行手术治疗。

（4）近年来，有研究认为，多普勒超声扫描（DUS）对于不需立即手术探查的颈动脉开放性损伤病例，可取代动脉造影作为常规筛选检查。但DUS对颈一区和颈三区血管损伤的诊断价值不大，且存在技术上的问题。

（5）头颅CT对于颈部动脉血管损伤患者，特别是有脑神经功能障碍患者尤其重要，它可证实有无血脑屏障不稳定情况的存在如脑梗死伴周围出血等，如无血脑屏障不稳定因素存在，则可行颈部血管重建术，否则将导致严重中枢并发症，增加死亡率。

（6）颈部血管钝性损伤的患者大多并发颅内损伤或表现为酒精、药物中毒症状，因此增加了诊断的困难。有的患者当时神经系统检查完全正常，但表现为延迟性的（几小时或几年）局部神经功能缺失。很少有患者开始即表现为明显的症状和体征，而早期的诊断和治疗对损伤预后又极其重要，患者症状和体征明显时，脑梗死已经发生。因此，医生应熟悉颈部动脉钝性损伤的病因、发病机制及疾病发展过程，做到心中有数，争取在脑梗死症状和体征发生之前做出诊断以进行早期治疗。在出现颈动脉搏动改变、血管杂音、颈部存在挫伤或出现汽车安全带接触处的外伤，而头颅 CT 扫描结果正常时，更应怀疑钝性动脉损伤的可能。进而可做动脉血管多普勒超声扫描检查及动脉血管造影检查。凡是在查体中发现有一侧颈部外伤的征象，伴有意识障碍及相应周围神经功能障碍时，都应做动脉血管造影检查。

(7) 椎动脉损伤情况比较复杂，患者有颈部外伤史，如穿透性外伤的枪击伤、非穿透性的钝性打击伤、头急速转向、头颈猛力过伸或过屈等，常伴有颈椎的脱位或骨折。其临床表现和最终预后通常与并发性损伤的关系更为密切。其症状的发生主要是由于椎动脉支配的椎基底部神经系统缺血所致。非穿透性外伤所致椎动脉损伤的症状可从急慢性意识丧失到局灶性脑干神经障碍，也有些病例症状迟发于几小时至几周内。锐性损伤可出现出血、血肿、休克，伴或不伴椎基底神经功能障碍，体检时可发现伤侧肿胀及扩张性血肿，如果出现颈部血管杂音，压迫颈总动脉杂音并不消失，应考虑到有椎动脉损伤的可能。颈部正、侧位片将提示颈椎脱位或骨折及残留弹片、子弹的位置和方向。椎动脉血管造影对椎动脉损伤的诊断有决定意义，造影范围应包括颈动脉、脑血管及对侧椎动脉，以判断对侧椎动脉能否代偿已受损的患侧椎动脉。

## 四、治疗

颈部血管损伤的急救措施中，气道处理尤为重要。对于急性大出血、血流流入气道的患者，应立即用手指压迫颈总动脉近端或损伤部位控制出血，然后行气管插管或环甲膜切开术。对于搏动性血肿的压迫使气管明显移位和口腔底部明显抬高以致突然窒息的患者，应迅速运往手术室行气管插管或急行环甲膜切开术，如情况允许，可行纤维支气管镜下经鼻插管。

### (一) 开放手术

对于单侧颈部动脉损伤的显露，以平行于胸锁乳突肌前份的颈部斜切口较为理想。颈一区的血管损伤，可行胸骨正中切口控制近端血管，颈胸联合切口为胸锁乳突肌前缘至胸骨上中点下缘劈开胸骨，必要时向左第 3 或第 4 肋间延续暴露左锁骨下血管，用于探查主动脉弓区域内的大血管损伤；对无名动脉损伤还可选择"反书本型"切口 (图 11-1)；锁骨下动脉损伤切口可选择在锁骨上 1 cm 平行于锁骨，如需要可向下沿中线劈开胸骨至第 4 肋间。对颈三区血管损伤的出血控制较为困难，以下途径可供选用：①颊肌腹前侧的切口；②颞下颌关节的半脱位；③下颌支切除术。有时颈三区靠近颅底部的颈内动脉远端出血，通过人工外部压迫或颈部近端颈总动脉压迫仍无法控制，此时可用 3 ~ 8F Forgarty 球囊导管或 Foley 导尿管经颈总动脉切口插入，置于颅底开放性损伤部位，然后扩张气囊控制出血。对于颈部损伤而无神经系统症状的患者，可持续压迫 48 h，48 h 后须松弛并撤离气囊。

### (二) 介入手术

经股动脉穿刺置鞘，经鞘送入导丝和球囊导管，于颈动脉损伤处扩张球囊阻断出血；如无法直接阻断血管损伤部位，可于病灶近端同法阻断。

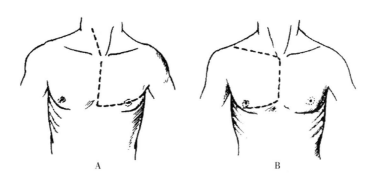

**图 11-1　颈胸部血管损伤手术切口**

A. 左侧切口；B. 右侧切口

## （三）颈内动脉转流术

颈内动脉损伤严重者需根据颈动脉远端的压力值决定是否行转流术，一般认为小于 9.33 kPa（70 mmHg）则须行转流术（图 11-2）。单纯的颈总动脉损伤无须转流术，因为颈动脉分叉处保持开放，同侧颈内动脉可从并行的颈外动脉获得血流供应。

## （四）动脉修补术

对于无中枢神经系统表现者，普遍认为应行动脉修补术，包括基本修补法、补片血管成形术、颈内外动脉交叉吻合术以及自体静脉或人工血管间置术。如为无名动脉分叉处的损伤，可采用分叉处人工血管移植术（图 11-3）；而无名动脉起始部损伤，可采用人工血管与心包内升主动脉移植术；"Y"形人工血管吻合术适用于无名动脉起始部和左颈总动脉起始部同时损伤。

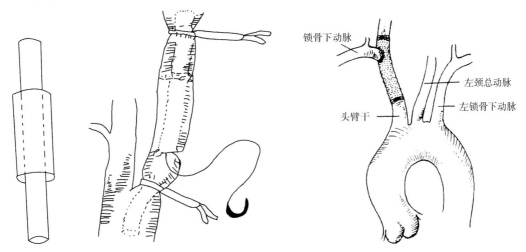

图 11-2　颈总动脉内转流术　　　　图 11-3　头臂干分叉处人造血管移植术

颈动脉阻塞而并发神经系统症状和体征者，其处理仍存在争议。有研究表明，血管重建术后可使脑部缺血性梗死转变为出血性梗死而导致严重神经功能的障碍（包括昏迷）。另有研究认为，当修补术在技术上可行并且使用各种方法能恢复颈内动脉供血时，可采用动脉修补术，否则应行血管结扎术，并可酌情用抗凝药防止血栓蔓延。

对颈动脉微小损伤如内膜小缺损或微小假性动脉瘤，则可采用非手术处理，至少在神经系统功能完整情况下是可行的。有条件时应对这些患者进行长期随访。

### （五）腔内治疗术

随着血管腔内技术的发展，腔内治疗作为一种创伤小、操作简便、并发症少的治疗手段，开始在颈部血管损伤中得以应用。

**1. 弹簧圈或钨丝螺旋圈腔内栓塞**

是利用弹簧圈或钨丝螺旋圈及其所带呢绒纤维的堵塞，从而引起血栓形成及纤维组织增生，阻断病变及供血动脉，达到治疗目的。弹簧圈大小与数量的选择，应根据病变供血动脉直径、病变性质、弹簧圈能嵌于血管壁、不发生脱落等来决定。

**2. 可脱性球囊栓塞**

可脱性球囊栓塞技术是通过导管把特制的球囊送入假性动脉瘤腔内/载瘤动脉破裂口或动静脉瘘口等处，再注入适量的充填剂，使球囊充盈，闭塞假性动脉瘤或动静脉瘘，而后解脱球囊以达到治疗目的。对颈内动脉假性动脉瘤，如能将球囊送至瘤腔内，栓塞瘤体，保持颈内动脉畅通是最佳的治疗方法。若球囊不能送至瘤腔内，Matas 试验正常，侧支循环代偿良好，可将动脉瘤与颈内动脉一同栓塞。对于颈外动脉分支假性动脉瘤，可直接栓塞载瘤动脉，不会引起神经功能障碍与缺血症状。

**3. 人工血管内支架修复**

对于较小的动脉穿透伤，部分断裂及假性动脉瘤、动静脉瘘形成，特别是瘤体较大或瘤颈短的病例，可予以人工血管内支架进行腔内治疗；人工血管支架大小选择较病变段动脉直径大 15%～20%。

**4. 自膨式内支架固定**

对于动脉钝伤、挫裂伤，壁内夹层形成及内膜损伤脱落可植入自膨式支架固定。支架大小的选择，普通血管支架较病变两端动脉直径大 5%～10%，这有利于支架与血管壁的紧密贴附，防止内漏的形成。内支架的长度一般较病变段长 1～2 cm 为宜。

**5. 其他**

自膨式内支架固定结合弹簧圈或吸收性明胶海绵瘤腔内栓塞。目前颈部血管损伤的腔内治疗尚处于起步阶段，远期疗效和相关的中枢神经系统并发症有待进一步的研究。

## 五、预后

锐性损伤的死亡率为 5%～20%，有昏迷和休克表现患者其死亡率明显增高，表明休克的严重性和持续时间以及神经系统症状是决定预后的重要因素。钝性损伤的预后较差，其死亡率为 5%～43%，且存活的患者仅 20%～30% 神经系统保持完整。虽然抗凝疗法能提高患者的预后，但延迟诊断与预后关系更为密切，因此，如何提高早期诊断率和合理评价损伤患者是提高患者预后的关键。

（聂胜峰）

# 第三节　胸部大血管损伤

胸部大血管损伤主要是指胸部主动脉的损伤，其发生率占全身血管损伤的 4%。无论是主动脉弓还是降主动脉及其他部位主动脉的损伤，均有一个共同特点，即产生严重的大出血或隐性血肿，且无明显的阳性体征，威胁着患者的生命。约有 80% 死于现场，极少数患者外伤性假性动脉瘤幸存下来，因而获得救治机会。

## 一、病因和病理生理

胸部大血管损伤的病因可分为开放性损伤和闭合性损伤。锐性损伤多由枪弹伤、刀刺伤等因素引起，可伤及胸主动脉任何部位；而钝性损伤最典型的病例是胸部降主动脉疾驰减速伤，损伤部位多集中在胸主动脉峡部，多发生在高处坠落伤及交通事故中汽车迎面碰撞等情况。其中后者在现代社会中占有越来越大的比例，当疾驰的汽车遇到某种紧急事故突然减速或刹车时，驾驶者由于惯性作用，上胸部立即冲击于方向盘已急速的暴力通过胸骨扩散到胸内主动脉，由于左侧锁骨下动脉根部有动脉韧带固定，而其下方较为游离，结果发生了降主动脉起始部的撕裂。

## 二、临床表现

胸部大血管损伤的患者常见的临床表现有休克、血胸、呼吸困难和胸痛。休克为失血性休克，大出血如不及时救治，则迅速进入休克抑制期导致死亡。胸主动脉损伤后大量血液流入胸腔产生血胸，开放性损伤可出现血气胸表现，患者出现呼吸困难。大出血致心脏压塞及心搏骤停也是患者死亡的主要原因。

## 三、诊断

外伤病史是对疑有胸主动脉损伤的病员做出初步诊断的重要线索。如车速超过 40 km/h 的交通事故以及三楼以上的坠落伤，其主动脉损伤的发生率及病死率均明显增高，这种情况下即使体检无阳性发现，也应怀疑有主动脉损伤。如患者情况允许，可行以下辅助检查。

### 1. 胸主动脉 CTA

目前胸主动脉 CTA 作为首选可以发现明确的动脉损伤部位和程度，以及病灶与周围组织脏器的关系。

### 2. 动脉血管造影

主动脉血管造影检查是诊断胸主动脉损伤的主要手段。是否行主动脉血管造影主要取决于患者损伤机制以及胸部平片的结果，对疑有主动脉损伤的患者，如果患者情况允许，均可行主动脉造影。主动脉血管造影最常见的阳性表现为在相对于动脉韧带的主动脉前壁上提示有动脉破裂以及近端的扩张（图 11-4）。

## 四、治疗

患者一经诊断均应手术治疗，高度怀疑有胸主动脉损伤，如伤情危急不允许进一步检查，应及早开胸探查。

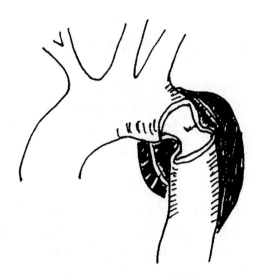

**图 11-4 主动脉血管造影示动脉韧带处胸主动脉损伤**

## （一）术前准备

术前应做好抗体克和复苏的工作，在复苏过程中，应注意：①当减速伤并发颈髓损伤时，为了避免颈部的高张力，最好采用纤维支气管镜插管；②当患者并发肋骨骨折且行正压通气时，应注意有无张力性气胸的发生，必要时双侧接胸腔引流管，放置引流管时应避免伤及主动脉周围血肿。

## （二）手术处理

### 1. 切口选择

切口的选择因损伤部位的不同而不同。胸骨正中切口适用于升主动脉、无名动脉或颈动脉近端的损伤，需暴露右锁骨下和颈总动脉起始部时可沿右胸锁乳突肌前部延长切口至颈部。经左胸第 4 肋间后外侧切口也较为常用，适用于胸主动脉、奇静脉和肋间动脉损伤。此外，可根据情况选择左右胸"书本型"切口或经第 4 肋间前外侧切口。

### 2. 控制出血

只有在伤口远、近端动脉都被控制后再对损伤动脉施行手术才是最安全的。对于主动脉峡部的钝性损伤，覆盖于主动脉上的壁层胸膜未破裂，其壁层胸膜下的血肿可以延伸至远处，不可将血肿盲目切开。应用无损伤血管钳阻断左颈总动脉和左锁骨下动脉间的主动脉弓部、远端胸主动脉以及左锁骨下动脉后，方可沿胸主动脉纵行切开被血肿充满的壁层胸膜（图 11-5）。

### 3. 体外循环的应用

为防止胸主动脉阻断后内脏及下肢缺血，可行左心房和股动脉间的体外转流，转流后上半身血压超过阻断前 2.7 kPa，下半身的血压应维持在 8 kPa 以上。

### 4. 血管修补与重建

术中根据探查情况行侧壁连续缝合、补片缝合损伤处切断直接吻合，若张力较大，可行人造血管间置术。应保证使血管缝合后有足够移动度，因为在血流恢复后吻合口的张力将增加。

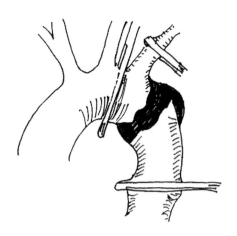

图 11-5　胸主动脉损伤的出血控制

（张　航）

# 第四节　腹部大血管损伤

腹部大血管损伤主要是指腹主动脉和下腔静脉的损伤。患者多因出血性休克死于现场。

## 一、病因和病理生理

腹主动脉损伤90%以上由腹部穿透伤引起。大部分下腔静脉损伤和一部分腹主动脉损伤则由腹部钝性外伤引起，特别是高空坠落伤、交通事故等，常并发肝外伤，尤其是肝脏一分两半的矢状外伤最易并发下腔静脉损伤。一部分下腔静脉损伤由锐性穿透伤或医源性损伤引起。

腹主动脉穿透伤由于大出血形成血肿，其中肾动脉以上腹主动脉损伤血肿一般较局限，而肾动脉以下腹主动脉损伤不易局限，血液涌入后腹膜形成巨大血肿或直接进入游离腹腔。钝性损伤常可导致血管的撕裂和血栓形成，前方的减速力和后方腰椎的挤压共同产生的切应力作用常使肠系膜上动脉和门静脉上活动度小的血管分支从根部撕脱；另外，减速过程中牵引力常可使血管内膜脱落、阻塞，从而造成血管内血栓形成。

## 二、诊断

### （一）病史

外伤史是诊断血管损伤的重要线索。患者在来救治前有无低血压史以及输液后血压仍不能维持的病史常是诊断的关键。部位在乳头至腹股沟之间的所有穿透伤患者均应怀疑有腹部大血管损伤的可能。对于闭合性损伤，则应结合外伤原因、外力作用部位、是否并发腹内脏器的损伤等一并加以分析。

### （二）症状和体征

腹部大血管损伤患者常有严重失血性休克、腹腔积血、腹膜刺激征以及并发其他脏器损伤相应的临床表现。值得注意的是，有些情况下，腹腔大血管损伤致腹膜后出血可以是隐性的，腹腔内很少积血，典型的例子是腰背部的刀刺伤，刀刃从下两肋部刺入，此类患者由于后腹膜血肿的存在可表现为腰背痛及肠麻痹。另外，体格检查发现双下肢股动脉搏动不对称常提示髂总动脉或髂外动脉损伤。

### （三）辅助检查

腹腔穿刺术以及 X 线、CT、血管造影等影像学检查对诊断有较大帮助，但由于伤情危急，多数患者来不及做进一步的影像学检查，因而最后确诊多数是在手术探查中实现的。如果疑有肾血管的损伤，特别是腹部钝性外伤，可行尿常规、X 线、IVP、CT 及肾血管造影检查。当有肾实质损伤及出现血尿时，应行静脉肾盂造影和 CT 肾脏扫描；如有肾功能损害或肾脏不显影，应做肾动脉造影。

## 三、治疗

凡出现腹腔内大出血、休克，疑有腹部大血管损伤或发现腹膜后血肿、假性动静脉瘤或主动脉腔静脉瘘时，均需手术治疗。术前应做好紧急复苏和抗休克的准备。

### （一）腹主动脉损伤手术

**1. 手术区域的划分**

腹主动脉可分为以下 3 个手术区域。

（1）膈肌区：腹腔干或以上主动脉。

（2）肾上区：从腹腔干至肾动脉水平。

（3）肾下区：肾动脉以下至腹主动脉分叉处。其中肾上区损伤的手术死亡率最高，而肾下区的预后最好。

**2. 手术方法**

切口根据伤情可选择腹部正中切口、胸腹联合切口和经腹直肌外缘切口等，主动脉膈肌裂孔处的显露，一般采用胸腹联合切口，而腹腔干处腹主动脉和肾动脉水平以下的腹主动脉显露，一般采用腹部正中切口。开腹后在没有找到损伤血管远、近端之前，一般可采用纱布压迫、手指压迫、主动脉钳膈下阻断和气囊导管腔内阻断等方法止血。对于较小的侧壁损伤或交通性损伤，可行侧面修补或人工补片缝合，损伤范围较大时，可切除损伤部分行人造血管置换术。

**3. 注意事项**

（1）对于并发胃肠道损伤、腹腔严重感染者，因人工血管易感染，甚至引起吻合口破裂出血，宜避免原位人工血管移植，必要时行双侧腋股动脉旁路转流术。

（2）对于腹腔后血肿，在未阻断腹主动脉远近端之前，不要贸然切开，防止发生难以控制的大出血。

（3）腹主动脉并发腹腔干损伤，宜修复腹主动脉，可结扎腹腔干，因有丰富的侧支循环，一般不会发生胃、脾缺血坏死和肝功能障碍；腹主动脉并发肠系膜动脉或肾动脉损伤，则二者均需修复。

（4）肾动脉以上腹主动脉损伤可造成肾缺血，产生急性肾小管坏死，加之低血压已造成肾供血不足，因此术后可出现急性肾衰竭。术中用冰袋使肾局部降温，并使用甘露醇等渗透性利尿剂，能延长肾耐受缺血时限，减少急性肾衰竭的发生。

## （二）静脉损伤手术

切口先采用腹正中切口，开腹后全面探查肝、脾、肠等重要脏器有无并发损伤。如发现右侧腹膜后大血肿或涌出大量暗红色血液，应怀疑腔静脉及其属支损伤。此时应注意，若贸然直接钳夹、探查损伤部位有可能致血管壁（尤其是菲薄的大静脉壁）撕破，造成更大损伤和汹涌出血、气栓，甚至心搏骤停。应立即控制主动脉裂孔处大动静脉干，将其压向脊柱椎体。术中如伤情允许，应采用下腔静脉内转流术（图11-6）。内转流时应预防空气栓塞，插管前应用生理盐水或血液将导管充满排出气体。情况紧急可直接阻断第一肝门，肝上、肝下静脉，甚至腹主动脉，注意此时应每隔10 min松开第一肝门和腹主动脉钳，保持肝脏供血。对肝后下腔静脉应采用修补术，一般需将右半肝切除后显露下腔静脉方能修补。如损伤位于肝下肾上下腔静脉，可采用人工血管间置术。如损伤位于肾静脉下方，可行下腔静脉结扎、修补或下腔静脉右心房转流术。值得注意的是，下腔静脉如为穿透伤，应注意后壁损伤修复，切勿遗漏。

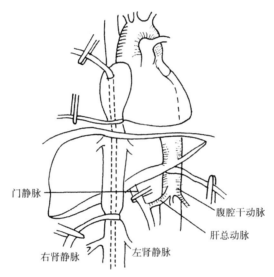

门静脉

腹腔干动脉

肝总动脉

右肾静脉　　左肾静脉

**图 11-6　下腔静脉内转流术**

下腔静脉肾上段与肝后下腔静脉损伤死亡率可高达48%~61%，尤其是肝后下腔静脉损伤，常伴有主肝静脉撕裂伤，二者并存，称为"近肝静脉损伤"。此时，手术显露损伤部位行修补术为最确切有效方式，而显露损伤所需时间为决定死亡率高低的主要因素。如肝破裂，可用细胶管或无损伤血管钳阻断肝门处血流，如仍从肝破裂深部或肝后面流出大量暗红色血液，则可确认有肝后下腔静脉或肝静脉损伤，可将盐水纱布填塞于肝后区暂时止血，并迅速采用下面两种方式扩大切口：①胸腹联合切口，即将腹正中切口向右上方延长经第5或第6肋间切开胸腔，于肝顶部切开膈肌至下腔静脉裂孔，显露肝上和肝后下腔静脉；②劈开胸骨切口，将腹正中切口上端向上延长至中纵隔，劈开胸骨，暴露前纵隔，可不切断膈肌。显露后，应根据具体情况修补肝后下腔静脉，必要时可切除右半肝。

（张　航）

# 参考文献

［1］ 王宇．普通外科学高级教程［M］．北京：人民军医出版社，2015．

［2］ 杨雁灵．普通外科基础手术精讲［M］．北京：科学出版社，2017．

［3］ 李春雨，汪建平．肛肠外科手术学［M］．北京：人民军医出版社，2015．

［4］ 赵玉沛，陈孝平．外科学［M］．3 版．北京：人民卫生出版社，2015．

［5］ 林擎天．普通外科临床解剖学［M］．上海：上海交通大学出版社，2015．

［6］ 张福先，张玮，陈忠．血管外科手术并发症预防与处理［M］．北京：人民卫生出版社，2016．

［7］ 李南林，凌瑞．普通外科诊疗检查技术［M］．北京：科学出版社，2016．

［8］ 刘新文．临床普通外科诊疗指南［M］．西安：西安交通大学出版社，2015．

［9］ 钱锋．实用胃癌手术图解操作要领与技巧［M］．北京：人民卫生出版社，2015．

［10］ 苗毅．普通外科手术并发症预防与处理［M］．4 版．北京：科学出版社，2016．

［11］ 房林，陈磊，黄毅祥．甲状腺疾病外科学［M］．北京：军事医学科学出版社，2015．

［12］ 金中奎．胃肠外科围术期处理［M］．北京：人民军医出版社，2015．

［13］ 杨玻，宋飞．实用外科诊疗新进展［M］．北京：金盾出版社，2015．

［14］ 叶章群．泌尿外科疾病诊疗指南［M］．3 版．北京：科学出版社，2017．

［15］ 郭震华．实用泌尿外科学［M］．2 版．北京：人民卫生出版社，2016．

［16］ 蒋米尔．临床血管外科学［M］．北京：科学出版社，2016．

［17］ 王存川．普通外科手术图谱［M］．北京：科学出版社，2015．

［18］ 王春林．精编临床普通外科诊疗新进展［M］．西安：西安交通大学出版社，2015．

［19］ 王国斌，陶凯雄．胃肠外科手术要点难点及对策［M］．北京：科学出版社，2018．

［20］ 王天宝．胃肠手术策略与操作图解［M］．广州：广东科技出版社，2016．

［21］ 卫洪波．胃肠外科手术并发症［M］．北京：人民卫生出版社，2016．